熊リハ発！
エビデンスがわかる！つくれる！ 超実践

リハ栄養 ケースファイル

編著 吉村芳弘　著 嶋津さゆり・白石 愛・長野文彦

序文

「リハ栄養」、「エビデンス」という言葉が多用される昨今、その意味を正しく理解しているか、よく自問自答します。

リハ栄養とはリハをしながら栄養補給すること
エビデンスとは大学の研究者がつくるなにやら小難しいもの

そう思っている人にこそ本書はおすすめです。

本書は「医療現場でリハ栄養をどのように実践すればよいか」、「一般病院で臨床研究を企画・実践するにはどうしたらよいか」という2つの命題に対する現時点での私たちからの提言です。さらに、「リハ栄養」のコンセプトやその目指すところ、「エビデンス」の作り方や使い方、をこの書籍の中で私たち自身も模索しています。

リハと栄養は医療の土台です。現代の医療は個別化かつ細分化され、診断方法や治療方法も多様化していますが、そもそも適切なリハと栄養管理なくして現代医療は成り立ちません。急性疾患等に伴う短期間の急激な炎症惹起を侵襲、慢性疾患に伴う長期間の微弱な炎症惹起を悪液質と呼びますが、いずれも高齢者の低栄養の主因です。また、加齢、低活動、低栄養、疾患はサルコペニアの4大原因と言われています。入院高齢者を目にしたとき、入院の契機となった主疾患だけでなく併存疾患や栄養状態、身体活動にも注目する必要があるのはこのためです。

一方で、栄養管理は「リハビリテーション」の広義の概念に含有されています。しかし、現状のリハ医療でしっかりした栄養管理が行われているとは言い難いと思います。本邦の回復期リハ病棟ではBMI

が 18.5kg/m² 未満の痩せの高齢者が入院中に増加しています。急性期病院も同様の問題があり、イタリアの最近の研究では入院中に2割弱の高齢者が新たにサルコペニアを発症していることが報告されています。さらに、低栄養やサルコペニアは入院高齢者の臨床的アウトカムと関連することがわかってきました。そのため、疾患治療と同時に適切なリハや栄養を行うことは必須の医療行為だと考えます。

　話は変わりますが、基礎にせよ、臨床にせよ、医療者はなぜ研究するのでしょうか？　IF を稼いで研究費を確保し、ポストを取るのは研究の手段です。言い換えれば代用アウトカムにすぎないのであって、真の研究の目的ではないはずです。ちょうど骨格筋量の増加が、あくまでリハ栄養介入の代用アウトカムにすぎないのと同じように。

　では真の研究の目的とは何でしょう。
　その答えは本書の随所に盛り込んであります。リハ栄養の実践のために必要なエビデンスの構築と、それに欠かせない臨床研究の what と how について、現時点での私たち自身の言葉を使って表現を試みました。ぜひ本書を最後まで読み進めていただき、あなた自身の答えを見つけてほしいと思っています。

　最後になりましたが、本書の企画提案から執筆のサポートまで、いつでも気さくに相談に応じていただいた編集担当の藤森さんにはこの場を借りて深く感謝を申し上げます。

2019 年 11 月吉日
著者を代表して　吉村芳弘

目次

Prologue
なぜ、リハ栄養なのか：リハ栄養の why, what, how

- リハ栄養とは ……………………………………………………………… 5
- リハ栄養ケアプロセス …………………………………………………… 6
- 本当に怖い医原性サルコペニア ………………………………………… 8
- 医療界にカタカナ語の氾濫？ …………………………………………… 9
- 高齢者医療のパラダイムシフト ………………………………………… 11
- リハ栄養で ADL がより改善、チームがひとつに、あなたも成長する …… 13
- エビデンスが乏しい？　それなら現場から発信しよう ……………… 15

Chapter 1
覚えておきたいリハ栄養の基礎＆関連知識

- 1：サルコペニア（診療ガイドライン 2017、EWGSOP2 をふまえて）…… 20
  - 歴史のロマン：サルコペニアの概念・定義の変遷 ………………… 20
  - サルコペニアの定義：EWGSOP2 より ……………………………… 22
  - 症例発見とスクリーニング …………………………………………… 23
  - サルコペニアを判定する測定項目 …………………………………… 24
  - 筋肉の質の測定 ………………………………………………………… 25
  - サルコペニアの分類とサルコペニアに関連した状態 ……………… 26
  - サルコペニアの今後の研究の展望 …………………………………… 27
  - ガイドラインの活用を ………………………………………………… 27

- 2：低栄養の新しい診断基準（GLIM 基準）………………………………… 29
  - 満を持して GLIM が発足 ……………………………………………… 29
  - GLIM 基準の低栄養診断の特徴 ……………………………………… 30

GLIM 基準の低栄養診断のアルゴリズム ―――― 31
　　GLIM 基準のポイント ―――――――――――― 36

3：サルコペニアの摂食嚥下障害 ――――――――― 37
　　サルコペニアの摂食嚥下障害の定義 ――――――― 37
　　サルコペニアの摂食嚥下障害のメカニズム ――― 38
　　サルコペニアの摂食嚥下障害の診断 ――――――― 39
　　サルコペニアの摂食嚥下障害の治療 ――――――― 39
　　サルコペニアの摂食嚥下障害における予防、今後の展望 ― 41

4：フレイル診療ガイド 2018 ――――――――――― 43
　　老化の"見える化"としてのフレイル ―――――― 43
　　Clinical Question 1：フレイルとはどのような状態か？ ― 44
　　Clinical Question 2：フレイルをどのように診断するか？ ― 45
　　Clinical Question 3：フレイルの危険因子は？ ――― 48
　　Clinical Question 4：フレイルのアウトカムは？ ― 48
　　Clinical Question 5：オーラルフレイルとは？ ―― 50

5：リハ栄養ガイドライン 2018 ―――――――――― 53
　　リハ栄養ガイドライン 2018 年版とは ――――――― 53
　　Clinical Question 1：リハを実施している高齢の脳血管疾患患者に、強化型栄養療法は行うべきか？ ― 54
　　Clinical Question 2：リハを実施している 65 歳以上の大腿骨近位部骨折患者に強化型栄養療法は行うべきか？ ― 56
　　Clinical Question 3：不応性悪液質を除く成人がん患者にリハ栄養プログラムを行うべきか？ ― 58
　　Clinical Question 4：リハを実施されている急性疾患患者に強化型栄養療法を行うべきか？ ― 59
　　リハ栄養ケアプロセス ――――――――――――― 60

Chapter 2
ケースカンファランスで学ぶ 超実践リハ栄養

Case1：脳梗塞で二型糖尿病と慢性腎臓病を患った80歳代後半男性 ──── 68
- 病院のガイコツ ──── 69
- 日本の栄養教育の脆弱さ ──── 69
- 疾患を合併した高齢者 ──── 73
- 低栄養の悪影響 ──── 77
- 栄養管理のパラダイムシフト ──── 80
- 栄養療法はリハビリテーション（運動療法）とセットで ──── 84
- 多職種で栄養管理をする時代に ──── 86

Case2：大腿骨近位部骨折の術後でサルコペニアの70歳代後半女性 ──── 93
- 大腿骨近位部骨折の現状 ──── 95
- 大腿骨近位部骨折になぜサルコペニア、低栄養が多いのか ──── 95
- 大腿骨近位部骨折の患者にリハ栄養が必要な理由 ──── 101
- 集団起立運動 ──── 106
- 転倒の原因となるフレイルの存在 ──── 109
- フレイル予防としての取り組み ──── 116

Case 3：腰椎圧迫骨折、二型糖尿病、うつ病の70歳代前半男性 ──── 124
- 骨粗鬆症と脊椎圧迫骨折 ──── 125
- 高齢者における血糖コントロールの考え方 ──── 128
- 高齢者糖尿病の血糖コントロール目標 ──── 129
- 高齢者のこころの特徴 ──── 131
- 高齢者うつの特徴 ──── 132
- 高齢者のうつは認知症の判別が必要 ──── 134
- 中鎖脂肪酸の食意欲改善効果 ──── 137
- 熊リハパワーライスの効果 ──── 139
- 熊リハパワーライスの作り方 ──── 140

高齢糖尿病患者の運動療法（リハビリテーション）の考え方 — 144
高齢者の健康食品被害 — 145
糖尿病の食事療法での注意事項 — 147

Case 4：誤嚥性肺炎、慢性腎臓病の 70 歳代後半男性 — 151

誤嚥性肺炎の病態 — 155
老嚥とは — 159
サルコペニアの摂食嚥下障害 — 159
誤嚥性肺炎に対するリハ栄養管理 — 161
口腔管理の重要性 — 163
慢性腎臓病（CKD）とは — 166
慢性腎臓病（CKD）とサルコペニア — 168
慢性腎臓病（CKD）に対するリハと運動療法 — 168
CKD における栄養療法とそのエビデンス — 169
Ｓさんとの出会いと誤嚥性肺炎 — 171
いよいよ歯科受診へ — 172
慢性腎臓病（CKD）と口腔マネジメント — 174

Case 5：脳出血で高度肥満、心不全を合併した 60 歳代前半女性 — 184

肥満症とは — 188
高齢期の肥満は ADL 低下リスク — 189
サルコペニア肥満は単なる肥満より ADL 低下・合併症・死亡リスクが上昇 — 189
肥満に対する栄養療法 — 192
肥満に対する運動療法 — 193
肥満の脳卒中患者のリハビリテーション — 197
脳卒中になぜリハ栄養が必要か — 199
脳卒中患者の低栄養 — 200
脳卒中患者のサルコペニア — 202
心不全のリハ栄養 — 206

リハ栄養の視点から見る退院後フォローアップ ……………………… 210

Case 6：舌がん術後、悪液質の80歳代半ばの男性 ……………………… 217
　　悪液質とリハ栄養 …………………………………………………………… 220
　　舌がんの疫学 ………………………………………………………………… 222
　　舌がんの治療 ………………………………………………………………… 225
　　舌がんの症例から
　　1. 口底扁平上皮がんで胃瘻から3食経口摂取が叶った症例 ……………… 230
　　2. 舌がんステージⅣから義歯作製、常食経口摂取を勝ち取った症例 …… 232

Case 7：誤嚥性肺炎で慢性閉塞性肺疾患を合併した70歳代前半男性 …… 239
　　慢性閉塞性肺疾患（COPD）は全身炎症性疾患 ………………………… 241
　　病気があるだけで低栄養？　— 悪液質とは ……………………………… 244
　　新しく提言された疾患関連栄養障害
　　（Disease-related Malnutrition：DRM） ………………………………… 245
　　慢性閉塞性肺疾患（COPD）と嚥下障害 ………………………………… 248
　　KTバランスチャート ………………………………………………………… 250
　　慢性閉塞性肺疾患ガイドライン2018 ……………………………………… 254
　　運動療法のエビデンス（呼吸リハを含む） ……………………………… 254
　　栄養療法のエビデンス ……………………………………………………… 256
　　運動療法と栄養療法の併用のエビデンス ………………………………… 258
　　慢性閉塞性肺疾患（COPD）患者への栄養指導 ………………………… 261

Chapter 3
リハ栄養の実践をエビデンスへ：対談編

※ Chapter 3 では、次の書籍の内容・構成を参考に作成しています「原正彦, 実践対談編 臨床研究立ち上げから英語論文発表まで最速最短で行うための極意, 金芳堂：2018」

Case 1：第一線の管理栄養士に臨床研究は必要？
～ずっと避けてきた論文執筆

管理栄養士　嶋津 さゆり ……………………………………………………… 266

Case 2：臨床をしながら論文を書くということ
～歯科衛生士でも、一般病院でも、専門学校卒でも、何歳からでも、誰でも、英語論文は執筆できる

歯科衛生士　白石 愛 …………………………………………………………… 274

Case 3：質が高い臨床研究を一般病院で効率よく実践していくためには
～研究を実践する仕掛けを多職種で作ろう（PECO 会議、データベース運用）

理学療法士　長野 文彦 ………………………………………………………… 284

Epilogue
熊リハ発！臨床研究のススメ

新規の学術領域の推進にはエビデンスが必要 …………………………………… 294
日本の臨床研究の現状と課題 ……………………………………………………… 295
なぜ臨床研究が伸び悩んでいるのか ……………………………………………… 296
医療者は死ぬまで勉強、働きながら勉強 ………………………………………… 297
臨床研究は On the Job Training が理想的 ……………………………………… 298
研究のきっかけは臨床上の疑問から ……………………………………………… 299
英語をマスターしよう ……………………………………………………………… 300
臨床上の疑問を PECO へ ………………………………………………………… 300
PECO 会議のススメ ……………………………………………………………… 302
優れた臨床研究の条件とは ………………………………………………………… 303

論文を効率的に書くために ──────────── 303
研究は最高の贅沢 ──────────────── 305

索引 ──────────────────────── 308
編著者プロフィール ──────────────── 317

Team YOSHIMURA

熊本リハビリテーション病院に勤務する右の4人がチーム・ヨシムラ。「患者のため」の臨床・教育・研究に日々邁進している。

吉村芳弘
よしむら・よしひろ
医師

嶋津さゆり
しまづ・さゆり
管理栄養士

白石 愛
しらいし・あい
歯科衛生士

長野文彦
ながの・ふみひこ
理学療法士

イラスト：古谷麻子

Prologue

なぜ、リハ栄養なのか：
リハ栄養の why, what, how

なぜ、リハ栄養なのか：
リハ栄養の why, what, how

　ここは熊本の、とあるリハビリテーション病院。通称、熊リハ。地域医療を支えるリハ基幹病院である。嶋津は卒後20（＋α）年のベテランの管理栄養士。患者だけでなく、病棟スタッフや医師からの信頼も厚い。卒後20（＋α）年ともなると、病院全体の栄養管理や栄養業務の一切を任されている。たまの休日は講演で県外へ出かけることも増えた。医師（吉村）からの理不尽な原稿執筆や講演の依頼に愚痴をこぼすこともなくなった。人間はいくつになっても成長するのだ。しかし、最近は睡眠も不規則でお肌も荒れ気味、若干お疲れモードの嶋津であった。

　そこにリハ科医師であり栄養管理部・部長の吉村が登場した。

吉村　嶋津

吉村　おや、嶋津さん、元気にやっていますか。
嶋津　はい、まあまあです。
吉村　熊リハの管理栄養士に「まあまあ」という言葉はありませんよ。ところで、COPDのGさん、入院して3週間になりますが、体重減少は制御できていますか。
嶋津　Gさんの体重減少、悩みのタネなんです。先日の体重測定でやっとこさ体重が横ばいになったばかりです。ちなみに、私の体重は…
吉村　（間髪入れず）発熱もなく、呼吸状態も安定しているようですが、COPD罹患歴が長く、痩せた高齢者の栄養管理は難しいですね。

嶋津　現体重当たり 45kcal とかなり高エネルギーにしていますが…手足はモヤシのように細いんです。まるで私の…

吉村　（さえぎるように）理想体重を指標にして目標エネルギーの設定をもっと高くする方がいいのかもしれませんね。リハは順調でしょうか。Gさんには呼吸訓練だけでなく、全身の運動や筋トレも必要だと思います。

嶋津　集団起立運動が今週から始まったようです。Gさん、もともと ADL は自立されてるんです。呼吸訓練と ADL 訓練だけではまずいんでしょうか。筋トレも必要？

吉村　筋トレは必要です。もちろん適切な栄養管理が前提です。

嶋津　「リハ栄養」ですね。Gさん、パワーライスも喜んで食べています。栄養管理は任せてください。

吉村　わかりました。ところで嶋津さん、そもそもですが、どうして「リハ栄養」がこのような患者さんに必要なのか、自分の言葉で十分に説明できますか。

長野と白石が廊下で会話をしている。長野は卒後 8 年目の若手理学療法士、白石は卒後 20（＋α）年のベテラン歯科衛生士である。秋のリハ栄養学会に向けた発表準備で忙しい 2 人であった。熊リハは若手とベテランの仲が非常によい病院である。

長野　　白石

長野　明後日の PECO 会議の内容は決まりました？

白石　えー!?　PECO 会議、明後日だった？

長野　ふふ、白石さんらしいです（笑）。僕はもう 10 個くらい PECO ができましたもんねぇ。

白石　10 個も？　すごいなぁ。ねぇ、私に半分くれない？

3

Prologue

長野　おかしくないですか。白石さんに半分あげると、僕のが半分になってしまいますよ。
白石　いいから、いいから。年上の美人に優しくしておくと、あとでいいことがあるわよ。
長野　マジっすか…（こ、これってパワハラでは？？）

2日後のPECO会議にて。仕事が終わった栄養サポートチーム（NST）のメンバーが小会議室に集まっている。

吉村　よし、それでは嶋津さん、日頃の栄養管理で抱いている疑問を10くらい挙げてください。
嶋津　ええっ!?　先生、そんなに思いつきません。
吉村　そうですか。では、とりあえず1つでいいです。
嶋津　1つでいいのですね。ええと…
長野　（すかさず）先生、白石さんが5個もPECOを考えてきたみたいです。
白石　え!?
吉村　おお、それは楽しみです。みんなに紹介してください。
白石　（長野くん、覚えておきなさい）。ええと、「サルコペニアの脳卒中高齢者に対する理学療法の効果」（棒読み）、とかどうでしょう（汗）。
吉村　ほほう、理学療法の効果、と…。白石さん、それって長野くんのPECOでは？　もしや、また…
白石　どこかで長野くんのPECOと入れかわったみたいです（汗）。おかしいなぁ。ねぇ、長野くん。
長野　ええ、おかしいですね（笑）

これは熊リハの日常の一コマである。リハ栄養は臨床業務に自然と溶け込んでおり、PECO会議は毎年、春先の恒例行事となっている。

　「リハ栄養」という言葉はリハビリテーション（以下、リハ）領域や栄養領域だけでなく、一般診療においても広く用いられつつある。各地の学術集会や研修会でもリハ栄養関連の演題を見かけることが増えた。リハ栄養をコンセプトとした栄養剤も数多く開発・販売されている。リハ栄養の定義が更新され、リハ栄養ケアプロセスという質の高いリハ栄養ケアを行うための体系的な問題解決手法も開発された。

　一方で、リハ栄養の実践は総論が先行しており、各論は十分ではない。リハ栄養を実践したいが具体的にどうしたらいいかわからないという悩みは依然として普遍的である。また、この領域のエビデンスも不足している。リハ栄養の英訳「rehabilitation nutrition」という用語は学術的にごく一部で使用されているに過ぎない。さらに、現時点のリハ栄養の学術論文はほとんどが日本から発信されたものであり、世界的に見て極めてローカルである。

　リハ栄養を実践に落とし込むにはどのような工夫が必要か。リハ栄養のエビデンスを創出するにはどのような戦略が必要か。本書はこの2つのテーマに対する解を模索し、提案することを目的としている。

　さて、そもそも、リハ栄養とはどのようなものか。

リハ栄養とは

　2017年に更新された定義によると、リハ栄養とは、国際生活機能分類（International Classification of Functioning, Disability and Health：ICF）（図1）[1]による全人的評価と、栄養障害・サルコペニア・栄養

Prologue

図1 国際生活機能分類
(International Classification of Functioning, Disability and Health: ICF)

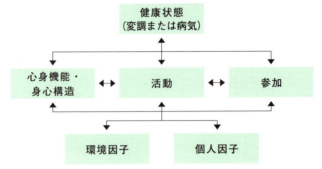

厚生労働省 Web サイト．国際生活機能分類－国際障害分類改訂版－（日本語版）．

素摂取の過不足の有無と原因の評価、診断、ゴール設定を行ったうえで、障害者やフレイル高齢者の栄養状態・サルコペニア・栄養素摂取・フレイルを改善し、「機能」「活動」「参加」、QOL（生活の質）を最大限高める「リハからみた栄養」や「栄養からみたリハ」である[2]。

医療現場には、低栄養や過栄養、肥満といった栄養障害のために、機能障害、活動制限、参加制約、QOL低下を認める障害者やフレイル高齢者が少なくない。逆も然り。十分なリハが提供されず、無用な安静や絶食を強いられたために最大限のパフォーマンスが発揮できないばかりか、合併症や死亡のリスクが上昇している可能性もある。

障害者やフレイル高齢者に栄養障害を認める場合、「機能」「活動」「参加」、QOLを最大限高めるためには、適切なリハと栄養管理、つまり、リハ栄養が欠かせない。

リハ栄養ケアプロセス

リハ栄養ケアプロセスとは、障害者やフレイル高齢者の栄養状態・サルコペニア・栄養素摂取・フレイルに関連する問題に対し、質の高

いリハ栄養ケアを行うための体系的な問題解決手法である（図2）[2]。

リハ栄養ケアプロセスは、①リハ栄養アセスメント・診断推論、②リハ栄養診断（栄養状態、サルコペニア、悪液質、栄養素摂取の過不足）、③リハ栄養ゴール設定、④リハ栄養介入、⑤リハ栄養モニタリングの5つのステップで構成される。

5つのステップのうち、③リハ栄養ゴール設定が特に重要である。リハ栄養介入の目的や目標を明確化し、多職種で共有するためのゴール設定を常に行うべきである。ゴール設定ではSMARTなゴールを創ることが多職種チーム医療では重要である（表1）。多様な職種と共同する場所では信念対立が生じやすい。同じ価値観を持った人はいないため、信念対立は大なり小なりどこでも生じる。誰もが理解でき、評価可能で、意義を納得できるSMARTなゴールを立案すべきである。多職種チーム医療の成功はSMARTなゴールの共有にある。

図2　リハ栄養ケアプロセス

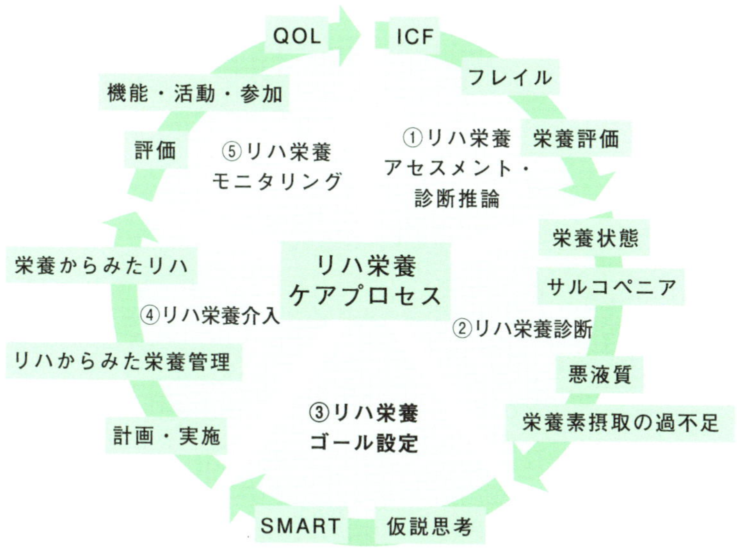

[2] Wakabayashi H. Rehabilitation nutrition in general and family medicine. J Gen Fam Med 2017;18（4）:153-154.

表1　SMARTなゴール

項目	内容
S	Specific：具体的。ゴールを明確で具体的にする。 例：機能回復ではなく屋内杖歩行自立
M	Measurable：測定可能。改善や向上のような線の言葉ではなく点のゴールを示す。ゴールを数値化する。 例：6分間歩行を100 mから300 mへ
A	Achievable：達成可能、Appropriate：適した。努力すれば実現できる適正な難易度のゴールにする。 例：1ヶ月後に2 kg体重増加
R	Relevant：重要、切実な。患者に重要で切実な項目をゴールとする。 例：血中アルブミン値改善より、歩行自立
T	Time-bound：期間が明確。ゴールの期間を明確にする。 例：1ヶ月後に2 kg体重増加

　以上により、リハ栄養とはどういうものかというフレームが共有できた。それでは、一歩踏み込んで、どうしてリハ栄養が切実に必要なのかを考える。リハ栄養のwhyである。特に、高齢者医療に従事するあらゆる職種にとって重要なテーマである。

本当に怖い医原性サルコペニア

　医原性サルコペニアとは何か。これを説明するために、廃用症候群を例に挙げる。
　廃用症候群は、「過度の安静」によって生じる心身の機能低下である。また、二次的な臓器障害を合併することもある。廃用症候群の負のスパイラルである。
　診療報酬では、機能的自立度（Functional Independence Measure：FIM）が115点以下、もしくはBarthel Indexが85点以下と、何らかの基本的日常生活活動（Basic Activities of Daily Living：BADL）に介助を要する状態を廃用症候群としている。
　廃用症候群では、筋萎縮、骨粗鬆症、関節拘縮、起立性低血圧、深

部静脈血栓症、摂食嚥下障害、褥瘡、便秘、尿路感染症、抑うつなどを認めやすい。

廃用症候群の原因は過度の安静と考えられてきたが、高率に低栄養を合併していることも明らかになっている[3]。さらに、低栄養の原因別では、8割に侵襲、4割に飢餓、3割に悪液質を認める[3]。以上により、過度の安静だけでなく、低栄養や不適切な栄養管理も廃用症候群の要因であり、かつ予防・改善の対象であることがわかる。

「とりあえず安静、絶飲食、水電解質輸液」は廃用症候群をきたす。学術的にいえば、「低活動」「低栄養」をベースとした医原性サルコペニアを生じる。高齢患者に「とりあえず安静、絶飲食、水電解質輸液」が適切なことはまれである。

われわれ医療者がよかれと思って患者に提供している医療で患者が被害を被ることは最小限にすべきである。適切な評価を行い、可能であれば、早期リハ、早期離床、早期経口摂取、早期からの適切な栄養管理を行うことが医原性サルコペニア、廃用症候群を予防するために重要である。

医療界にカタカナ語の氾濫？

メタボ、ロコモ、サルコペニア、フレイルと医療業界から発信されるカタカナ語が増えてきた。「フレイル」は2014年5月に日本老年医学会が発表した新語。高齢になって筋力や活力が衰えた段階を「フレイル」と名付け、予防に取り組むとする提言をまとめた。これまでは「老化現象」として見過ごされてきたが、統一した名称を作ることで医療や介護の現場の意識改革を目指している。フレイルの原因として身体的、精神心理的、社会的な因子が挙げられている。

医療界でヒットした代表的なカタカナ語としてメタボリックシンドローム、略して「メタボ」がある。2005年あたりから使われ出すと、2006年の「新語・流行語大賞」でトップテン入りし、一気に流行語

Prologue

となった。メタボはもともと内臓肥満に糖尿病、高血圧、脂質異常症を合併した状態を指し、「死の四重奏」などと呼ばれたこともあった。それが「メタボ」に変えた途端の大ヒット。「メタボ健診」でダイエットを勧められた人も少なくないと推察される。

「メタボ」の成功が医療界にもたらした影響は大きく、診療科ごとに新語の作成に力を入れるようになった。歯槽膿漏症を「歯周病」に、勃起不全を「ED」としたことで救われた患者は少なくないかもしれない。

「ロコモ」は2007年に日本整形外科学会が提言した新語で、運動器障害により要介護となるリスクの高い状態を指すロコモティブシンドロームの略語である。しかし、このロコモは一定の話題にはなったものの、大ヒットとまではいえないようである。理由を2つ挙げる。1つ目は整形外科やリハビリテーション科以外の診療科の医師がこの言葉をほとんど使っていないこと、2つ目はこの言葉を海外の研究者が用いていないことである。

患者の背景に話題を移す。高齢患者は二極化しつつある。低栄養、低体重、サルコペニアを呈する群と、肥満にサルコペニアを合併した群である。前者をサルコペニア痩せ、後者をサルコペニア肥満と呼ぶことにする。入院している高齢者にはサルコペニア痩せが多い。これはもともとの低栄養や侵襲、入院中の不適切な栄養管理などが原因とされる。サルコペニア痩せはベースラインの日常生活動作（ADL）が低く、リハによるADL改善も大きくない。一方で、21世紀の先進国における世界的な栄養の課題は、サルコペニア肥満との戦いである。サルコペニア肥満のベースにあるのはメタボリックシンドロームであり、食生活の乱れ、運動不足、睡眠不足、喫煙などが重なり、肥満やインスリン抵抗性から食後高血糖、高血圧、脂質異常症が顕在化し、肥満に骨格筋減少をきたすようになる。今や世界の先進国の医療費の多くがメタボリックシンドロームに費やされている。

病院内でサルコペニア痩せが問題となっているのに対し、病院外の

高齢者ではサルコペニア肥満が問題となっている。すなわち、病院の中はガイコツ、病院の外はメタボ、である。いずれにしても、治療のカギを握るのはリハ（運動療法）と栄養療法の併用である。これが高齢者医療に関わる全ての医療人が「リハ栄養」を学習すべき切実な理由の一つである。

高齢者医療のパラダイムシフト

　高齢化そのものがリハ栄養の why に直結する。本邦の平均寿命は男性が 81.09 歳、女性が 87.26 歳となった（2017 年厚生労働省調べ）。65 歳以上の高齢者の割合が 4 人に 1 人。少子化と相まってなお高齢化率が上昇している。さらに、今後は 75 歳以上の人口しか増加しないことが予想されており、文字通り超高齢社会が到来した。

　要介護状態にいたる原因として、疾患以外に「加齢による虚弱」や「骨格筋量の減少」、「転倒・骨折」、「認知症」などの要因が増加する。後期高齢者数の増加という人口構造の変化に伴い、医療対象者や予防医療に関してのパラダイムシフトが起こっている（図 3）。

　高齢者医療の優先順位に関する意識調査を表 2 [4] に示す。高齢者にとって「死亡率の低下」はそれほど重要な要素ではなく、「身体機能の回復」や「QOL の改善」、「活動能力の維持」といった項目が重視されていることがわかる。優先順位の上位項目をみると、いわゆる疾患別医療や臓器別医療で対応できるのは「病気の効果的治療」くらいである。BADL や IADL（手段的日常生活動作）、QOL、精神状態、認知機能などを包括的に評価し介入するスキルが高齢者のリハ栄養に必要である。

　高齢者医療に対する医療提供の難しさを表 3 [5] に示す。欧米でも高齢者に対する医療提供について同様の問題提起がされており、疾患ごとのガイドラインに盲目的に従うと、高齢者に断片的で不完全な治療が多数提供されてしまい、高齢患者の転帰は必ずしも好ましいもの

図3 超高齢社会に求められる医療のパラダイムシフト

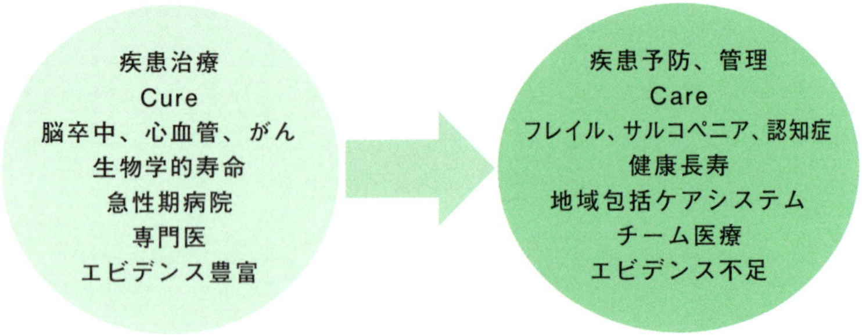

疾患治療
Cure
脳卒中、心血管、がん
生物学的寿命
急性期病院
専門医
エビデンス豊富

→

疾患予防、管理
Care
フレイル、サルコペニア、認知症
健康長寿
地域包括ケアシステム
チーム医療
エビデンス不足

表2 高齢者医療の優先順位に関する意識調査

順位	地域高齢者※ (n = 2,637)	デイケア利用者 (n = 795)	老年病専門医 (n = 619)
1	病気の効果的治療	身体機能の回復	QOLの改善
2	家族の負担軽減	病気の効果的治療	利用者の満足
3	身体機能の回復	家族の負担軽減	病気の効果的治療
4	活動能力の維持	QOLの改善	活動能力の維持
5	問題の解決	活動能力の維持	身体機能の回復
6	精神状態の改善	精神状態の改善	家族の負担軽減
7	QOLの改善	利用者の満足	問題の解決
8	利用者の満足	問題の解決	精神状態の改善
9	資源の効率的利用	資源の効率的利用	資源の効率的利用
10	地域社会の交流	地域社会の交流	地域社会の交流
11	施設入所の回避	施設入所の回避	施設入所の回避
12	死亡率の低下	死亡率の低下	死亡率の低下

※65歳以上の地域在住高齢者で要介護認定なし

[4] Akishita M, et al. Priorities of health care outcomes for the elderly. J Am Med Dir Assoc 2013;14(7):479-484.

にならないことが多く報告されている。その背景要因の1つは加齢によるフレイルである。特に後期高齢患者は多病であることが知られており、多病を専門領域ごとに管理していると加齢による虚弱が見逃

> 表3　高齢者に対する医療提供の難しさ

> 1. エビデンス不足：
>   高齢者、特に要介護高齢者や後期高齢者では、医療行為に関するエビデンスが乏しい
> 2. 専門性と多病性：
>   自分の専門領域以外の他疾患を合併し、多彩な病像、障害を呈する高齢患者への対処に難渋する
> 3. 安全性とコスト：
>   医原性疾患が多く、濃厚な医療提供はふさわしくない場合がしばしばあるが、年齢や障害、経済性を理由にした過少医療も懸念される
> 4. 多様な医療現場：
>   急性期病院、回復期リハ病棟、療養病床、診療所、老健、老人ホーム、在宅医療（訪問診療）

[5] 秋下雅弘．高齢者の特徴．総合リハ 2014；42（11）：1033-1037．

されやすく、時には相反する治療が提供されている場合もある。高齢者医療ではフレイルと、その主因であるサルコペニアや低栄養を中心に見据えた臓器横断的、職種横断的な管理が求められ、リハ栄養でも同様のことが言える。

リハ栄養の what、why について述べた。さらに、リハ栄養は医療者の成長につながる。

リハ栄養で ADL がより改善、チームがひとつに、あなたも成長する

1．入院前からリハ栄養を意識できているか？

患者にとって病院は非日常である。専門的な治療に専念する環境としては申し分ないが、一方で生活や社会という日常から切り離される弊害は少なくない。特に高齢患者は、入院の契機となった疾患よりも入院中の合併症で入院期間が延長し、自宅退院ができなくなる恐れがある。

よりよいアウトカムのためには入院契機となった疾患の治療と同時に適切なリハ栄養が提供され、自宅退院時には入院前より生活力が回

復していることが望ましい。そのためには、入院前の生活状況やニーズを把握し、早期からのリハ栄養の介入に必要な情報を収集する必要がある。

　早期のリハ栄養の介入で、入院中の医原性サルコペニアが予防され、患者の「機能」「活動」「参加」、QOLを最大限高める多職種チーム医療のフレームを構築したい。

2．医療人として生活再建に関わることの意義

　医療人としての成長とは医学的な知識や技術を習得することだけでなく、それを個々の患者のニーズや背景に合わせて個別化し、応用できる専門性の幅を持てるようになることである。

　そのためにも、リハ栄養を意識することで湧いてくる疑問や関心を大切にすべきである。たとえば、患者がどのような人生を歩んできたのか、自宅退院に際して抱いている期待や不安にはどのようなものがあるのか、家族はどのような思いを持っているのか、患者や家族はリハ栄養をどのように捉えているのかなどである。

　医学的な診断や治療に集中することも必要であるが、このような問いからの視点を持つことで、患者の真のニーズを捉えることができる。人が生きることや生きることの困難を捉えるヒントをリハ栄養の視点は教えてくれる。リハ栄養という素晴らしいツールを用いて患者と真摯に向き合うことであなたも成長する。治療対象は疾患ではなく患者なのであるから。

　最後に、リハ栄養を現場から発信することの社会的意義について述べる。この部分も本書全体の重要なテーマである。

エビデンスが乏しい？　それなら現場から発信しよう

　リハ栄養のエビデンスは依然として不足している。医学中央雑誌刊行会による医中誌Webでの「リハビリテーション栄養」の検索ヒット数をみると、2009年以前は0件だったが、2018年には321件（原著31件、解説39件、総説1件、会議録250件）になった[6]。Google Scholarでの"rehabilitation nutrition"の検索ヒット数は2018年に203件であった。また、PubMedでの「rehabilitation AND nutrition」での検索ヒット数は11,437件であり、そのうち2014年以降に発表されたものが47.3%（5,409件）を占める。一方で、PubMedでの"rehabilitation nutrition"での検索ヒット数は28件であり、そのうち19件は本邦から発表されたものである。国内での関心の高まりの一方で、海外へのリハ栄養の考え方の浸透は今後の課題である。

　リハと栄養の距離は以前より格段に近付いたと考える。一方で、この領域の存在意義ともいえるエビデンスは十分とはいえない。リハ栄養のエビデンスを質、量ともに充実させ、国内外においてリハ栄養学が発展し続けるためには臨床研究の推進が極めて重要である。

　臨床研究のステップには、①臨床上の疑問をリサーチクエスチョンに落とし込み、②先行研究を検索して「わかっていること」と「わかっていないこと」を明確にし、③リサーチクエスチョンを解決するための研究デザインを選択し、④研究プロトコールを作成し、⑤データ収集と統計解析を行い、⑥結果を解釈して成果を発表する（学会、論文）というステージが存在する。ありがちな臨床研究として、カルテからデータを集めて何かいえないかあれこれ考えるという流れがあるが、データ収集の前、すなわち、臨床上の疑問をリサーチクエスチョンに落とし込む段階で研究の質の9割が決まる。さらに、適切な研究デザインや統計解析手法の選択にも習熟する必要がある。

　また、臨床研究は医療者の人生を豊かにする。研究は目の前の患者

およびまだ見ぬ世界中の患者のために行うものであるが、研究者自身の臨床の視点も広がる。患者に密に接していれば研究のアイディアがさらに増える。研究をすれば臨床がおろそかになる、という人もいるが正反対である。研究は臨床への意欲をかきたてる。

　もし科学の存在意義というものがあるとすれば、それは「言葉や文化が異なる人々が世界のしくみについて語る時の唯一の共通言語」ではないかと思う。共通言語なくして、人々は共通の問題について正しく認識することができない。医学には説明あるいは理解できないことが未だにたくさん残っている。地道な臨床研究が、たとえささやかでも世界を変える知見に結び付いてほしい、また自分でもそういう臨床研究を目指したいと思っている。

　われわれ医療者が自分の好きな研究を続けたいと思うのは、純粋に"知りたいから"ではないか。私はそう思う。読者の中にも、小学校の夏休みにワクワクしながら自由研究をした経験のある人も多いと思う。悪戦苦闘を重ねた自分の研究成果が、何の面識もない異国の査読者や編集者に認められ、初めての英語論文として世に出た時の喜びは、まるで昨日の出来事のように覚えている。

　リハ栄養のエビデンスが乏しい？　それなら現場から発信しよう。患者にとって切実な臨床上の疑問は、大学や研究機関、あるいは会議室では生まれない。毎日、患者と接し、スタッフと喜びや苦悩を共有し、多職種でカンファレンスを繰り返し、時には家族から罵られても患者から貴重なデータを収集させていただくことに感謝する。そんな臨床の現場にこそ臨床研究の「タネ」が落ちている。

【文献】

[1] 厚生労働省 Web サイト．国際生活機能分類―国際障害分類改訂版―（日本語版）．

[2] Wakabayashi H. Rehabilitation nutrition in general and family medicine. J Gen Fam Med 2017:18(4);153-154.

[3] Wakabayashi H, et al. Malnutrition is associated with poor rehabilitation outcome in elderly inpatients with hospital-associated deconditioning a prospective cohort study. J Rehabil Med 2014:46(3);277-282.

[4] Akishita M, et al. Priorities of health care outcomes for the elderly. J Am Med Dir Assoc 2013:14(7);479-484.

[5] 秋下雅弘．高齢者の特徴．総合リハ 2014；42（11）：1033-1037．

[6] 藤原　大．リハビリテーション栄養関連の臨床研究の現状　リハ栄養．2014；4（3）：13-18．

Chapter.1

覚えておきたい
リハ栄養の基礎＆関連知識

1：サルコペニア
　　（診療ガイドライン 2017、EWGSOP2 をふまえて）
2：低栄養の新しい診断基準（GLIM 基準）
3：サルコペニアの摂食嚥下障害
4：フレイル診療ガイド 2018
5：リハ栄養ガイドライン 2018

Chapter.1

サルコペニア
（診療ガイドライン 2017、EWGSOP2 をふまえて）

【ポイント】
- ▶ サルコペニアの診断方法は変遷している（定まった診断方法はまだない）
- ▶ 筋力低下がサルコペニア診断の最重要項目に位置付けられる
- ▶ サルコペニアは急性と慢性がある
- ▶ 症例発見→診断→重症度判定のアルゴリズムが推奨される

歴史のロマン：サルコペニアの概念・定義の変遷

　サルコペニアは加齢やその他の原因による骨格筋疾患である。これが2019年現在のサルコペニアの定義のコンセンサスであるが、当初は筋肉の量的な喪失を意味する概念（症候群）であった。まずは、サルコペニアの概念や定義の歴史をひも解く。

　人は高齢期には特に痩せや筋力の低下として筋肉の衰えが顕著になる。このような徴候を学術的視点で捉える重要性を世界で初めて指摘したのがRosenbergであった。

　1988年に米国アルバカーキで行われた学術会議で、Rosenbergは加齢に伴う筋肉の変化を捉える学術用語の必要性を唱え、ギリシャ語で筋肉を意味する「sarx」と、喪失を意味する「penia」を組み合わせて「Sarcopenia（サルコペニア）」という造語を提案した。

　PubMedで検索すると、1989年に発行されたAm J Clin Nutr.誌にRosenbergの学術集会の議事録が残っている[1]。サルコペニアが人類の歴史に初めて登場した年である。今から約40年前のことだ。

　1998年にはBaumgartnerらが二重エネルギーX線吸収測定法（DXA法）を用いて四肢除脂肪量を測定し、それを身長の2乗で除し

た値（四肢骨格筋指数：SMI）を骨格筋量の指標として用いることを示した[2]。そして、SMIが若年者における平均値のマイナス2標準偏差（SD）未満を骨格筋量減少と判断することの妥当性を示し、一定の再現性と客観性を付与した筋肉量評価を確立した。このBaumgartnerによるSMIによる筋肉量評価の確立は、サルコペニアを筋肉量減少と捉える流れに拍車をかけた。

2010年はサルコペニアにとって歴史的な転換点であった。この年、European Working Group on Sarcopenia in Older People（EWGSOP）によってサルコペニアの診断と治療を進めるためにサルコペニアの定義が発表された[3]。診断基準として骨格筋量減少を必須項目としながらも、筋力低下あるいは身体機能低下のいずれかを伴った状態としたことで、筋肉量のみでサルコペニアを評価してきた流れを変えることになった。さらに、サルコペニアの重症度分類（プレサルコペニア、サルコペニア、重症サルコペニア）や二次性サルコペニア（栄養、活動、疾患に関連するサルコペニア）が示され、サルコペニアの予防や診断、治療につなげる臨床的な視点が本邦を含め世界中に広まるきっかけとなった。

2014年にアジアのワーキンググループ（Asian Working Group for Sarcopenia: AWGS）が、本邦を含むアジア人を対象としたサルコペニアの骨格筋量や筋力の男女別カットオフ値を明確に示した[4]。

2016年10月にサルコペニアは国際疾病分類（ICD-10）においてM62.84のコードを取得し、独立した疾患概念として位置付けられた[5]。

2017年末に世界初の診療ガイドラインが本邦から発表された。日本サルコペニア・フレイル学会を中心にガイドライン作成委員会が結成され、「サルコペニア診療ガイドライン2017年版」としてまとめられ[6]、後に英訳されたものがオープンアクセスで公開された[7]。

2018年の初頭にワーキンググループ（EWGSOP2）はこれまでに構築されたエビデンスを反映するために、元の定義を改訂した[8]。

10年ぶりの改訂であり、サルコペニアの臨床と研究にとって現時点における最重要論文である。EWGSOP2の大きな変更点は、骨格筋量の評価を必須としたこれまでの診断基準に代えて、筋力低下を必須項目としたことである。すなわち、筋力低下があればその時点でサルコペニア（疑い）として、評価と介入を開始することを推奨している。

サルコペニアの定義：EWGSOP2より

サルコペニアは、転倒、骨折、身体機能障害および死亡などの不良の転帰の増加に関連しうる進行性および全身性の骨格筋疾患である。EWGSOPによるサルコペニアの2010年時点の定義は、従来の骨格筋量低下に筋機能を加えたもので、当時は大きな変化であった[3]。

2018年の定義では、EWGSOP2はサルコペニアの主要な測定項目として筋力低下を用いる。筋力は現在、筋機能を反映する最も信頼できる指標である（表1）。具体的には、筋力低下が認められた場合、サルコペニアの可能性が高いと診断する。さらに骨格筋量低下または筋質の低下によってサルコペニアと確定診断される。筋力低下、骨格筋量低下または筋質の低下、および身体機能低下の全てが認められる場合には、重症サルコペニアと判断する（図1）。

表1　サルコペニアの操作的定義2018

サルコペニアの可能性が高いという診断は（1）によって行われる。 確定診断は（1）に加えて（2）によって行われる。 （1）、（2）および（3）全てに該当すれば、サルコペニアは重症と判定される。 （1）筋力低下 （2）骨格筋量または筋質の低下 （3）身体機能低下

[8] Cruz-Jentoft AJ, et al. Sarcopenia: revised European consensus on definition and diagnosis. Age Ageing 2019;48（1）:16-31.

1：サルコペニア（診療ガイドライン2017、EWGSOP2をふまえて）

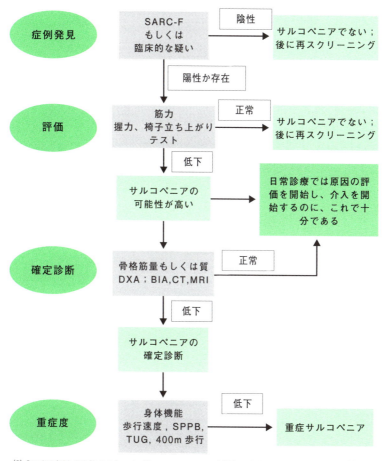

図1　サルコペニアの症例発見から診断のためのEWGSOP2アルゴリズム

[8] Cruz-Jentoft AJ, et al. Sarcopenia: revised European consensus on definition and diagnosis. Age Ageing 2019;48（1）:16-31.

症例発見とスクリーニング

　SARC-Fは5項目の自己申告式アンケートで、サルコペニアリスクのスクリーニングとして用いることができる[9]。回答は、筋力、歩行能力、椅子からの立ち上がり、階段を上ることや転倒歴に関するも

のである。SARC-F は、低～中程度の感度および非常に高い特異度により筋力低下の判定が可能である。したがって、SARC-F はほとんどの重症例を発見できる。簡便で短時間に検査できることから、外来や検診などでのスクリーニングとして推奨される。

サルコペニアを判定する測定項目

1．筋力

握力測定は安価で簡便である。握力低下は在院日数の延長、身体機能低下の増加、健康関連 QOL の低下、死亡率の上昇といった強力な負の予後予測因子である。握力は、全身の筋力と中等度に相関しているため、腕と脚の筋力の推測値として用いることが可能である。握力は栄養の指標の一つでもある。

椅子立ち上がりテストは、下肢の筋力（大腿四頭筋群）の測定に用いられる。手を使わずに 5 回起立するのに必要な時間を測定し、カットオフ値は 5 回で 15 秒以上である。椅子立ち上がりテストは筋力と筋耐久性の両方を必要とするため、筋力測定に的確で便利な尺度である。

2．骨格筋量

MRI および CT は、非侵襲的評価であり、骨格筋量または質量の至適基準である。DXA 法は、非侵襲的に骨格筋量（全身除脂肪量または骨格筋量）を測定できるが、異なる DXA 機器間で必ずしも同じ測定結果が得られるわけではない。生体電気インピーダンス法（BIA 法）は骨格筋量を直接測定するのではなく、全身の電気伝導率に基づいて骨格筋量を推定する。BIA 法は、DXA 法で測定された特定の集団における除脂肪質量から較正された変換式を使用している。手頃な価格と持ち運びが便利であるが、精度は他の機器に劣る。

下腿周囲長は高齢者の身体機能および生存と関連する（欧州のカットオフ値＜ 31cm）。そのため、下腿周囲長の測定は他の検査機器で

骨格筋量を診断できない場合には代替診断法として使用してもよい。

超音波は、筋肉の量を測定し、筋量低下を見い出し、また筋肉の質の尺度として広く使用されている研究技術である。筋肉内脂肪浸潤に関連した非収縮性組織は高いエコー輝度を示すため、エコー輝度は筋肉の質を反映する。したがって、超音波は、筋肉の量および質の両方を評価できるという利点がある。

3．身体機能

身体機能は、歩行速度やShort Physical Performance Battery（SPPB）、Timed-Up and Go（TUG）、その他様々な方法で測定できる。認知症、歩行障害またはバランス障害によって対象者のテスト機能が障害されている場合には、特定の身体機能評価を使用することが困難なこともある。

筋肉の質の測定

筋肉の質は比較的新しい用語であり、筋肉の構造と組成の組織学的および形態学的な変化ならびに骨格筋量の単位当たりの骨格筋機能の両方を意味している。MRIやCTなどは、たとえば、骨格筋への脂肪浸潤をあるいは骨格筋の減少を評価することにより、骨格筋の質を評価するため研究に使用されていた。また、筋肉の質という用語は、筋力と四肢骨格筋量または骨格筋量の比として使用されることがある。さらに、筋肉の質はBIA法による位相角測定（phase angle）でも評価されている。今のところ、臨床現場での評価方法には、統一されたコンセンサスは存在しない。

サルコペニアの分類とサルコペニアに関連した状態

1．一次性および二次性サルコペニア

　サルコペニアは、他の原因が明らかでない場合には、一次性（または加齢性）と考えられ、加齢以外の（またはそれに加えて）原因が明らかな場合には二次性と考えられる。疾患、低活動、低栄養が原因の二次性サルコペニアは、高齢者でなくても生じる可能性があり、臨床に有用な考え方である。

2．急性および慢性のサルコペニア
（acute and chronic sarcopenia）

　サルコペニアの新たな分類である。発症して6ヶ月未満のサルコペニアは急性状態であると考えられ、6ヶ月以上持続するサルコペニアは慢性状態であると考えられる。急性のサルコペニアは、通常、急性疾患または外傷に関連し、慢性のサルコペニアは、慢性および進行性の状態に関連する可能性が高く、死亡のリスクを増加させる。

3．サルコペニア肥満

　サルコペニア肥満は、過剰な脂肪蓄積を認め、除脂肪体重の減少した状態である。高齢者で最も多く認められ、リスクと有病率の両方が年齢とともに増加する。肥満はサルコペニアを悪化させ、筋肉への脂肪の浸潤、身体機能低下、死亡リスクを増加させる。サルコペニア肥満はサルコペニアとは異なった病態であり、その定義を改善するためのワーキングが進行中である。

4．低栄養に関連したサルコペニア
（malnutrition-associated sarcopenia）

　これも新しいキーワードであるが、従来の二次性サルコペニアにすでに含まれていたものである。低栄養の原因が食事摂取量の低下、栄

養素の利用効率の低下、栄養素必要量の増加のいずれにあるかにかかわらず、最近の低栄養の診断基準には、骨格筋量低下を含めることが提案されている。また低栄養では、通常体脂肪の低下を認めるが、サルコペニアでは必ずしもそうではない。

サルコペニアの今後の研究の展望

　サルコペニアにおける知見にはまだ不足しているものが多く存在する。今後、さらなる研究が必要な領域は以下のようなものが指摘されている。
- サルコペニアの原因、増悪因子に影響する因子は何か。生涯にわたる介入方法は何か
- サルコペニアのハイリスク高齢者の発見方法と予防対策
- 各評価法のカットオフ値の設定と妥当性検証
- サルコペニア診断の性別、地域別のカットオフ値の確立
- 筋肉の質の指標と評価方法
- 緩徐もしくは急激な骨格筋量減少の原因と結果の違い
- サルコペニア治療の効果判定に最も適したアウトカムは何か

ガイドラインの活用を

　EWGSOP2の重要ポイントとして、筋力低下がサルコペニア診断の最重要項目に位置付けられたこと、サルコペニアは急性と慢性があること、症例発見→診断→重症度判定のアルゴリズムが推奨されたことなどが挙げられる。AWGSもアジア人のサルコペニアの定義と診断の改訂版の声明を近く発表する予定である。ただし、現時点では、本邦におけるサルコペニアの診断、予防、治療においては「サルコペニア診療ガイドライン2017年版」を活用するのが望ましいと考える。

【文献】
[1] Rosenberg I. Summary comments: epidemiological and methodological problems in determining nutritional status of older persons. Am J Clin Nutr 1989;50:1231-1233.
[2] Baumgartner RN, et al. Epidemiology of sarcopenia among the elderly in New Mexico. Am J Epidemiol 1998;147(8):755-763.
[3] Cruz-Jentoft AJ, et al. Sarcopenia: European consensus on definition and diagnosis: report of the European working group on sarcopenia in older people. Age Ageing 2010;39:412-423.
[4] Chen LK, et al. Sarcopenia in Asia: consensus report of the Asian Working Group for Sarcopenia. J Am Med Dir Assoc 2014;15(2):95-101.
[5] Anker SD, et al. Welcome to the ICD-10 code for sarcopenia. J Cachexia Sarcopenia Muscle 2016;7(5):512-514.
[6] サルコペニア診療ガイドライン作成委員会 編．サルコペニア診療ガイドライン 2017年版：ライフサイエンス出版；2017.
[7] Arai H, et al. Clinical Guidelines for Sarcopenia. Geriatr Gerontol Int 2018;18(Suppl 1):1-44.
[8] Cruz-Jentoft AJ, et al. Sarcopenia: revised European consensus on definition and diagnosis. Age Ageing 2019;48(1):16-31.
[9] Malmstrom TK, et al. SARC-F: a symptom score to predict persons with sarcopenia at risk for poor functional outcomes. J Cachexia Sarcopenia Muscle 2016;7:28-36.

2 低栄養の新しい診断基準
（GLIM 基準）

【ポイント】
- 世界基準の低栄養診断が初めて作成された
- リスクスクリーニングとアセスメントの2段階で構成される
- 現症と病因からアセスメントする
- 評価には筋肉量や慢性炎症が含まれる

満を持してGLIMが発足

　2016年、コペンハーゲンで開催された欧州臨床栄養代謝学会（ESPEN）学術集会において注目すべき会議が開催された。この会議では日本を含む世界各国の臨床栄養の指導者GLIM（Global Leadership Initiative on Malnutrition）が一堂に介して新しい栄養診

図1　GLIM（2016）による栄養障害診断のアルゴリズム

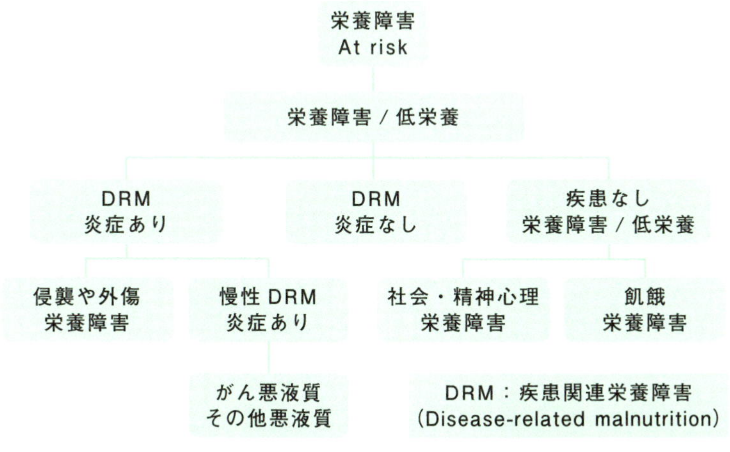

栄養障害
At risk
　↓
栄養障害/低栄養
　├ DRM 炎症あり
　│　├ 侵襲や外傷 栄養障害
　│　└ 慢性DRM 炎症あり
　│　　　がん悪液質 その他悪液質
　├ DRM 炎症なし
　│　└ 社会・精神心理 栄養障害
　└ 疾患なし 栄養障害/低栄養
　　　└ 飢餓 栄養障害

DRM：疾患関連栄養障害（Disease-related malnutrition）

[2] Cederholm T, et al. GLIM criteria for the diagnosis of malnutrition - A consensus report from the global clinical nutrition community. Clin Nutr 2019;38（1）:1-9.

療について検討を行い栄養障害診断のアルゴリズムが示された（図1）[1]。疾患に関連した栄養障害を疾患関連栄養障害（DRM）と称し、高齢者を含む成人栄養障害の栄養診断において疾患や炎症を考慮すべきであると提言している。従来の栄養評価スクリーニングでは疾患や炎症が考慮されておらず、完全な栄養評価スクリーニングとはいえない状況であった。また、それまで低栄養の定義には、世界統一したものはなかった。2016年1月、ESPEN、米国静脈経腸栄養学会（ASPEN）、日本静脈経腸栄養学会（JSPEN）を中心とするアジア静脈経腸栄養学会（PENSA）、そしてラテンアメリカ静脈経腸栄養学会（FELANPE）を加えた4つの国際栄養学会により、初の世界共通低栄養の定義を報告したコンセンサス論文が示された[2]。GLIM発足は、「世界的低栄養診断基準への先駆的道標」を作ることがその使命であった。

GLIM基準の低栄養診断の特徴

　従来の低栄養分類はマラスムス、クワシオルコルなどの疫学的分類であったが、今回のGLIMでは病因がアセスメントされ、炎症の有無を評価する項目から低栄養と炎症に関する病因別4分類に分けられた。2段階で行い、特殊な手技や経験を要しないので臨床現場へ導入しやすい。

　GLIM基準の特徴は、低栄養の診断がスクリーニングとアセスメントの2段階であること、骨格筋量の評価があること、アセスメントに病因が含まれること、重症度判定を行うことである。病因には、疾患や外傷に関連する炎症が明記されており、高齢者を含む成人栄養障害の栄養診断では疾患や炎症を考慮すべきであると提言した。

GLIM基準の低栄養診断のアルゴリズム（図2）[2,3]

1．リスクスクリーニング

第1段階で使用されるスクリーニングツールは、MNA-SF、MUST、NRS-2002のいずれかである。妥当性を検証された栄養スクリーニングツールで栄養障害の「リスクあり」を同定する（MNA-SF:11点以下、MUST:1点以上、NRS-2002:3点以上）。患者に適する、もしくは使い慣れたツールが使用可能である。第1段階で「リスクあり」に該当すると第2段階へ進む。

2．アセスメント

栄養障害診断のためには、現症と病因の2つの診断ツールがあり、この組み合わせで診断と重症度判定を行う。

図2　低栄養診断のアルゴリズム

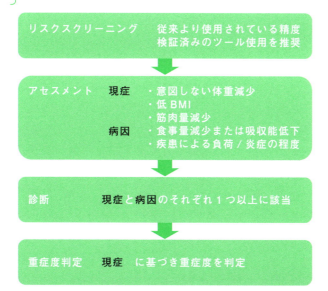

[2] Cederholm T, et al. GLIM criteria for the diagnosis of malnutrition - A consensus report from the global clinical nutrition community. Clin Nutr 2019;38 (1):1-9.

1．現症

現症の3項目のうち1つ以上、病因（etiologic）2項目のうち1つ以上該当した場合、低栄養の診断となる。現症とは、患者が受診した時点の低栄養の自覚的症状および他覚的所見の総称である。すなわち、現在の患者の状態である。

現症では、① 意図しない体重減少が6ヶ月で5％以上、または期間によらず10％以上の減少があるか、② 低BMIはアジア人の場合、70歳未満＜18.5kg/m^2、70歳以上＜20kg/m^2、アジア人以外の場合、70歳未満＜20kg/m^2、70歳以上＜22kg/m^2、③ 筋肉量低下は、アジア人の場合、BIA法でSMI男性＜7.0kg/m^2、女性＜5.7kg/m^{2}で判断する。

サルコペニア肥満が少ないアジア地域のためにBMIは判別値が提示されている。筋肉量測定では、DXA法、生体インピーダンス法、CT、MRIなど体組成測定法で測定する。もしもこれらが使用できない時は、身体計測として上腕周囲長、下腿周囲長を用いる。握力測定など機能評価も支持的に使用できる。

2．病因

病因とは、病気（低栄養）を成立させる障害因子である。食事摂取量減少は、推定必要量50％以下が1週間以上、同化障害は、下痢食物消化または吸収に悪影響を与える慢性消化管症状（短腸症候群、下痢、嚥下障害など）、摂取量減少や吸収能低下の程度は症状の強さ、頻度、期間に注意して臨床的判断により重症度を評価する。

また、消化器症状（嚥下障害、嘔気、嘔吐、下痢、便秘、腹痛など）を考慮する。摂取量減少や吸収能低下の程度は、症状の強さ、頻度、期間に注意し、臨床的判断により重症度を判定する。短腸症候群、膵機能不全、肥満手術後の消化吸収不全、食道狭窄、腸管麻痺、結腸偽閉塞などの疾患にも関連する。吸収能低下は、慢性の下痢または脂肪便などの結果として出現する。ストーマ患者では、排泄量の増

加により診断し、重症度の識別脂肪便秘の頻度、期間、量を臨床的判断または補足診断として用いる。

3．重症度分類
　重症度分類は現症で判定する。A：体重減少、B：低 BMI、C：筋肉量減少の項目で評価し、中等度と重度に分類する。
●ステージ１　中等度低栄養の場合
A：体重減少（過去６ヶ月５〜10％、または６ヶ月以上10〜20％）、B：低 BMI（＜ 70 歳で＜ 20kg/m^2、≧ 70 歳で 22kg/m^2）、C：筋肉量減少（軽度〜中等度減少）で判断する。
●ステージ２　重度低栄養の場合
A：体重減少（過去６ヶ月 10 ％以上、または６ヶ月以上 20 ％以上）B：低 BMI（＜ 70 歳で＜ 18.5kg/m^2、≧ 70 歳で 20kg/m^2）、C：筋肉量減少（重度減少）で評価する。

3．病因からみた低栄養分類
　GLIM 基準では、低栄養を病因に従って、低栄養と炎症に関連する病因別に以下の４つに分類している（図３）。

1．慢性疾患で炎症を伴う低栄養
疾患：慢性腎臓病（CKD）、心不全、慢性閉塞性肺疾患（COPD）、リウマチ、がんなど
特徴：体重減少、筋肉量と筋力の減少、炎症関連の生化学検査値の上昇（Alb 低下、CRP40mg/L 未満程度）
低栄養との関係：炎症がある場合には、食欲不振と同時に代謝が亢進する。また、慢性疾患の影響で長期間において栄養不良が持続している場合が多い（継続的な体重減少、食事摂取不良）。

2．急性疾患あるいは外傷による高度の炎症を伴う低栄養

疾患：熱傷、重症感染症、頭部外傷、多発骨折、外科術後など
特徴：生化学検査値で低栄養と炎症が確認可能な状態
低栄養との関連：炎症が強い患者では、ストレス性の代謝の亢進ならびに炎症性サイトカインやコルチコステロイド、カテコラミン放出量の増加、インスリン抵抗性や他の成長ホルモンの増加とともに、安静状態でかつ食事摂取量が低下するため、体内に貯蔵しているエネルギーと栄養素が減少する。このような患者では早期に栄養ケアプランに沿った栄養治療が必須である。

3．炎症はわずか、あるいは認めない慢性疾患による低栄養

疾患：生活習慣病（動脈硬化、糖尿病、脂肪肝）、歯周病など
特徴：生化学検査値で低栄養と炎症が確認可能な状態
低栄養との関連：血清アルブミン値の低下や、その他の栄養に関する生化学検査値の組み合わせ（ヘモグロビン、コレステロール、コリンエステラーゼなど）で栄養不良が示唆され、かつ炎症に関する検査値が上昇している状態（CRPなど）

4．炎症はなく飢餓による低栄養
　（社会経済的や環境要因による食糧不足に起因）

状況：貧困、独居高齢者、（神経性食欲不振症、うつ、多剤服用など）
特徴：見た目や生化学検査値で低栄養が明らかで、炎症が確認できない状態
低栄養との関係：疾患がなく、食物が入手できないなどの理由により飢餓状態を呈する。あるいは社会経済的な理由による貧困やケアの不足、入れ歯の不具合、自棄など。これらにより十分なエネルギーならびに栄養素が摂取できていない状態。広義では、多剤併用による食欲不振、うつ、神経性食欲不振症に伴う低栄養やケア不足により起こる低栄養も含まれる。

図3　GLIM基準の栄養障害：現症と病因から低栄養の重症度判定

現症

意図しない体重減少	低BMI	筋肉量減少
□ >5% 過去6ヶ月以内 or □ >10% 過去6ヶ月以上	□ <20〜70歳未満 □ <22〜70歳以上 アジア □ <18.5:70歳未満 □ <20:70歳以上	□ 筋肉減少：身体組成測定（DXA,BIA,CT,MRIなどで計測） アジア □ 筋肉量減少：人種による補正（上腕周囲長、下腿周囲長などでも可）

上記3項目のうち1つ以上に該当

病因

食事摂取量減少/消化吸収能低下	疾患による負荷/炎症の関与
□ 食事摂取量≦50%（エネルギー必要量の）：1週間以上 or □ 食事摂取量の低下：2週間以上持続 or □ 食物の消化吸収障害：慢性的な消化器症状	□ 急性疾患や外傷による炎症 or □ 慢性疾患による炎症

上記2項目のうち1つ以上に該当

➕⬇

低栄養

重症度判定

現症	体重減少	低BMI	筋肉量減少
ステージ1 中等度低栄養	□5〜10%過去6ヶ月以内 □10〜20%過去6ヶ月以上	□<20〜70歳未満 □<22〜70歳以上	□軽度〜中等度減少
ステージ2 重度の低栄養	□>10%:過去6ヶ月以内 □>20%:過去6ヶ月以上	□18.5未満 □20　:70歳以上	□重大な減少

低栄養と炎症に関連する病因別4分類

- ■慢性疾患で炎症を伴う低栄養
- ■急性炎症あるいは外傷による高度の炎症を伴う低栄養
- ■炎症はわずか、あるいは認めない慢性疾患による低栄養
- ■炎症はなく飢餓による低栄養（社会経済的や環境要因による食糧不足に起因）

低栄養

重症度判定

現症	体重減少	低BMI	筋肉量減少
ステージ1 中等度低栄養	□5〜10%過去6ヶ月以内 □10〜20%過去6ヶ月以上	□<20〜70歳未満 □<22〜70歳以上	□軽度〜中等度減少
ステージ2 重度の低栄養	□>10%:過去6ヶ月以内 □>20%:過去6ヶ月以上	□18.5未満 □20　:70歳以上	□重大な減少

低栄養

低栄養と炎症に関連する病因別4分類

- ■慢性疾患で炎症を伴う低栄養
- ■急性炎症あるいは外傷による高度の炎症を伴う低栄養
- ■炎症はわずか、あるいは認めない慢性疾患による低栄養
- ■炎症はなく飢餓による低栄養（社会経済的や環境要因による食糧不足に起因）

[2] Cederholm T, et al. GLIM criteria for the diagnosis of malnutrition - A consensus report from the global clinical nutrition community. Clin Nutr 2019;38（1）:1-9.

Chapter.1

GLIM 基準のポイント

　GLIM 基準は、各国の臨床栄養の専門家が作成・合意した低栄養の診断基準であり、臨床現場へ導入しやすいように 2 段階で特殊な手技や経験を必要とせず評価ができる。栄養不良の診断では低栄養と炎症の関連についても言及しており、病因と炎症の有無とその程度を確認することで栄養不良の診断ができる。共通の「低栄養の診断基準」の存在は、今後の臨床栄養の研究や治療効果の情報共有が可能になると期待できる。

【文献】
[1] Cederholm T, et al. To create a consensus on malnutrition diagnostic criteria: A report from the Global Leadership Initiative on Malnutrition (GLIM) meeting at the ESPEN Congress 2016. Clin Nutr 2017;36(1):7-10.
[2] Cederholm T, et al. GLIM criteria for the diagnosis of malnutrition - A consensus report from the global clinical nutrition community. Clin Nutr 2019;38(1):1-9.
[3] Jensen GL, et al. GLIM criteria for the diagnosis of malnutrition - A consensus report from the global clinical nutrition community. JSPEN J Parenter Enteral Nutr 2019;43:32-40.

サルコペニアの摂食嚥下障害

【ポイント】
- ▶ サルコペニアの摂食嚥下障害とは、全身と嚥下関連筋群の両方にサルコペニアを認めることで生じる
- ▶ 脳卒中などの疾患による摂食嚥下障害は除外する
- ▶ 対応には従来の嚥下訓練に加えて、サルコペニアの治療が必要である

サルコペニアの摂食嚥下障害の定義

　摂食嚥下リハビリテーション（以下、摂食嚥下リハ）の臨床現場では、脳卒中などの疾患による明らかな摂食嚥下障害がないにもかかわらず、摂食嚥下障害を認めることがある。重症例では、頭部に脳卒中などの器質的な変化を認めないにもかかわらず、嚥下反射が遅延したり、反射を認めない症例も経験する。しかも、摂食嚥下リハによる嚥下機能の改善に乏しく、経管栄養等で栄養管理せざるを得ない症例も多い。このような摂食嚥下障害の一部はサルコペニアの摂食嚥下障害であると考える。

　サルコペニアの摂食嚥下障害とは、全身と嚥下関連筋群の両方にサルコペニアを認めることで生じる摂食嚥下障害のことを指す[1-3]。1992年から低栄養が摂食嚥下障害の原因となりうることは指摘されていたが、2012年にsarcopenic dysphagiaという用語が登場し、2013年にサルコペニアの嚥下障害の定義や診断基準が提言された。2017年にはサルコペニアの嚥下障害診断フローチャートが開発され、その信頼性と妥当性が検証されている[10]。その後、この分野では本邦の研究者が積極的に研究を重ねて論文を発表し、世界をリードしている。「サルコペニアの摂食嚥下障害診断フローチャート」論文によると、「サルコペニアの摂食嚥下障害とは、全身と嚥下関連筋のサル

コペニアによる摂食嚥下障害である。全身のサルコペニアを認めない場合には、サルコペニアの摂食嚥下障害と診断しない。一次性サルコペニアと、活動低下、低栄養、疾患（侵襲と悪液質）による二次性サルコペニアも、サルコペニアの摂食嚥下障害の原因に含む」としている[5,10]。そして、2010年に発表されたEWGSOPの全身のサルコペニアのコンセンサス論文[4]では、神経筋疾患が二次性サルコペニアの原因の一つとして含まれている。しかし、全身のサルコペニアが神経筋疾患とは異なる疾患としてICD-10に登録されたことを考えると、神経筋疾患による筋肉量減少、筋力低下、摂食嚥下障害は、サルコペニアの摂食嚥下障害に含めないことが妥当と考えられている。

サルコペニアの摂食嚥下障害のメカニズム

　嚥下関連筋群は老化や疾患で筋肉量減少を認め、筋肉量減少は摂食嚥下機能低下と関連する。エコー検査により舌の萎縮[6]や、CTによるオトガイ舌骨筋の萎縮[7]、MRIによる咽頭壁の萎縮[8]を高齢者で多く認める[5]。

　サルコペニアの摂食嚥下障害のリスク因子は、骨格筋減少や低栄養、ADL要介助、また、全身の骨格筋減少や摂食嚥下機能を維持していく頸部や全身の機能にも深く関連しているといわれている[5]。小松ら[9]は誤嚥性肺炎において骨格系、呼吸器系、嚥下系の筋委縮への影響を誘発するとし、また横隔膜の委縮は喀痰、または誤嚥内容物を喀出する咳の力を弱めることがあるとしている。このことは骨格筋減少による続発性のサルコペニアを誘発し、嚥下筋の萎縮は嚥下機能を弱める可能性があり、筋委縮は誤嚥性肺炎の新たな併存疾患として成立しうるとしている。

　また、サルコペニアの摂食嚥下障害の引き金になる因子として、骨格筋量低下、低ADL、長期禁食、低栄養、栄養摂取不足、認知機能低下、ベッド上安静、ポリファーマシーなど様々な因子が挙げられ

る。これらは摂食嚥下運動の機会を減らす可能性が高く、また、嚥下関連筋群を使わず、そして全身の骨格筋量減少をきたす恐れもあり、ポリファーマシーにおいては筋弛緩や口腔機能低下を誘発する可能性も否定できない。これらの身近に起こりうる事象は、サルコペニアの摂食嚥下障害を医原性として捉えるべきものであると考える。

　機能維持が困難になると摂食嚥下障害を認めない高齢者の全身のサルコペニア、低栄養は進行し、さらに追い打ちをかけるようにサルコペニアの摂食嚥下障害も進行する。リハ栄養で改善できれば、特に入院中の摂食嚥下障害を予防できる可能性がある。

サルコペニアの摂食嚥下障害の診断

　サルコペニアの摂食嚥下障害において、2013年に初めて診断基準案が示された[1]。さらに、2017年には信頼性と妥当性が検証されたサルコペニアの摂食嚥下障害診断フローチャートが発表された（図1)[10]。舌圧測定が診断フローに明記されており、嚥下関連筋群の筋力低下は、舌圧が20mPa以上か未満かで評価を行う。舌圧計がない場合には嚥下関連筋群の筋力低下を評価する段階まで終了した時点で、サルコペニアの摂食嚥下障害の可能性ありと判断することができる。

サルコペニアの摂食嚥下障害の治療

　高齢者が入院した場合は、入院後できるだけ早期に全身状態や栄養状態、摂食嚥下機能を評価し、早期離床、早期リハビリテーション、早期経口摂取を行うことが、サルコペニアによる摂食嚥下障害の予防の第一歩となる。

　急性期疾患で禁食治療が行われた高齢者を対象とした研究で、発病前に摂食嚥下障害ではないと判断された患者のうち、入院2ヶ月後

図1 サルコペニアの摂食嚥下障害診断フローチャート

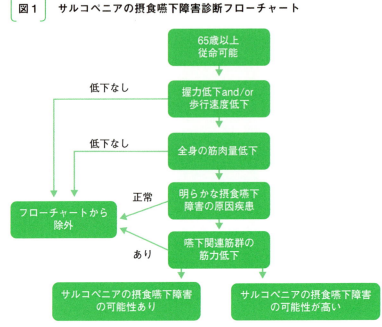

[10] Mori T, et al. Development, reliability, and validity of a diagnostic algolithm for sarcopenic dysphagia. JCSM Clinical Reports 2017;2:e00017.

には25.6％に摂食嚥下障害を認めていた。摂食嚥下障害を発症した患者は、低栄養、老嚥、骨格筋の減少、握力低下、認知機能低下、ADLが低く、栄養摂取量が少なく、禁食日数が長いケースが多かった[11]。

また百崎ら[13]はサルコペニアの嚥下障害において、理学療法士による早期離床訓練により、サルコペニアの嚥下障害を有する高齢肺炎患者の退院時経口摂取自立がオッズ比で約3倍向上すると報告している。これらのことからサルコペニアの摂食嚥下障害においては、リハ栄養の視点からも多職種でよく吟味し評価、検討を行うべきなのではないかと考える。

サルコペニアの摂食嚥下障害における予防、今後の展望

　サルコペニアの摂食嚥下障害は、その発生機序より適正な骨格筋量と筋肉量、栄養ケア、リハを行うことにより、多くは予防できる疾患であるといえる。いかなるセッティングにおいても評価を正しく、的確に行うことが重要であり、評価により抽出された問題点は早期に解決していくことが望ましい。たとえばサルコペニアの進行を助長するような事象（低栄養、筋力低下、ADL低下）は少しでも早期に離床やリハを行うことで是正、改善していくことが重要であり、また、絶食中の患者の評価は常に行うべきであり、経口摂取を少しでも行うことの重要性を意識し進めていくことが大切である。そこには嚥下状態を見るだけではなく、理学療法士や作業療法士による全身の評価、看護師による24時間の全身状態の評価、歯科による口腔機能の評価、管理栄養士による栄養状態の評価、医療ソーシャルワーカーによるその後の生活再建策の検討、医師による総合評価など全体像の把握と、どこの角度からも崩れていかないよう包括的な評価・対策がとても重要である。

【文献】

[1] Wakabayashi H. Presbyphagia and sarcopenic dysphagia:association between aging, sarcopenia, and deglutition disorders. J Frailty Aging 2014;3:97-103.

[2] wakabayashi H, et al. Rehabilitation nutrition for sarcopenia with disability:a combination of both rehabilitation and nutrition care management. J Cachexia Sarcopenia Muscle 2014;5:269-277.

[3] Kuroda Y, et al. Relationship between thinness and swallowing function in Japanese older adults: implications for sarcopenic dysphagia. J Am Geriatr Soc 2012;60:1785-1786.

[4] Cruz-Jentoft AJ, et al. Sarcopenia: European consensus on definition and diagnosis: report of the European working group on sarcopenia in older people. Age Ageing 2010;39:412-423.

[5] Ichiro F, et al. REVIEW ARTICLE EPIDEMIOLOGY, CLINICAL PRACTICE AND HEALTH Sarcopenia and dysphagia: Position paper by professional Organizations. Geriatr Gerontol Int 2019;19 (2):91-97.

[6] Tamura F, et al. Tongue thickness relates to nutritional status in the elderly. Dysphagia 2012;27 (4):556-561.

[7] Feng X, et al. Aging-related geniohyoid muscle atrophy is related to aspiration status in healthy older adults. J Gerontol A Biol Sci Med Sci 2013;68:853-860.

[8] Molfenter SM, et al. Age-Related changes in Pharyngeal Lumen Size: A Retrospective MRI Analysis. Dysphagia 2015;30:321-327.

[9] Komatsu R, et al. Aspiration pneumonia induces muscle atrophy in the respiratory, skeletal, and swallowing systems. J Cachexia Sarcopenia Muscle 2018;9 (4):643-653.

[10] Mori T, et al. Development, reliability, and validity of a diagnostic algolithm for sarcopenic dysphagia. JCSM Clinical Reports 2017;2:e00017.

[11] Maeda K, et al. Decreased Skeletal Muscle Mass and Risk Factors of Sarcopenic Dysphagia : A Prospective Observational Cohort Study. J Gerontol A Biol Sci Med Sci 2017;72 (9):1290-1294,.

[12] Yoshimura Y, et al. Sarcopenia is associated with worse recovery of physical function and dysphagia and a lower rate of home discharge in Japanese hospitalized adults undergoing convalescent rehabilitation. Nutrition 2019;61:111-118.

[13] Miyauchi N, et al. Effect of early versus delayed mobilization by physical therapists on oral intake in patients with sarcopenic dysphagia after pneumonia. European Geriatric Medicine 2019;25:1-5.

フレイル診療ガイド 2018

【ポイント】
- フレイルとは加齢に伴う予備能力低下のため、ストレスに対する回復力が低下した状態である
- フレイルは要介助状態にいたる前段階であり、可逆性がある
- 危険因子としては、生活習慣、身体的要因、精神・心理的要因、社会的要因、各種疾患などが挙げられる
- 主要なアウトカムとして、転倒・骨折、術後合併症、要介護状態、認知症、施設入所、死亡などがある

老化の"見える化"としてのフレイル

　フレイルは現代社会の特有の悩みである。それも先進国で高齢化が進んでいる国や地域に特有の問題である。なぜか。平均寿命が延伸し、元気な高齢者が増えていることは高齢化の光の部分である。光があれば影がある。本邦では平均寿命と健康寿命の差が約10年とされている。つまり、多くの日本人の晩年は何らかの介護が必要な生活なのである。一方で、平均寿命が50歳前後の発展途上国ではフレイルは（今のところ）問題にならないし、なりようがない。フレイルを予防・対策することで要介護状態を予防・短縮し、健康寿命を延伸することは、世界一の長寿社会となった我が国にとって喫緊の課題の一つである。

　フレイルは要介護状態にいたる前段階として位置づけられているが、身体的な脆弱性だけでなく、精神・心理的脆弱性や社会的脆弱性などの多面的な問題が含まれている。また、自立障害や死亡を含む健康障害を招きやすいハイリスク状態を意味している。一方で、定義や診断は確立されているとは言い難い。そんな中、2018年に「フレイ

Chapter.1

ル診療ガイド 2018 年版」が出版された[1]。本項ではこのフレイル診療ガイドから、フレイルに関する臨床の疑問（Clinical Question）を厳選して解説する。

Clinical Question 1：
フレイルとはどのような状態か？

1．要約
①フレイルとは、「加齢に伴う予備能力低下のため、ストレスに対する回復力が低下した状態」を指し、英語"frailty"を語源として日本老年医学会が提唱した用語である。
②フレイルは、要介助状態にいたる前段階として位置づけられているが、身体的脆弱性のみならず精神・心理的脆弱性や社会的脆弱性などの多面的な問題を抱えやすく、自立障害や死亡を含む健康障害を招きやすいハイリスク状態を意味する。

2．解説

　加齢に伴う脆弱な状態は、英語では frailty と表現され、従来、「虚弱」や「老衰」といった訳語が充てられてきた。このような状態には、健康増進や改善の見込みがまだ残されている場合も少なくなく、「虚弱」や「老衰」という言葉は、生物学的に不可避な運命を暗示し、健康に向かう可逆的なニュアンスに欠けることから、2014 年 5 月、日本老年医学会は frailty を「フレイル」と表すことを提唱し、高齢社会における健康長寿を支援する意識改革を意図するステートメントを発表した[2]。

　現時点では世界的に統一された概念は存在せず、フレイルを健常状態と要介護状態の中間的な段階に位置づける考え方と、ハイリスク状態から重度障害状態までをも含める考え方がある。日本老年医学会のステートメントは前者の立場をとっている。

　フレイルは多面的な問題を含有しており、身体的脆弱性を主体とし

ながらも、精神・心理的側面、社会的側面における脆弱性をも含む概念である。近年、これらは「身体的フレイル」、「精神・心理的フレイル」、「社会的フレイル」と表現されるようになったが、今のところ統一された基準は定められておらず、これらの用語を使用する際、その定義には留意する必要がある。

　また、身体的フレイルに類似の病態として「サルコペニア」があるが、サルコペニアは「筋肉量の減少を主体とした身体機能低下を表す限局的な概念」として、身体的フレイルの中核病態（疾患）として位置づけられているのに対し、フレイルは「加齢に関連する多元的な要因でもたらされる脆弱性を表す概念」である。さらに、精神・心理的フレイルの中で、認知機能低下を伴うフレイルの一群を、独立した概念として「認知的フレイル」と呼ぶようになっている。

Clinical Question 2：
フレイルをどのように診断するか？

1．要約
①フレイルの診断方法には統一した基準がないが、表現型モデル（Phenotype Model）にもとづく Cardiovascular Health Study 基準（CHS 基準）と、欠損累積モデル（Accumulated deficit model）にもとづく Frailty Index が主要な方法である。
②CHS 基準は、身体的フレイルの代表的な診断法と位置づけられ、現法を修正した日本版 CHS 基準（J-CHS 基準）が提唱されている。
③簡易評価法として、FRAIL scale、Edmonton Frail Scale（EFS）、Tilburg Frailty Indicator（TFI）、基本チェックリスト（KCL）、簡易フレイル・インデックスなどがあり、それらの妥当性も示されている。

2．解説
　表現型モデルは、加齢に伴って現れる身体機能の衰退徴候を捉える

考え方で、Friedら[3]はこのモデルにもとづいて、①体重減少、②倦怠感（疲れやすさ）、③活動性低下、④筋力低下、⑤歩行速度低下の5つの徴候のうち3つ以上に該当する場合を「フレイル」、1～2つに該当する場合を「プレフレイル」、いずれにも該当しない場合を「健常」と3つのカテゴリーに分類した。この方法は、身体的フレイルの代表的な診断法である。我が国では、介護予防事業で用いられている基本チェックリストの質問を取り入れた日本版CHS基準（表1）[4]が提唱されており、その妥当性も示されている[5]。

欠損累積モデルは、健康や自立を支える様々な因子の欠損を累積として評価する方法で、評価項目数に対する累積障害数の割合をFrailty Indexとして表す。加齢に伴う健康維持因子の欠損累積がフレイル状態の程度を反映すると考え、症状、症候、ADL、疾患、認知レベルなど30項目以上を組み合わせる。

その他、高齢者総合機能評価（Comprehensive Geriatric Assessment）的な評価法としてTilburg Frailty Indicator、Edmonton Frail Scale、基本チェックリスト（表2）[6]などが代表的な方法として挙げられる。どの評価法を用いるかはセッティングにもよるが、妥当性の示された基準や評価法を用いることが推奨されている。

表1　日本版CHS基準（J-CHS基準）

項目	評価基準
体重減少	6ヶ月間で2～3kg以上の体重減少
疲労感	（ここ2週間）わけもなく疲れたような感じがする
身体活動	①軽い運動・体操をしていますか？ ②定期的な運動・スポーツをしていますか？ 上の2つのいずれも「週に1回もしていない」と回答
筋力低下	握力：男性＜26kg、女性＜18kg
歩行速度	通常歩行速度＜1.0 m／秒

[4] Satake S, et al. Prevalence of frailty among community-dwellers and outpatients in Japan as defined by the Japanese version of the Cardiovascular Health Study criteria. Geriatr Gerontol Int 2017;17（12):2629-2634.

表2 基本チェックリスト

No.	質問項目	回答（いずれかに○）	
1	バスや電車で1人で外出していますか	0. はい	1. いいえ
2	日用品の買い物をしていますか	0. はい	1. いいえ
3	預貯金の出し入れをしていますか	0. はい	1. いいえ
4	友人の家を訪ねていますか	0. はい	1. いいえ
5	家族や友人の相談に乗っていますか	0. はい	1. いいえ
6	階段を手すりや壁を伝わらずに昇っていますか	0. はい	1. いいえ
7	椅子に座った状態から何もつかまらずに立ち上がっていますか	0. はい	1. いいえ
8	15分くらい続けて歩いていますか	0. はい	1. いいえ
9	この1年間に転んだことはありますか	1. はい	0. いいえ
10	転倒に対する不安は大きいですか	1. はい	0. いいえ
11	6か月間で2～3kg以上の体重減少はありましたか	1. はい	0. いいえ
12	身長　cm、体重　kg、BMI　kg/m² （BMIが18.5kg/m²未満で該当）		
13	半年前に比べて堅いものが食べにくくなりましたか	1. はい	0. いいえ
14	お茶や汁物などでむせることがありますか	1. はい	0. いいえ
15	口の渇きが気になりますか	1. はい	0. いいえ
16	週に1回以上は外出していますか	0. はい	1. いいえ
17	昨年と比べて外出の回数が減っていますか	1. はい	0. いいえ
18	周囲から「いつも同じことを聞く」などと言われますか	1. はい	0. いいえ
19	自分で電話番号を調べて電話をかけることをしますか	0. はい	1. いいえ
20	今日が何月何日かわからないときがありますか	1. はい	0. いいえ
21	（ここ2週間）毎日の生活に充実感がない	1. はい	0. いいえ
22	（ここ2週間）これまで楽しんでやれていたことが楽しめなくなった	1. はい	0. いいえ
23	（ここ2週間）以前は楽にできていたことが今ではおっくうである	1. はい	0. いいえ
24	（ここ2週間）自分が役に立つ人間だと思えない	1. はい	0. いいえ
25	（ここ2週間）わけもなく疲れたような感じがする	1. はい	0. いいえ

[6] Sewo Sampaio PY, et al. Systematic review of the Kihon Checklist: Is it a reliable assessment of frailty? Geriatr Gerontol Int 2016;16（8）:893-902.

Clinical Question 3：フレイルの危険因子は？

1．要約

①フレイルの危険因子としては、生活習慣（栄養や身体活動など）、身体的因子（慢性疼痛、難聴、ポリファーマシーなど）、心理的要因（意欲低下、抑うつなど）、環境要因、各種疾患が挙げられる。

2．解説

フレイルの発症には、老化に影響する多数の因子が関連する。栄養に関する生活習慣としては、たんぱく質の摂取量[7-9]、毎食のたんぱく質摂取配分、微量栄養素、食事内容の質（摂取食品の多様性）、抗酸化作用を有する食品摂取などがフレイルに関する因子として挙げられる。特に、地中海食など質がよいとされる食事内容を遵守している高齢者はフレイルの発症が低い[10]。また、ビタミンDの血中濃度が低いとフレイルの発症に関連する[11]。

身体活動に関する生活習慣としては、活動性の低い生活習慣がフレイルの発症に関連していた[12]。さらに、フレイル高齢者では活動的な生活習慣はあっても運動が少ない場合はフレイルが重症化する[12]。

身体的要因としては、慢性疼痛、難聴、ポリファーマシー[13]などもフレイルの発症と関連があることが知られている。

各種疾患との関連については、現時点では糖尿病、慢性腎臓病（CKD）、肥満などの生活習慣病、心血管疾患、HIV感染などが報告されている。

Clinical Question 4：フレイルのアウトカムは？

1．要約

①フレイルの主要なアウトカムとしては、転倒・骨折、術後合併症、要介護状態、認知症、施設入所、死亡などがあり、いずれの事象の

発生もフレイルと関連がある。
②生活習慣病（糖尿病）、心血管疾患などの発症およびポリファーマシーなどは、フレイルのアウトカムと同時にその原因になりうる。

2．解説

　フレイルは、図 1 に示すように高齢者の様々な健康障害に関連することが多くの調査により明らかにされている。地域高齢者を対象とした最新の系統的レビューでは、フレイルのアウトカムとして、死亡（オッズ比 2.34）、入院（1.2 ～ 1.8 倍）、施設入所（1.7 倍）、ADL 障害（1.6 ～ 2.0 倍）、転倒・骨折（1.2 ～ 2.8 倍）と報告されている[14]。

　認知症に関しては、アルツハイマー型認知症に対するハザード比が 1.28、血管性認知症に対しては 2.70、全ての認知症に対しては 1.33 と報告されており、フレイルと認知症の発症の関連が認められた[15]。

　また、CHS 基準でフレイルと診断された高齢者が二型糖尿病を発症するオッズ比は、フレイル 1.87、プレフレイル 1.60 であった[16]。さらに、プレフレイルの存在が独立した心血管疾患のリスク因子とな

図1　フレイルのアウトカム

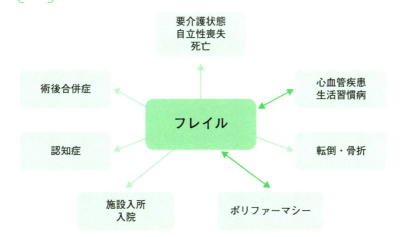

ることや[17]、フレイルが心不全の独立したリスク因子であると報告されている[18]。

Clinical Question 5：オーラルフレイルとは？

1．要約
①オーラルフレイルは身体的フレイルを引き起こす要因として口腔機能の維持・向上の重要性を啓発することを目的として提案された概念。口腔機能の脆弱性（フレイル）を意味し、日本オリジナルの言葉である。
②オーラルフレイルは身体的フレイルおよびサルコペニアのリスク因子である。

2．解説
　身体的フレイルと口腔機能との様々な関係については多数の報告がある。オーラルフレイルの診断に関しては最近、65歳以上の地域在住高齢者2,011名を対象にした縦断研究で、①天然歯数が20本未満、②咀嚼機能の低下、③オーラル・ディアドコキネシス（口腔巧緻性：いわゆる滑舌）の低下、④舌圧の低下、⑤主観的に「固いものが食べられない」、⑥主観的な飲み込みにくさの6項目のうち、3項目以上が存在すればオーラルフレイル、1〜2項目該当すればプレ・オーラルフレイルと診断することが提案された[19]。この診断によるオーラルフレイルは対象者の16％、プレ・オーラルフレイルは同じく50％であった。オーラルフレイルは身体的フレイル（ハザード比2.41）ならびにサルコペニア（ハザード比2.13）の発症のリスク因子であった。

【文献】
[1] 荒井秀典．フレイル診療ガイド 2018 年版：ライフサイエンス；2018．
[2] 日本老年医学会．フレイルに関する日本老年医学会からのステートメント．2014．（https://www.jpn-geriat-soc.or.jp/info/topics/pdf/20140513_01_01.pdf）
[3] Fried LP, et al. Frailty in older adults: evidence for a phenotype. J Gerontol A Biol Sci Med Sci 2001;56:M146-156.
[4] Satake S, et al. Prevalence of frailty among community-dwellers and outpatients in Japan as defined by the Japanese version of the Cardiovascular Health Study criteria. Geriatr Gerontol Int 2017;17（12）:2629-2634.
[5] Makizako H, et al. Impact of physical frailty on disability in community-dwelling older adults: a prospective cohort study. BMJ Open 2015;5（9）:e008462.
[6] Sewo Sampaio PY, et al. Systematic review of the Kihon Checklist: Is it a reliable assessment of frailty? Geriatr Gerontol Int 2016;16（8）:893-902.
[7] Rahi B, et al. Higher Protein but Not Energy Intake Is Associated With a Lower Prevalence of Frailty Among Community-Dwelling Older Adults in the French Three-City Cohort. J Am Med Dir Assoc 2016;17（7）:672.
[8] Kobayashi S, et al. High protein intake is associated with low prevalence of frailty among old Japanese women: a multicenter cross-sectional study. Nutr J 2013;12:164.
[9] Sandoval-Insausti H, et al. Macronutrients Intake and Incident Frailty in Older Adults: A Prospective Cohort Study. J Gerontol A Biol Sci Med Sci 2016;71（10）:1329-1334.
[10] León-Muñoz LM, et al. Mediterranean diet and risk of frailty in community-dwelling older adults. J Am Med Dir Assoc 2014 ;15（12）:899-903.
[11] Semba RD, et al. Low serum micronutrient concentrations predict frailty among older women living in the community. J Gerontol A Biol Sci Med Sci 2006;61（6）:594-599.
[12] Peterson MJ, et al. Physical activity as a preventative factor for frailty: the health, aging, and body composition study. J Gerontol A Biol Sci Med Sci 2009;64（1）:61-68.
[13] Saum KU, et al. Is Polypharmacy Associated with Frailty in Older People? Results From the ESTHER Cohort Study. J Am Geriatr Soc 2017;65(2):e27

-e32.
[14] Vermeiren S, et al. Frailty and the Prediction of Negative Health Outcomes: A Meta-Analysis. J Am Med Dir Assoc 2016;17 (12):1163.e1-1163.e17.
[15] Kojima G, et al. Frailty as a Predictor of Alzheimer Disease, Vascular Dementia, and All Dementia Among Community-Dwelling Older People: A Systematic Review and Meta-Analysis. J Am Med Dir Assoc 2016;17 (10):881-888.
[16] Veronese N, et al. Frailty Is Associated with an Increased Risk of Incident Type 2 Diabetes in the Elderly. J Am Med Dir Assoc 2016;17 (10):902-907.
[17] Sergi G, et al. Pre-frailty and risk of cardiovascular disease in elderly men and women: the Pro.V.A. study. J Am Coll Cardiol 2015;65 (10):976-983.
[18] Khan H, et al. Frailty and risk for heart failure in older adults: the health, aging, and body composition study. Am Heart J. 2013;166 (5):887-894.
[19] Tanaka T, et al. Oral Frailty as a Risk Factor for Physical Frailty and Mortality in Community-Dwelling Elderly. J Gerontol A Biol Sci Med Sci 2018;73 (12):1661-1667.

リハ栄養ガイドライン 2018

【ポイント】
- リハ栄養学会は2018年に診療の指針を示したガイドラインを作成した
- 4疾患（脳血管疾患、大腿骨近位部骨折、成人がん、急性疾患）の解説により構成される
- エビデンスとしては不明確な点も多く、今後の更なる検証が望まれる
- リハ栄養ケアプロセスはアセスメントやモニタリングを繰り返しながら実践する

リハ栄養ガイドライン2018年版とは

　2011年に設立された「リハビリテーション栄養研究会」は、理論的研究やリハ栄養ケアプロセスの開発といった漸進的な活動により、リハ領域と栄養領域の距離を近づける様々な取り組みを行ってきた。会員数は5,400人を越え、2017年からは「リハビリテーション栄養学会」となり、リハ栄養学の進歩普及に資する事業に貢献している。そして、2018年にはリハ栄養診療の指針を示したガイドラインを作成した。本章ではその「リハ栄養ガイドライン2018年版」[1]について概説する。

　「リハ栄養ガイドライン2018年版」では、①脳血管疾患 ②大腿骨近位部骨折 ③成人がん ④急性疾患の4種の疾患について、それぞれCQを設けて解説している。本章ではガイドラインの作成過程（文献検索、推奨度、エビデンスの確実性、外部査読など）の説明については割愛し、各CQのエビデンスの内容をメインに紹介する。

Clinical Question 1：リハを実施している高齢の脳血管疾患患者に、強化型栄養療法は行うべきか？

1．推奨

リハを実施している急性期の高齢脳血管疾患患者において、死亡率・感染の合併症を減らし、QOL を向上する目的で、強化型栄養療法を行うことを弱く推奨する（弱い推奨 / エビデンスの確実性：低い）。

強化型栄養療法の介入方法は、個別栄養指導により患者の状態に応じた投与量・経路を選択したうえで、濃厚補助栄養剤や高たんぱく質食品、サプリメントの追加などを考慮する。

2．解説

脳血管疾患において、SR（Systematic review）の手順に沿って SR チームが文献検索した結果、7論文（8本）の RCT（Randomized controlled trial）が選択された。

M.H.Rabadi ら[2]による初発急性期脳血管障害患者を対象とした RCT の報告では、リハ施設入所時から市販の入手可能な濃厚栄養補助剤（240kcal, たんぱく質11g）を摂取した群（介入群）と、標準的な栄養補助剤（127kcal, たんぱく質5g）を摂取した群（対照群）でリハ効果について検証を行った。主要アウトカムは、FIM 総得点と運動項目・認知項目別の得点、在院日数、6分間歩行テスト（6 minute walk test：6MWT）であった。介入群においては、FIM 総得点と運動項目得点、6MWT において有意な改善を認めたが（P＜0.001）、認知項目得点においては有意差を認めなかった（P＝0.80）。

Lisa ら[3]による RCT は、急性期脳卒中患者を対象に個別栄養管理を行い、摂取状況に応じた高たんぱく質食品を摂取した群（介入群）と、個別栄養管理を行わず、通常の栄養管理（経口摂取または経管栄養）のみ行った群（非介入群）で、EQ-5D を用いた QOL の改善度を比較した研究であった。その結果、3ヶ月後の EQ VAS score は

非介入群では改善を認めなかったのに対し、介入群では20％改善が認められた（P = 0.009）。

Zheng[4]らによる脳卒中発症早期に栄養価の高い栄養剤を摂取した群（介入群）と、通常の食事を提供された群（非介入群）を比較したRCTでは、介入群において、死亡率は有意に低く（P = 0.032）、感染症の発生率も有意に低かった（P = 0.022）。BI（Barthel Index）によるADL改善効果についても検証されているが、有意差は認めなかった（P = 0.154）。

Boselli[5]らによる脳損傷患者7％を含む脳血管疾患患者に必須アミノ酸（EAA）含有のサプリメントを摂取させた群（介入群）と、マルトデキストリン含有の同カロリーの製品を摂取した群（非介入群）を比較したRCTでは、介入群において、呼吸器感染症・尿路感染症・皮膚感染・消化器感染・血液感染などの感染症全体の発症率は有意に低かった（P ＜ 0.001）。

SRの結果から、死亡・感染・ADLに関しては介入効果が期待できるが、今回の検証では感染の発生以外のアウトカムのエビデンスの確実性は低かった。リハを実施している急性期の高齢の脳血管疾患患者に対する強化型栄養療法は、介入方法が定まっていないことから効果は不明確な面がある。臨床現場ではすでに実施されており、退院・退所後といった長期的な実行可能性も含めて今後さらなる検討が求められる。

脳血管疾患患者では高齢者が多く、加齢変化に加え、嚥下障害、ADL障害に伴う身体活動量の低下などに起因し、栄養障害をきたしやすい。その回復には長期間を要することも少なくなく、急性期、回復期、生活期にかけて質の高い医療連携を図る必要がある。リハ栄養を実践していく際には、ICFを用いた栄養評価を含めて全人的に評価を行い、リハ栄養の介入やモニタリングへとつなげていく必要があると考えられる（表1）[6]。

表1　リハビリテーション栄養アセスメント項目

1. ICF による全人的評価（ADL, IADL, QOL）
2. 病歴（現病歴・既往歴・併存症…急性 / 慢性疾患の有無、代償性疾患など）
3. サルコペニア・フレイルの有無とその原因
4. 活動量（生活動作強度、リハ訓練強度、筋緊張の有無など）
5. 薬剤処方
6. 栄養評価
　1）栄養スクリーニング・アセスメントツール
　　　主観的包括的栄養評価（subjective global assessment；SGA）
　　　MNA-SF（mini nutritional assessment short form）
　　　NRS-2002（nutritional risk screening）
　　　MUST（malnutrition universal screening tool）
　　　CONUT（controlling nutritional status）
　　　GNRI（geriatric nutritional risk index）
　2）栄養素の過不足
　　　身体計測・体組成分析（体重・BMI、上腕・下腿周囲径、除脂肪体重など）
　　　食事・栄養素（栄養素の摂取状況、食形態、嗜好・食習慣など）
　　　臨床検査（血液検査、機能検査など）
　　　臨床所見（摂食嚥下機能、消化器症状、呼吸状態、浮腫の有無など）

[6] 古谷房枝. リハビリテーション栄養アセスメント. リハ栄養 2017;1（1）:22-29.

Clinical Question 2：リハを実施している 65 歳以上の大腿骨近位部骨折患者に強化型栄養療法は行うべきか？

1．推奨

　リハを実施している 65 歳以上の大腿骨近位部骨折患者において、死亡率および合併症発症率の低下や ADL および筋力の改善を目的として、術後早期からのリハと併用して強化型栄養療法を行うことを弱く推奨する（弱い推奨 / エビデンスの確実性：低い）。

　なお、強化型栄養療法の介入方法として、高エネルギー高たんぱく質栄養剤の追加による補助栄養療法や、管理栄養士によるカウンセリングや栄養サポートを考慮する。

2．解説

　大腿骨近位部骨折について、SR チームが文献検索した結果、9 本の RCT が選定され、8 本の RCT がメタ解析に加えられた[7-15]。栄養

介入方法は、①通常食に高たんぱく質栄養剤を追加した場合と通常食[7-11,13]、②通常食に高エネルギー高たんぱく質栄養剤を追加した場合とミルクを追加した場合での比較[12]、③管理栄養士による個別栄養指導を行った場合と通常ケアのみの場合での比較[14]、④訪問での管理栄養によるカウンセリングおよび理学療法士による運動指導を行った場合と通常ケアのみの場合での比較[15]であった。

　術後リハに強化型栄養療法を併用したアウトカムとして、筋力、ADL、QOL、全死亡率、合併症発生が選択された。このうち、全死亡率、握力、ADLの改善に有意な介入効果を認めた。合併症発生の予防についてはRCTにより効果推定にはばらつきがあり、介入効果については言及が制限された。QOLは2つのRCTで検討され、1論文で介入効果を認めた。また、大腿四頭筋は1論文で検討され介入効果を認めなかった。

　リハを実施している65歳以上の大腿骨近位部骨折患者に対する強化型栄養療法は、効果の確実性は低いものの、死亡率および合併症発症率の低下やADLおよび筋力の改善が期待できる。特に栄養評価スクリーニングにより低栄養、低栄養リスクがあるとされた患者については、栄養サポートチーム（NST）による早期からの栄養管理と栄養指導に介入する体制づくりが求められる。

　転倒を主要因とする大腿骨近位部骨折では、加齢による影響に加えて病前からの低栄養やサルコペニア、ロコモ、骨粗鬆症といった病態との関連が深い。そのため、フレイルの評価や対策も念頭に置いてリハ栄養を展開していく必要がある。また多くの患者が手術適応となるため、異化期から同化期、それぞれの病期に応じた適切な評価、介入を行い、そして再評価を繰り返しながらリハ栄養を実践していくことが望ましい。

Clinical Question 3：不応性悪液質を除く成人がん患者にリハ栄養プログラムを行うべきか？

1．推奨

補助化学療法または放射線療法を行う成人がん患者に対して、リハ栄養プログラムを行うことについて一律・一定の推奨はしないこととする（エビデンスの確実性：非常に低い）。

ただし患者および家族の意向と病状を勘案し、リハと栄養指導の必要性を個別に判断することが望ましい。低栄養や悪液質を有し、ADL 低下を認める成人がん患者に対するリハと強化型栄養療法の組み合わせ効果については現時点でエビデンスが存在せず、特定の推奨を行うことはできない。

2．解説

文献検索の結果、何らかの治療を行った、あるいは行っているがん患者にリハと栄養療法を同時に実施した論文として 3 件の RCT が得られた[16-18]。このうちアウトカム測定期間が他と異なった 1 件[18]を除き、2 件が SR に用いられた。いずれの検討においても、事前に設定したアウトカムのうち、ADL、補助化学療法や放射線法の治療完遂率ならびに全生存率については調査されていなかった。QOL の指標としては、FACT-G（Functional Assessment of Cancer Therapy-General）が用いられた。

今回の検討では補助化学療法または放射線療法を行う成人がん患者に対するリハと栄養指導との組み合わせが、栄養指導単独に対して優位性を示すことを支持する明確なエビデンスはなかった。QOL に与える影響についても十分なエビデンスは示されず、がん患者にリハと栄養指導の組み合わせを実施する際は、利益と不利益のバランスを考慮したうえで、QOL の低下が生じる可能性に十分配慮し、慎重に実施することが望まれる。また、今回の SR の対象者の多くは欧米であり、本邦での低栄養や悪液質を有する患者に一般化できるかは不明確

図1 がん悪液質のステージ

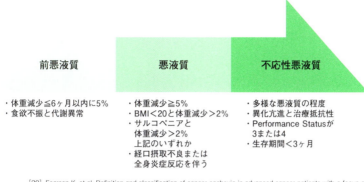

[20] Fearson K, et al. Definition and classification of cancer cachexia in advanced cancer patients with a focus on refractory cachexia: an intentional consensus. Lancet Oncol 2011;12:489-495.

である。今後は ADL が低下している成人がん患者を対象として栄養指導または栄養指導とリハの組み合わせの効果の検証が本邦で実施されることが期待される。

がん悪液質は進行がん患者の 80％に発生し、20％ががん悪液質により死亡する[19]。がん悪液質の病期は前悪液質・悪液質・不応性悪液質に分類されており（図1）[20]、悪液質にいたる前からの栄養管理の重要性を示している。がん患者へリハ栄養を実施する際、がんの進行度や ADL 遂行状況、栄養状態に応じて、患者の QOL を重視して精神的苦痛へ十分配慮しながら適切な介入を図っていく必要がある。

Clinical Question 4：リハを実施されている急性疾患患者に強化型栄養療法を行うべきか？

1．推奨

リハを実施している急性疾患患者に対して強化型栄養療法を行うことを弱く推奨する。ただし、自主的リハビリテーションに加え、強化型リハビリテーションの併用が望ましい（弱い推奨 / エビデンスの確実性：非常に低い）。

2. 解説

　益のアウトカムとしてQOL、全死亡率、ADL、合併症が、害のアウトカムとして転倒、肺炎、再入院が選択された。急性重症疾患後にリハと栄養療法を同時に実施した論文を検索し、2件のRCTをSRに用いた[21-22]。

　対象はそれぞれ、急性重症内科疾患患者200名[21]、集中治療棟退室後の患者93名[22]であった。エビデンス総体の確実性に関しては、ADLに関しては非常に深刻な非直接性、深刻な非精確性とバイアスリスクから「非常に低い」、QOLに関しては非精確性とバイアスリスクのため「低い」と判断され、全体的なエビデンスの確実性は「非常に低い」とされた。入院早期からリハ治療を受ける急性期疾患患者に対する強化型栄養サポートは、強化型リハプログラムを可能な限り併用したうえで、実施することが弱く推奨される。

　ICU（Intensive Care Unit）を含む急性期医療においては、栄養障害やサルコペニアが原因となり身体機能やADLの低下が生じやすい。それらの対策として、急性期疾患を対象としたリハ栄養は重要な意味合いを持つ。ICU-AW（ICU-acquired weakness）は重症疾患以外に原因がないにもかかわらず生じる神経筋障害であり、多臓器不全、身体不活動、高血糖、ステロイド、神経筋遮断薬などがリスク因子とされている[23-24]。また、ICUにおいてサルコペニアは死亡率の増加、人工呼吸器装着日数やICU在室日数の増加と関連し[25]、強力な死亡予測因子である[26]。低栄養についても、ICU在院日数、ICU再入院、感染症発生率、院内死亡の増加と独立して関連することが報告されている[27]。一方で、急性疾患に対するリハ栄養の方法や効果については不明確な点が多く、今後のさらなる検証が求められる。

リハ栄養ケアプロセス

　リハ栄養ケアプロセスでは、対象者を包括的に評価するリハ栄養ア

セスメントが第1段階となる。リハ栄養アセスメントは、ICFによる全人的評価とともに、種々の評価指標を用いてフレイルや栄養関連評価を行うプロセスである。2017年のリハ栄養の新定義でフレイル高齢者が対象となったことから、医療機関だけでなく、介護施設や在宅においてもリハ栄養介入の必要性が高まった。ICFの全人的評価をもとに対象者を身体機能評価、栄養評価、そして活動・参加を阻害する精神的・社会的要因も含めた診断推論を行い、リハ栄養診断、ゴール設定を明確にすることで質の高いリハ栄養を実践していく[28]（図2）。

リハ医療においては、リハによって得られる医療・活動・参加について予後予測を行い、短期目標（Short Term Goal；STG）と長期目標（Long Term Goal；LTG）を設定したうえでリハ計画を立案し、実施する（図3）。リハ栄養ケアプロセスにおいても、同様に評価と

図2　リハ栄養ケアプロセス

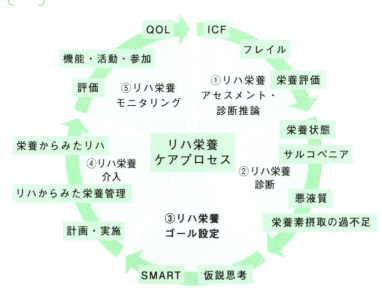

[28] Wakabayashi H. Rehabilitation nutrition in general and family medicine. J Gen Fam Med. 2017;18(4):153-154.

図3　短期目標から長期目標へ

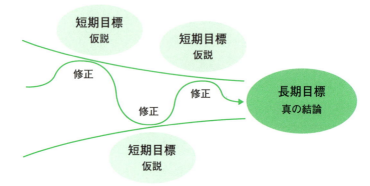

[29] 藤原　大．リハビリテーション栄養 ゴール設定．In：若林秀隆 編．
リハビリテーション栄養ポケットマニュアル：医歯薬出版；2018．p64．より許諾を得て転載

　介入を繰り返しながら、短期的、長期的なゴールに向けて修正を繰り返しながら実践していく。ゴール設定は、栄養状態に関連する目標を「栄養ゴール」、機能・活動・参加に関連する目標を「リハゴール」として両方を設定する。リハ栄養介入では「リハからみた栄養」と「栄養からみたリハ」の両面から介入を行うため、それぞれについてゴール設定をすることで介入方法を具体化していく[29]。そのため、栄養サポートチーム（NST）を構成する多職種において、リハと栄養の両方に関する知識と理解、そして実践力が求められる。カンファレンスなどを通して、対象者に関する評価や介入方法について定期的に協議していくことが重要である。

　リハ栄養を実践する際には、「SMARTの原則」に従いゴール設定を行う。SMARTなゴール設定とは[30]、①Specific（具体的）、②Measurable（測定可能）、③Achievable（達成可能）、④Relevant（重要、切実な）、⑤Time-bound（期限が明確）の5つの視点に基づき、より明確な目標を立案することである（表2／Prologue p.7参照）。

　ゴール設定を行いリハ栄養介入を開始した後は、介入後の状態と臨床経過を観察してリハ栄養介入の効果を評価するリハ栄養モニタリン

表2 SMARTなゴール設定の実践例

SMARTなゴール
低栄養のリハ栄養診断に対して、1ヶ月後に1.5kg、3ヶ月後に5kgの体重増加を目的としたリハ栄養介入を行う
SMARTではないゴール
低栄養のリハ栄養診断に対して、体重増加を目的としたリハ栄養介入を行う

表3 リハ栄養モニタリングの項目

項目	指標例
リハ栄養診断に基づいて、どの指標を評価するべきか決定する	①低栄養　⑤活動 ②サルコペニア　⑥参加 ③栄養素の摂取不足　⑦QOL ④機能
モニタリングの頻度や期間を考慮する	①体重や体組成　⑤認知機能 ②血液検査データ　⑥呼吸機能 ③食事摂取量　⑦摂食嚥下機能 ④筋力や歩行速度　⑧参加・QOL
モニタリングをもとに、現在のリハ栄養計画を継続するか否かを評価する	①目標達成できなかった原因を評価する ②リハ栄養評価の変更が必要か、原因除去が必要かを評価する

[32] 松尾晴代. リハビリテーション栄養 モニタリング. In：若林秀隆 編. リハビリテーション栄養ポケットマニュアル：医歯薬出版；2018. p80. より許諾を得て転載

グを行う。リハ栄養モニタリングの目的は、①リハ栄養介入の効果を評価すること、②現在のリハ栄養介入を継続するか否かを評価すること、③継続しない場合は、新たにリハ栄養介入の計画を検討することである[31]。継時的に変化する対象者の全身状態、栄養状態、リハの進行状況などに応じて、モニタリングを定期的に行う（**表3**）。適切な時期に、状態に合わせた指標を用いてリハ栄養介入の効果を評価することが重要である[32]。リハ栄養ケアプロセスで重要なことは、対象者に提供される医療が最良のものとなるよう、評価と介入方法の検討を絶えず繰り返して常に進歩を求めていくことである。

【文献】

[1] 脳血管疾患患者におけるリハビリテーション栄養診療ガイドライン（リハビリテーション栄養学会診療ガイドライン 2018 年版）（https://docs.google.com/viewer?a=v&pid=sites&srcid=ZGVmYXVsdGRvbWFpbnxqc3JobnR8Z3g6MjRhOWUxZTIzZjNjYmNiZg：2019 年 11 月 22 日アクセス）

[2] Rabadi MH, et al. Intensive Nutritional supplements can improve outcomes in rehabilitation. Neurology 2008;71:1856-1861.

[3] Ha L, et al. Individual, nutritional support prevents undernutrition, increases muscle strength and improves QoL among elderly at nutritional risk hospitalized for acute stroke: A randomized controlled trial. Clin Nutr 2010;29（5）:567-573.

[4] Zheng T, et al. Impact of early enteral nutrition on short term prognosis after acute stroke. J Clin Neurosci 2015;22（9）:1473-1476.

[5] Boselli M, et al. Supplementation of essential amino acids may reduce the occurrence of infections in rehabilitation patients with brain injury. Nutr Clin Pract 2012;27（1）:99-113.

[6] 古谷房枝．リハビリテーション栄養アセスメント．リハ栄養　2017；1（1）：22-29.

[7] Bastow MD, et al. Benefits of supplementary tube feeding after fracture neck of femur: a randomised controlled trial.1983. Nutrition 1995;11（3）:323-326.

[8] Flodin L, et al. Effects of protein-rich nutritional supplementation and bisphosphonates on body composition, handgrip strength and health-related quality of life after hip fracture: a 12-month radomized controlled study. BMC Geriatr 2015;15:149.

[9] Myint MW, et al. Clinical benefits of oral nutritional supplementation for elderly hip fracture patients: a single blind randomised controlled trial. Age ageing 2013;42（1）:39-45.

[10] Tidermark J, et al. Effects of protein-rich supplementation and nandrolone in lean elderly women with femoral neck fractures. Clin Nutr 2004;23（4）:587-596.

[11] Niitsu M, et al. Effects of combination of whey protein intake and rehabilitation on muscle strength and daily movements in patients with hip fracture in the early postoperative period. Clin Nutr 2016;35（4）:943-949.

[12] Cameron ID, et al. Effectiveness of oral nutritional supplementation for older women after a fracture: rationale, design and study of the feasibility of a randomized controlled study. BMC geriatr 2011;11（1）:32.
[13] Ekinci O, et al. The Effect of Calcium β-Hydroxy-β-Methybutyrate, Vitamin D and Protein Supplementation on Postoperative Immobilization in Elderly Malnourished Patients with Hip Fracture: A Randomized Controlled Study. Clinical Nutrition. 2015;34:S102.
[14] Duncan DG, et al. Using dietetic assistants to improve the outcome of hip fracture: a randomised controlled trial of nutritional support in an acute trauma ward. Age and Aging 2006;35（2）:148-153.
[15] Milte R, et al. Cost-effectiveness of individualized nutrition and exercise therapy for rehabilitation following hip fracture. J Rehabil Med 2016;48（4）:378-385.
[16] Demeark-Wahnefried W, et al. Results of diet/ exercise feasibility trial to prevent adverse body composition change in breast cancer patients on adjuvant chemotherapy. Clin Breast Cancer 2008;8（4）:70-79.
[17] Rogers LQ, et al. Pilot, randomized trial of resistance exercise during radiation therapy for head and neck cancer. Head Neck 2013;35:1178-1188.
[18] Hung YC, et al. Telephone-delivered nutrition and exercise counselling after auto-SCT: A pilot, randomized controlled trial. Bone Marrow Transplant 2014;49（6）:786-792.
[19] Gardon JN, et al. Cancer cachexia. QJM. 2005;98:779-88.
[20] Fearson K, et al. Definition and classification of cancer cachexia in advanced cancer patients with a focus on refractory cachexia: an intentional consensus. Lancet Oncol. 2011;12:489-95.
[21] Hegerova P, et al. Early nutritional support and physiotherapy improved long-term self-sufficiency in acutely ill older patients. Nutrition 2015;31（1）:166-170.
[22] Jones C, et al. Improving rehabilitation after critical illness through outpatient physiotherapy classes and essential amino acid supplement: A randomized controlled trial. J Crit Care 2015;30（5）:901-907.
[23] Stevens RD et al. A framework for diagnosing and classifying intensive care unit-acquired weakness. Crit Care Med 2009;37（10 suppl）:S299-308.
[24] Schefold JC et al. Intensive care unit-acquired weakness (ICUAW) and

muscle wasting in critically ill patients with severe sepsis and septic shock. J Cachexia Sarcopenia Muscle 2010;1 (2):147-157.
[25] Moisey LL, et al. Skeletal muscle predicts ventilator-free days, ICU-free days, and mortality in elderly ICU patients. Crit Care 2013;17 (5):R206.
[26] de Hoogt PA, et al. Functional Compromise Cohort Study (FCCS): Sarcopenia is a Strong Predictor of Mortality in the Intensive Care Unit. World J Sur 2018;42 (6):1733-1741.
[27] Lew CCH et al. Association Between Malnutrition and Clinical Outcomes in the Intensive Care Unit: A Systematic Review. JPEN J Parenter Enteral Nutr 2017;41 (5):744-758.
[28] Wakabayashi H. Rehabilitation nutrition in general and family medicine. J Gen Fam Med. 2017;18(4):153-154.
[29] 藤原 大. リハビリテーション栄養 ゴール設定. In: 若林秀隆 編. リハビリテーション栄養ポケットマニュアル;医歯薬出版株式会社;2018:p64-68.
[30] Doran GT. There's a S.M.A.R.T way to write management's goals and objectives. Management Review 1981;70 (11):35-36.
[31] Wakabayashi H, et al. Rehabilitation nutrition for sarcopenia with disability: a combination of both rehabilitation and nutrition care management. J Cachexia Sarcopenia Muscle 2014;5 (4):269-277.
[32] 松尾 晴代. リハビリテーション栄養 モニタリング. In: 若林秀隆 編. リハビリテーション栄養ポケットマニュアル;医歯薬出版株式会社 2018:p79-84.

Chapter.2

ケースカンファランスで学ぶ
超実践リハ栄養

Case 1：脳梗塞で二型糖尿病と慢性腎臓病を患った80歳代後半男性
Case 2：大腿骨近位部骨折の術後でサルコペニアの70歳代後半女性
Case 3：腰椎圧迫骨折、二型糖尿病、うつ病の70歳代前半男性
Case 4：誤嚥性肺炎、慢性腎臓病の70歳代後半男性
Case 5：脳出血に高度肥満、心不全を合併した60歳代前半女性
Case 6：舌がん術後、悪液質の80歳代半ばの男性
Case 7：誤嚥性肺炎で慢性閉塞性肺疾患を合併した70歳代前半男性

[凡例]
　　　　　：エビデンス
　太字　：重要なポイント
※本文中に記載している参考文献の番号が緑色のものは、特に重要な論文・書籍であることを示す

Case 1 脳梗塞で二型糖尿病と慢性腎臓病を患った80歳代後半男性

【ポイント】
- ▶ 入院高齢者の低栄養は、全ての医療従事者が認識すべき重要な臨床課題である
- ▶ 脳卒中患者に摂食嚥下障害や低栄養、サルコペニアが頻発し、これらは機能的予後に悪影響を与える
- ▶ 栄養管理にはいくつかのパラダイムシフトが起きつつある
- ▶ 栄養サポートやリハ栄養は多職種のチーム医療で行う必要がある

嶋津　吉村

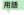

用語

BMI
体格指数（Body Mass Index）。栄養評価の重要な指標の一つ。
BMI＝体重（kg）÷身長（m)²

嶋津　昨日入院された脳卒中の患者さん、BMIが16.0kg/m²しかなくて栄養強化したいのですが、いろいろ悩んでいます。

吉村　脳梗塞のSさんですね。年齢は80歳代後半と高齢ですね。確かに低体重で、摂取されているエネルギーとたんぱく質の確認は重要ですね。

嶋津　嚥下も悪くて、前医から経鼻経管栄養で栄養補給されています。経口摂取訓練も始まっていますが、摂取量はまだ乏しいです。

吉村　低体重で、嚥下障害があって、そのうえ、脳卒中の機能障害による活動低下なども考えないといけません。栄養管理はリハの進み具体にも配慮が必要です。まずは入院高齢者の低栄養の問題について考えてみましょう。

病院のガイコツ

　入院高齢者の低栄養の問題を医療者が意識するようになったのは、世界的にみてもたった40年と少し前のことである。1974年にはButterworthが入院高齢者の低栄養の実情を世界で初めて世に問うた。彼の論文 "The skeleton in the hospital closet"[1]は、センセーショナルなタイトルも相まって、近代における高齢者の低栄養という暗闇の存在に光を当てることとなった。その光は弱々しくおぼろげであったが、それまで長く閉ざされていた暗闇を照らすには十分であった。今から40年前にButterworthが開いたパンドラの箱の名前は、まさに「**入院高齢者の低栄養**」であった。

　Butterworthが世界に投じた高齢者の低栄養の問題は、直後にBistrianらにより検証され、ほぼ間違いない事実であることが確かめられた[2,3]。すなわち、**内科および外科の入院高齢患者の約半数が明らかな低栄養に苦しんでいた**。

　さらに、この問題は世界中の専門家や臨床家の実態調査を促し、世界中の医療機関によって実証された。Butterworthがパンドラの箱を開けて20年後、「病院のガイコツ」問題は臨床栄養領域のみならず、医療界全体に広く認識されるところとなったが、1990年代半ばにおいて、残念ながら問題はほぼ未解決であった[4]。

　それからさらに約20年が経過した21世紀の現在、「病院のガイコツ」問題はいくぶんか解決されたのであろうか。

日本の栄養教育の脆弱さ

　日本の栄養教育は依然として脆弱である。医師を例に挙げる。担当患者が入院すると、病棟の看護師や管理栄養士、理学療法士らが栄養について主治医に指示を仰ぐ。目の前の患者がどのようにして栄養を摂るのが最善であるのか、栄養ア

クセスはどうするか、エネルギー量はどうするか、たんぱく質はどうするか、どのくらいの期間で見直しをするのか、今の栄養状態でリハはどこまでやっていいのか。医学部で基礎医学、臨床医学を6年にわたって学び、医師国家試験に合格して医師になったとしても、実際に病棟で研修を始めると、わからないことだらけであることを実感して気が遠くなる。そして、医師になって最初に悩むのが食事オーダーなのである。

　医学部では栄養に関する教育が依然として充実していない。しかし、入院が決まってまず聞かれることは「先生、栄養はどうしますか」なのである。夕食前に緊急入院が入れば、早く指示を出さないと看護師や栄養科からクレームがくるかもしれない。指示出しが面倒になると「とりあえず禁食で」と安易に指示を出していないだろうか。実は、**入院患者の多くが低栄養のリスク**を抱えており、低栄養は**治療の効果を減弱**するだけでなく、**合併症の増加や死亡率の上昇に関連**していることがわかっている。**安易な絶食指示は肺炎高齢者の入院期間を延長し、摂食嚥下状態を悪化**させる。栄養とリハの連携がうまく取れなければ、**入院中にサルコペニア**をきたしてしまうことも指摘されている。入院中の栄養管理は疾患治療と同じくらい重要なのである。

　さて、症例を提示する。

症例

80歳代後半　男性
主病名：ラクナ梗塞（右被殻）

現病歴
病前は杖で家の周りを散歩されていた。ある日の未明

に廊下でうずくまっているところを家族が発見し救急車を要請。後にトイレに行こうとしたところだったことが判明。急性期病院での精密検査で右被殻のラクナ梗塞の診断となり、保存的治療後で全身状態が安定。回復期リハを目的に当院に入院された。

併存疾患
①二型糖尿病（内服加療中）　②慢性腎臓病（CKD）

心身機能
意識レベル：ややぼんやり（JCS I-10〜20）/ 左片麻痺（Brunnstrom Stage：上肢Ⅲ、手指Ⅲ、下肢Ⅲ）/ 感覚低下あり / 関節可動域：制限なし / 健側筋力：上肢3＋下肢3＋ / 右半側空間無視 / 摂食嚥下障害あり / 高次脳機能障害：入院後に精査予定

体温36.5℃、SpO_2 96％、呼吸数20回/min、
血圧140/90mmHg、脈拍80/min
身長166cm、体重44kg、BMI 16.0kg/m^2、
体重減少率5％（2週間）、BEE 1,003kcal
自宅では経口摂取していた。

検査所見
白血球数 4,700、リンパ球数 980、Hb 10.1g/dl、
Alb 2.8g/dl、BUN 18.9mg/dl、Cr 1.1mg/dl、
eGFR 45.4ml/m/1.73m^2、CRP 0.08mg/dl、尿糖（－）、
尿蛋白（－）

用語

Brunnstrom Stage
脳卒中等の片麻痺のレベルをステージ化した評価法。ステージⅠ〜Ⅵまでがあり、上肢・下肢・手・指で評価する。

用語

半側空間無視
大脳半球が障害されて半側からの刺激（視覚、聴覚、触覚等）を認識できなくなる症候。失認の一種。

用語

BEE
基礎エネルギー消費量（Basal Energy Expenditure）
BEEの推定には下記のHarris-Benedictの式が一般的に用いられている。
[Harris-Benedictの式]
男性：BEE＝66.47＋13.75W＋5.0H－6.76A
女性：BEE＝655.1＋9.56W＋1.85H－4.68A
※W：体重（kg）、H：身長（m）、A：年齢（歳）

嶋津　先生、さっそくですが食事はどうしますか（笑）？
吉村　どうしましょうかね、とりあえず絶食として…（笑）。

おっと、これではまずい指示の典型です。
嶋津　まずは経管栄養からエネルギーとたんぱく質をしっかり補給します。
吉村　"しっかり"とは？
嶋津　低体重であり、さらに脳卒中による身体的心的ストレスやADLの低下がありますので、体重増加、特に筋肉量アップを意識した高エネルギーかつ高たんぱく質の栄養管理を考えています。
吉村　大事なポイントですね。脳卒中の高齢者の低栄養は予後に悪影響を及ぼすことがわかっています。リハと同時に積極的に栄養管理を行うことが何より大事です。
嶋津　はい。
吉村　具体的な栄養の量はどうでしょうか。
嶋津　今後のリハや病棟での活動量にもよりますが、エネルギーは35kcal/日、たんぱく質は1.2g/kg/日をまずは目標にします。
吉村　わかりました。当初の目標としてそれでいいと思います。高齢者と栄養についてもう一つ。高齢者の栄養管理は若年者の栄養管理と一味も二味も違います。違いがわかる嶋津さん、わかりますか？
嶋津　高齢であると低栄養に陥りやすいことでしょうか。あとは身体機能や認知レベルが低下していること、体力や筋力が落ちていること、サルコペニアが増えること、とかですか？
吉村　いい線いっています。他には高齢者の多病の問題がありますね。

用語

ADL
日常生活動作
（Activity of Daily Living）
日常生活を送るために最低限必要な動作。起居・移乗・移動・食事・更衣・排泄・入浴・整容などが含まれる。

Case1：脳梗塞で二型糖尿病と慢性腎臓病を患った80歳代後半男性

疾患を合併した高齢者

　低栄養の問題は時代とともに変遷する。一昔前の管理栄養士のテキストをひも解くと、典型的な低栄養の病態として**マラスムス**と**クワシオルコル**が掲載されている。曰く、マラスムスとは慢性のエネルギーたんぱく欠乏状態（Protein Energy Malnutrition：PEM）であり、クワシオルコルとは急性のたんぱく欠乏状態である。テキストで紹介される低栄養患者は、いずれも痩せこけた発展途上国の小児である（図1）。

　21世紀の本邦においては、世界で初めてかつ最速で超高齢社会へ突入し、少子化による人口減少と相まって、低栄養患者の対象が複数の慢性疾患を抱えた高齢者に急速に移行しつつある。医療の考え方も従来の「Cure＝治す」から、「Care＝ケア」へ変化しつつある。そして「**疾患モデル**」から「**高齢者モデル**」へ。医療と栄養管理のパラダイムシフト

図1　低栄養の小児（マラスムスとクワシオルコル）

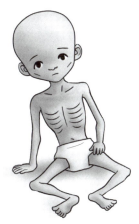
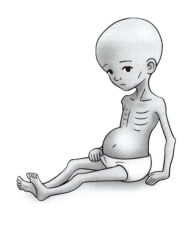

①マラスムス
慢性のエネルギーたんぱく欠乏状態

②クワシオルコル
急性のたんぱく欠乏状態

Chapter.2

表1 成人低栄養の3つの原因

成人の低栄養（栄養障害）の原因には急性疾患・外傷、慢性疾患、飢餓や摂食障害などの要因がある。

1. 急性疾患・外傷（侵襲、外傷、手術、重症感染症、熱傷）
2. 慢性疾患（悪液質、慢性感染症、慢性臓器不全、がん）
3. 社会生活環境（飢餓、摂食障害）

[5] White JV, et al. Consensus statement of the Academy of Nutrition and Dietetics/American Society for Parenteral and Enteral Nutrition: characteristics recommended for the identification and documentation of adult malnutrition (undernutrition). J Acad Nutr Diet 2012;112 (5):730-738.

図2 成人低栄養の新しい診断基準（GLIM基準）：アジア人のカットオフ値

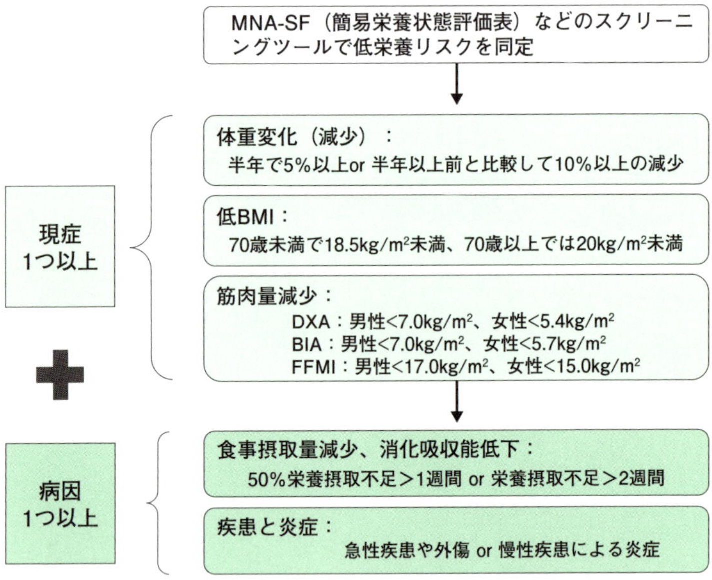

MNA-SF（簡易栄養状態評価表）などのスクリーニングツールで低栄養リスクを同定

【現症 1つ以上】
- 体重変化（減少）：
  半年で5%以上 or 半年以上前と比較して10%以上の減少
- 低BMI：
  70歳未満で18.5kg/m²未満、70歳以上では20kg/m²未満
- 筋肉量減少：
  DXA：男性<7.0kg/m²、女性<5.4kg/m²
  BIA：男性<7.0kg/m²、女性<5.7kg/m²
  FFMI：男性<17.0kg/m²、女性<15.0kg/m²

＋

【病因 1つ以上】
- 食事摂取量減少、消化吸収能低下：
  50%栄養摂取不足>1週間 or 栄養摂取不足>2週間
- 疾患と炎症：
  急性疾患や外傷 or 慢性疾患による炎症

いずれかの現症1つ＋病因1つを満たす場合を低栄養と診断する

[6] Cederholm T, et al. GLIM criteria for the diagnosis of malnutrition - A consensus report from the global clinical nutrition community. Clin Nutr 2019; 38(1): 1-9.

が、今まさにわれわれの目の前で進行している。

　急性疾患等に伴う短期間の急激な炎症惹起を**侵襲**、慢性疾患に伴う長期間の微弱な炎症惹起を**悪液質**と呼ぶ。いずれも

高齢者の低栄養の主因である。2012 年に米国栄養と食のアカデミー（AND）と米国静脈経腸栄養学会（ASPEN）が高齢者の低栄養に関するコンセンサス声明を共同で提出した（表1）[5]。声明では、高齢者を含む成人の栄養障害の原因として、①急性疾患・外傷（≒侵襲）、②慢性疾患（≒悪液質）、③社会生活環境（≒飢餓）の3つを提言している。先のマラスムスとクワシオルコルは広義の飢餓に相当する。低栄養の高齢者を目にしたとき、主病名や併存疾患に注目する必要がある。臨床栄養に関わるあらゆる職種は、主要な疾患の特徴について十分に学習すべきである。**病態の理解なくして本質的な栄養サポートはありえない。**

2018 年に公開された高齢者の低栄養の国際基準である **GLIM 基準**を紹介する（図2 / Chapter1 p.29 参照）[6]。GLIM 基準の特徴は、血液検査が不要であること、低栄養の徴候と原因をそれぞれ1つでも満たせば低栄養と診断することである。GLIM 基準は今後の低栄養診断のゴールドスタンダードになりうる。

嶋津　疾患の把握は管理栄養士にとっても重要ですね。

吉村　超重要です。管理栄養士だけでなく、看護師やリハスタッフなど、栄養管理に関わる全ての医療スタッフは併存疾患や病態の把握が必要です。病態の理解なくして本質的な栄養管理は不可能です。疾患について疑問に思うところはいつでも主治医に聞くといいです。そのような質問に嫌な顔をする医師はいないと思いますよ。この患者さんは併存疾患に二型糖

尿病と慢性腎臓病（CKD）がありますね。
嶋津　どちらも栄養管理にとても苦労する疾患です。
吉村　そうですね。二型糖尿病とCKDについてはまた後で取り上げます。今、高齢者の低栄養は疾患が大きく関与していることが理解できました。それでは低栄養が患者にどんな影響を与えるか、嶋津さん、言えますか。

図3　主要な疾患（診療科）別の低栄養の頻度[7-12]

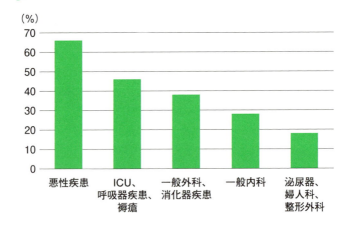

表2　低栄養症候群[7, 14, 15]

診断	特徴
消耗性疾患（Wasting）	Body cell mass（BCM）の減少。浮腫や低Alb血症は伴わないことが多い
サルコペニア（Sarcopenia）	骨格筋量の減少。筋力や機能低下を伴う
サルコペニア肥満（Sarcopenic obesity）	サルコペニア＋肥満
悪液質（Cachexia）	炎症性疾患を伴う低栄養。浮腫や低Alb血症を伴いやすい
PEM（Protein-energy malnutrition）	食事量減少に伴うbody cell massの減少。浮腫や低Alb血症を伴いやすい

| 表 3 | 低栄養の臨床的合併症 [7-12] |

免疫能の低下、感染症
褥瘡、創治癒遅延
歩行不安定、転倒、骨折
認知機能低下、依存
治療抵抗性
長期入院、頻回の再入院
QOL の低下
予後不良の合併症

低栄養の悪影響

　疾患ごとの低栄養の頻度を図3[7-12]に示す。疾患（≒炎症）の重症度と低栄養は関連を認める。本邦も調査協力しているnutritionDay[13]によると、疾患に関連した低栄養の頻度は30〜50%と高い数値を示している。

　低栄養をきたしうる病態を表2[7, 14, 15]に示す。いずれも低栄養の原因と結果になりうるため、病態の理解に努める必要がある。高齢の低栄養患者は重篤な低栄養になるまで、患者自身が社会的、身体的に障害があるとは感じないかもしれない。しかし、ごく軽度の皮下浮腫であっても、背後に細胞数減少や機能障害などの重篤な栄養学的・生理学的障害をきたしている危険性があり、低栄養の様々な臨床的合併症のリスク状態である（表3)[7-12]。

　低栄養の影響は病院だけにとどまらない。地域高齢者における3年後の死亡率は低栄養の有無でその差が4倍にまで拡大する（図4左上)[9, 11, 12, 16]。低栄養の高齢者は再入院を繰り返し（図4右上)[14, 15, 17]、褥瘡を容易に形成し（図4左下)[10, 14, 15]、死に直結する重大な合併症を併発し、医療制度

図4 栄養状態別の一般高齢者の3年後の死亡率、生涯再入院回数、褥瘡数 [9-12, 14-17]

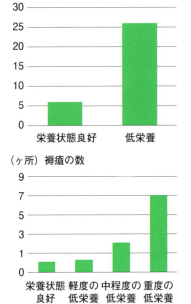
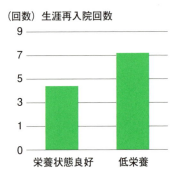

　に多大な負荷を与える。
　低栄養は医学的に有害であるだけでなく、**医療経済的にコスト**が跳ね上がる。低栄養では入院期間が延長するだけでなく、合併症のマネジメントのためにより多くの薬物や物的・人的コスト、診断ワークアップ、治療介入を浪費する。低栄養高齢者の健康寿命は、併存疾患および後遺症の増加とともに、早期および晩期死亡率の上昇によって短縮する運命にある。退院後の医療サービスの集中的な利用も見落としてはならない。入院中や退院後の低栄養はいずれも疾患に起因することが多いものの、疾患とは独立した大きなコスト要因となっている。

嶋津　入院中だけでなく、退院後も低栄養があるとやばいですね。

吉村　やばいです。全ての医療者が認識しておくべき情報です。特に若い医師に。医学部でもっと臨床栄養学を充実させてほしいものです。さて、低栄養は臨床的に不良の転帰をたどるだけでなく、医療そのものに負の影響があることがわかりました。

嶋津　私たち管理栄養士の責任の重さを痛感します。

吉村　責任は重大です（笑）。

嶋津　ふぇぇ…

吉村　二型糖尿病とCKDの話題に戻ります。この患者は著明な痩せと体重減少があり、急性疾患として脳梗塞とその後遺症として軽度の意識障害、摂食嚥下障害があることから、栄養状態は不良で、その程度は重度と思われます。さらに、併存疾患に二型糖尿病とCKDがある。したがって、この患者ではエネルギーやたんぱく質、水分の摂取量だけでなく、二型糖尿病やCKDに対して慎重に栄養評価と栄養管理を行う必要があります。

嶋津　エネルギー35kcal/日、たんぱく質1.2g/kg/日の栄養管理目標は考え直した方がいいのでしょうか。

吉村　一緒に考えましょう。疾患モデルから高齢者モデルへのパラダイムシフトの話をしました。高齢患者は多病ゆえに疾患管理と低栄養やサルコペニア対策を同時に行う必要があります。ここはとてもおもしろいところです。

嶋津　とてもおもしろいですか（苦笑）？　先生のことを変人と呼びますよ。

吉村　知的好奇心がくすぐられます（笑）。それでは、併存疾患を抱える高齢患者の栄養管理のパラダイムシフトの例を考えてみましょう。

栄養管理のパラダイムシフト

　高齢患者の栄養管理にはいくつかのパラダイムシフトがおきつつある。低栄養だからエネルギーを多く提供しよう、糖尿病だからエネルギー制限して血糖コントロールを厳格に行おう、CKD があるからたんぱく質制限をしっかり行おう、という画一的な考え方が見直されつつある。以下にいくつか紹介する。

1．糖尿病の栄養管理
▶痩せの高齢者に対する食事制限療法は危険
　糖尿病、特に二型糖尿病は過食や運動不足から肥満をきたし、メタボリックシンドロームとして発症することが多いため、糖尿病患者に低栄養を合併するイメージは湧きにくい。しかし、現実には高齢糖尿病患者が増えるとともに、低栄養の糖尿病患者が増えている。ESPEN 基準の低栄養診断[18]で 1,014 人の糖尿病の高齢入院患者を調査したところ、37.4％が低栄養リスク、22.8％が低栄養と診断された[19]。さらに、低栄養を合併した患者はそうでない患者に比べて在院日数が長く、死亡率が 2.7 倍高かったとこの研究で報告されている。
　高齢の糖尿病患者に対して食事制限が長期に行われると、慢性的な栄養摂取不足より低栄養をきたし、膵ランゲルハンス島細胞の栄養不良、インスリン分泌細胞である膵β細胞の

用語
ESPEN
欧州臨床栄養代謝学会（European Society of Clinical Nutrition and Metabolism）。以前は European Society of Parenteral and Enteral Nutrition という学会名であり、略して ESPEN であった。現在も ESPEN の名称が使われている。

量と機能の低下、さらにはβ細胞機能不全を招く急性疾患や外傷が加わることで耐糖能が低下して糖尿病が悪化する。臨床的には骨格筋量が減少して体脂肪が増加することでインスリン抵抗性が助長される。したがって、低栄養を合併した糖尿病の高齢患者おける栄養管理では画一的な食事制限を見直すことが大事である。つまり、不適切なエネルギー制限を見直すこと、体重や骨格筋増加を目的にエネルギーとたんぱく質の積極的な提供を考慮すること、炭水化物以外に中鎖脂肪(MCT)などの栄養素を用いることなどが提言される。ただし、糖尿病高齢者の至適エネルギー摂取の設定については現時点でエビデンスは乏しい。

用語

中鎖脂肪(MCT)
ココナッツやパームフルーツなどヤシ科植物の種子の核の部分に含まれる天然成分。脂肪酸における炭素鎖8-12の総称。

2．CKDの栄養管理
▶高齢者では従来のたんぱく質制限が見直されている

糸球体濾過量(Glomerular Filtration Rate：GFR)が、60ml/分/1.73m² 未満になるとCKDと診断される。CKD患者は高齢者になるほど増加する。これは、単に高齢者が発症しやすいだけでなく、高齢者はもともと加齢により推定GFR(estimated GFR：eGFR)が低下している人が多いためである。

加齢により筋肉量が減少することが知られているが、腎機能の指標であるクレアチニン(Cr)は筋肉量に依存して産生されるため、高齢者では上昇しにくい。そのため、一般診療で用いられるeGFRは、筋肉量が少ない高齢者ほど真のGFRより高めに算出される。また、CKDの増悪因子である尿蛋白量も、随時尿による尿蛋白量/Cr比(g/g・Cr)として計算する場合、高齢者では尿中Crの排出量が少ないため、この数値も真の尿蛋白量より高めに算出される。つまり、CKDをeGFRや尿蛋白量/Crで評価すると、高齢者で

は腎機能低下を過小評価され、尿蛋白質は過大評価される傾向がある。

慢性腎不全患者に対して、従来の栄養管理はたんぱく質制限が中心であった。しかし、高齢者の低栄養やサルコペニア、フレイルなどの病態の認識が高まり、十分なエネルギー摂取がないままたんぱく質制限をするとさらにこれらの病態が悪化することが最新のガイドラインに警告として明記されている[20]。

3．心疾患の栄養管理
▶高齢者ではむしろ「与える」方向に

心疾患の栄養管理といえば、二次予防の観点から、高血圧、糖尿病、肥満など生活習慣病の改善、つまり"痩せる栄養"がポイントで、"制限する栄養管理"がなされてきた。一方で、慢性心不全では低栄養や心臓悪液質など、痩せは予後不良で、軽度肥満の方が予後良好である obesity paradox が認識されており、実はいかに"体重を増やすか"が重要であることがわかってきた。最近では慢性心不全に限らず、虚血性心疾患でも同様のことが報告されている[21]。

嶋津　この患者は脳梗塞の発症前から経口血糖降下薬を内服されており、インスリンは使用されていません。直近のデータでは HbA1c 7.2％で耐糖能はまずまずと考えます。最新の高齢者糖尿病の血糖コントロール目標（図5）[22] をみても、80歳代後半と高齢であり、身体的に ADL が自立ではなく、現時点

図5　高齢者糖尿病の血糖コントロール目標（HbA1c値）

患者の特徴・健康状態[注1]		カテゴリーⅠ ①認知機能正常 かつ ②ADL自立		カテゴリーⅡ ①軽度認知障害～軽度認知症 または ②手段的ADL低下、基本的ADL自立	カテゴリーⅢ ①中等度以上の認知症 または ②基本的ADL低下 または ③多くの併存疾患や機能障害
重症低血糖が危惧される薬剤（インスリン製剤、SU薬、グリニド薬など）の使用	なし[注2]	7.0%未満		7.0%未満	8.0%未満
	あり[注3]	65歳以上 75歳未満 7.5%未満 （下限6.5%）	75歳以上 8.0%未満 （下限7.0%）	8.0%未満 （下限7.0%）	8.5%未満 （下限7.5%）

治療目標は、年齢、罹病期間、低血糖の危険性、サポート体制などに加え、高齢者では認知機能や基本的ADL、手段的ADL、併存疾患なども考慮して個別に設定する。ただし、加齢に伴って重症低血糖の危険性が高くなることに十分注意する。

[注1]：認知機能や基本的ADL（着衣、移動、入浴、トイレの使用など）、手段的ADL（IADL：買い物、食事の準備、服薬管理、金銭管理など）の評価に関しては、日本老年医学会のホームページ（http://www.jpn-geriat-soc.or.jp/）を参照する。エンドオブライフの状態では、著しい高血糖を防止し、それに伴う脱水や急性合併症を予防する治療を優先する。

[注2]：高齢者糖尿病においても、合併症予防のための目標は7.0%未満である。ただし、適切な食事療法や運動療法だけで達成可能な場合、または薬物療法の副作用なく達成可能な場合の目標を6.0%未満、治療の強化が難しい場合の目標を8.0%未満とする。下限を設けない。カテゴリーⅢに該当する状態で、多剤併用による有害作用が懸念される場合や、重篤な併存疾患を有し、社会的サポートが乏しい場合などには、8.5%未満を目標とすることも許容される。

[注3]：糖尿病罹病期間も考慮し、合併症発症・進展阻止が優先される場合には、重症低血糖を予防する対策を講じつつ、個々の高齢者ごとに個別の目標や下限を設定してもよい。65歳未満からこれらの薬剤を用いて治療中であり、かつ血糖コントロール状態が図の目標や下限を下回る場合には、基本的に現状を維持するが、重症低血糖に十分注意する。グリニド薬は、種類・使用量・血糖値等を勘案し、重症低血糖が危惧されない薬剤に分類される場合もある。

【重要な注意事項】
糖尿病治療薬の使用にあたっては、日本老年医学会編「高齢者の安全な薬物療法ガイドライン」を参照すること。薬剤使用時には多剤併用を避け、副作用の出現に十分に注意する。

[22] 日本糖尿病学会, 日本老年医学会編・著. 高齢者糖尿病診療ガイドライン2017：南江堂, p46. より許諾を得て転載

で厳格な血糖コントロールは不要だと思います。

吉村　お、たまには最新の情報を勉強しているようすね。

嶋津　人聞きの悪いことを言わないでください。私はこれでも臨床の第一線で働く管理栄養士です。

吉村　失礼しました。（姿勢を正して）エネルギーは35kcal/日をとりあえずの目標としてよいと思います。それでは第一線の管理栄養士さん、たんぱく質はどうで

嶋津　この患者のCKDはステージG3aです。最新のガイドライン[20]では、CKDステージG3aに対して0.8g/kg/日前後のたんぱく質制限が推奨されていますが、重度の痩せでサルコペニアを合併していると予想される場合は、十分な管理下で運動療法と併用し、たんぱく質制限をしないという選択肢もありそうです[23]。

吉村　そうですね。まだまだこのあたりのエビデンスは乏しいですが、糖尿病に対する食事制限と同様に、画一的なたんぱく質制限は再考の余地があります。

嶋津　悩みますが、現時点で活動量も低く、リハもまだ進んでいませんので、たんぱく質1.2g/kg/日の目標は下方修正しておきます。0.8〜1.0g/kg/日でまず設定して、活動量がアップしてきた段階で少しずつたんぱく質摂取を増やしていこうかと。

吉村　賛成です。ここで重要なキーワードがでましたね。リハ（運動）です。

栄養療法はリハビリテーション（運動療法）とセットで

　入院高齢者は低栄養だけでなく、入院中の不必要な安静や絶食、手術や外傷による侵襲、炎症などの影響で**サルコペニア**を多く認める。サルコペニアとは身体機能の低下、骨格筋量の減少、筋力の低下により診断される。サルコペニアの予防と治療の基本は、**栄養療法とリハのセット**である。栄養療法のみ、あるいは運動療法のみでは最大の効果を期待できないどころか、患者によっては悪影響となる場合もある。心疾患やCKDの患者でもリハの重要性が認識されており、心臓リハビリテーション（心リハ）や腎臓リハビリテーション（腎臓リハ）のように、今では疾患治療とリハは切り離せな

いものになっている。

　リハと栄養の連携の必要性が見直され、「**リハ栄養**」というコンセプトが本邦より発信された。リハ栄養の考え方は国内だけでなく海外でも普及の兆しを見せている。リハ栄養に興味がある人はぜひ日本リハビリテーション栄養学会のホームページを覗いていただきたい[24]。きっと新しい発見があるはずだ。

吉村　リハと栄養管理を組み合わせたリハ栄養は高齢者医療の基本コンセプトだと思います。

嶋津　私も老後に備えて今日から筋トレしなきゃ。

吉村　ハハハ（笑）。運動としてレジスタンストレーニングを行うことで筋たんぱく質の代謝（分解と合成）が亢進し、このタイミングで適切にたんぱく質を補給すると骨格筋量がより増えることがわかっています。CKD患者ではリハと組み合わせることでよりたんぱく質制限を緩和できる可能性もありますね。

嶋津　栄養とリハは車の両輪みたいです。そうそう、リハ栄養の書籍や論文をいろいろなところで目にするようになりました。

吉村　嶋津さんのリハ栄養の論文も最近出版されましたね。

嶋津　ご紹介ありがとうございます（笑）。

吉村　これは重要な論文だと思いますよ。リハ栄養実践の栄養ツールの代表になりそうです。

嶋津　その言葉を励みに引き続き精進します。

吉村　私のセリフです（笑）。さて、栄養アクセスはどう

> **知っておきたい ❗**
> 「嶋津さゆり 他．熊リハパワーライスは脳卒中回復期の栄養状態や機能的予後を改善する．日静脈経腸栄会誌 2019; 1(3):146-156.

しましょうか。具体的に言うと経管栄養だけでいいですか。経口摂取はどうしますか。

嶋津　看護師と一緒に行ったベッドサイド嚥下評価で摂食嚥下機能は保持されていると判断しました。意識状態を確認しながら、経口摂取訓練を遅滞なく始めようと思います。歯科衛生士の白石さんに口腔チェックもお願いしています。

吉村　大事なポイントです。リスクマネジメントしつつ不要な絶食を回避することは、摂食嚥下障害の高齢患者のケアのキモです。高齢患者の口から食べる支援は多面的評価と多面的アプローチで解決する必要がありますが、これは栄養管理とまったく同様ですね。

> **知っておきたい**
> **ベッドサイド嚥下評価**
> 3ml水飲みテスト、反復唾液嚥下テスト、頸部聴診、フードテスト、簡易嚥下誘発テストなどがある。

多職種で栄養管理をする時代に

　入院高齢者の栄養管理には多くのパラダイムシフトが起きつつある。これまでの医療は比較的若年の患者が対象であり、疾患中心の医療対応であまり問題はなかった。しかし、現在の本邦の入院患者の多くは高齢者にシフトしている。高齢者は多病であり、低栄養だけでなくサルコペニアやフレイル、認知機能低下などの複数の問題を抱えている。疾患中心の医療（疾患モデル）から、高齢者中心の医療（高齢者モデル）へシフトする必要がある。高齢者モデルでは多職種チーム医療が推奨されている。栄養管理も同様である。

1．栄養サポートチームは病院の大黒柱

　栄養サポートチーム（Nutritional Support Team: NST）**とは、多職種で患者に適切な栄養管理を行うチームのことで**ある。厚生労働省によると、チーム医療とは「専門職種の積極的な活用と協働によって医療の質を高め、効率的な医療を

提供すること」とある。ほとんどの医師にとって栄養管理はあまり得意分野ではない。そのため、栄養、看護、リハ、歯科、検査、薬剤などの各分野のプロ集団がともに栄養管理を行うことで栄養管理の質を上げうるだけでなく、医療の質を上げ、医師の負担を軽減することにもつながる。**NSTがしっかり機能することで、カテーテル敗血症やMRSA感染症の発生率の改善、平均在院日数の短縮、合併症の減少、静脈栄養から経腸栄養への推進、経静脈ルートの統一による経費削減などの成果が報告**されている[25, 26]。NSTが行う基本的な栄養管理の流れを図6に示す。栄養スクリーニング、栄養アセスメント（評価）、ゴール設定・計画、栄養介入、モニタリング・評価をPDCAサイクルとして繰り返す。

　NSTは職種の壁を越えたチーム医療であり、多職種のメンバーで組織される。主な職種は図7のとおりである。NSTはある程度の規模以上の病院ではほぼ設置されている。また一定の条件を満たすことで診療報酬上の加算（点数）が認められている。栄養管理は医療の基本であり、**NSTは言わば病院の大黒柱**なのである。

2．NSTの一歩先へ：リハビリテーション栄養

　NSTの質をさらにあげるためにはリハ栄養の考え方が有効である。リハは超急性期から回復期、維持期、在宅、緩和ケアのあらゆるステージで必須である。さらに低栄養やサルコペニア、フレイルの改善のためには栄養療法とリハを同時に行うこと、すなわちリハ栄養が重要と考えられている。

Chapter.2

図6 栄養サポートチーム（NST）の栄養管理の流れ

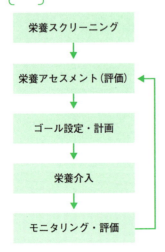

図7 栄養サポートチーム（NST）の構成職種

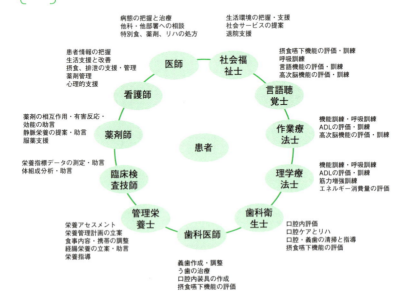

患者さんを総括します。

　患者は脳梗塞で入院した高齢者です。以前より低体重があり、最近も体重減少を認めます。この時点で重度の低栄養があると診断すべきです。さらに併存疾患として二型糖尿病とCKDがあります。血糖コントロールとして食事制限（エネルギー制限）、CKDの増悪防止としてたんぱく質制限を長期にわたり頑張られた（強いられた？）可能性があります。**医師**は脳卒中治療やリハビリテーション処方と同時に併存疾患のマネジメントを行います。**管理栄養士**は栄養メニューを再考します。高齢者の厳格な食事制限は体重減少やサルコペニアの原因となりえます。**看護師**による食事の摂食状況や消化器症状の有無、排泄の情報は有用です。活動性を観察して、臥床傾向でないかも注意します。早期に**理学療法士**や**作業療法士**が評価を行い、遅滞なくリハを開始します。**歯科衛生士**による摂食嚥下障害や口腔衛生状態のチェックは必須です。義歯はありますか。歯科治療が必要であれば**歯科医師**の出番です。**言語聴覚士**の詳細な嚥下評価と嚥下訓練は入院直後から始まります。不要な禁食は避けるべきです。不適切な薬剤や多剤内服はないでしょうか。**薬剤師**の腕の見せどころです。異常値を示す採血データはないか、**臨床検査技師**が目を光らせます。**医療社会福祉士**は低栄養の原因となる生活環境に注意します。

　こう考えると、やはり栄養管理は医師だけは手に負えません。各領域のプロがチームで栄養管理を行うことがいかに重要かわかりますね。低栄養は入院高齢者の予後を悪化させます。入院中に多職種で行う栄養療法は医療の土台であるべきなのです。

【引用文献】

[1] Butterworth Jr CE. The skeleton in the hospital closet. 1974. Nutr Hosp 2005;20:302e7
　◉ 入院高齢者の低栄養の問題（病院のガイコツ）を1974年に世界に発信した重要論文

[2] Bistrian BR, et al. Prevalence of malnutrition in general medical patients. JAMA 1976;235（15）:1567-1570.
　◉ 一般患者の低栄養の頻度を示したエビデンス

[3] Bistrian BR, Blackburn GL, Hallowell E, Heddle R. Protein status of general surgical patients. J Am Med Assoc 1974;235:858e60.
　◉ 外科患者の蛋白質摂取不足を示したエビデンス

[4] Laviano A, et al. The skeleton in the hospital closet 20 years later: malnutrition in patients with GI disease, cancer and AIDS. Nutrition 1994;10(6):569-571.
　◉ [2]の病院のガイコツ（1974年）から20年後も依然として入院患者の低栄養の問題が深刻であることを示したエビデンス

[5] White JV, et al. Consensus statement of the Academy of Nutrition and Dietetics/American Society for Parenteral and Enteral Nutrition: characteristics recommended for the identification and documentation of adult malnutrition (undernutrition). J Acad Nutr Diet 2012;112（5）:730-738.
　◉ ANDとASPENによる高齢者の低栄養に関するコンセンサス共同声明

[6] Cederholm T, et al. GLIM criteria for the diagnosis of malnutrition - A consensus report from the global clinical nutrition community. Clin Nutr 2019; 38(1): 1-9.
　◉ 2018年に公開された高齢者の低栄養の国際基準であるGLIM基準

[7] Correia MI, et al. The impact of malnutrition on morbidity, mortality, length of hospital stay and costs evaluated through a multivariant model analysis. Clin Nutr 2003;22（3）:235-239.

[8] Waitzberg DL, et al. Desnutricion hospitalaria (hospital hyponutrition). Nutr Hosp 2011;26（2）:254-64.

[9] Lim SL, et al. Malnutrition and its impact on cost of hospitalization, length of stay, readmission and 3-year mortality.Clin Nutr 2012;31（3）:345-350.

[10] Brito PA, et al. Prevalence of pressure ulcers in hospitals in Brazil and association with nutritional status- A multicenter, crosssectional study.

Nutrition 2013;29（4）:646-649.
[11] L € oser Chr. Mangelern € ahrung im Krankenhaus e Pr € avalenz, klinische Folgen, Budgetrelevanz. Dtsch Med Wschr 2001;126:729-734.
[12] L € oser C. Malnutrition in hospital: the clinical and economic implications. Dtsch Arztebl Int 2010;107（51-52）:911-917.
　● [7]-[12] 疾患ごとの低栄養の頻度と臨床的合併症についてのエビデンス
[13] nutritionDay worldwide http://www.nutritionday.org/（アクセス日：2017年2月28日）世界共通の栄養調査 nutritionDay
[14] de Ulíbarri Pérez JI. Clinical undernutrition in 2014; pathogenesis, early diagnosis and consequences; undernutrition and trophopathy. Nutr Hosp 2014;29（4）:785-796.
[15] Ignacio de Ulíbarri J, et al. CONUT: a tool for controlling nutritional status. First validation in a hospital population. Nutr Hosp 2005;20（1）:38-45.
[16] Middleton MH, et al. Prevalence of malnutrition and 12-month incidence of mortality in two Sydney teaching hospitals. Intern Med J 2001;31（8）:455-461.
[17] Lobo Tamer G, et al. Hospital malnutrition: relation between the hospital length of stay and the rate of early readmissions. Med Clin（Barc）2009;132（10）:377-384.
　● [14]-[17] 低栄養の合併症のエビデンス
[18] Cederholm T, et al. Diagnostic criteria for malnutrition - An ESPEN Consensus Statement. Clin Nutr 2015;34（3）:335-340.
　● ESPENによる低栄養の診断基準
[19] Sanz-París A, et al. Application of the new ESPEN definition of malnutrition in geriatric diabetic patients during hospitalization: A multicentric study. Clin Nutr 2016 Dec;35（6）:1564-1567.
　● 高齢の糖尿病入院患者の低栄養を示したエビデンス
[20] 日本腎臓学会 編．エビデンスに基づくCKD診療ガイドライン2018．日腎会誌 2018;60（8）.
　● 本邦におけるCKD診療ガイドライン
[21] Romero-Corral A, et al. Association of bodyweight with total mortality and with cardiovascular events in coronary artery disease: a systematic review of cohort studies. Lancet 2006 19;368（9536）:666-678.
　● 虚血性心疾患の体重と死亡や合併症の関連を示した系統的レビュー
[22] 高齢者糖尿病の治療向上のための日本糖尿病学会と日本老年医学会の合同委

員会．高齢者糖尿病の血糖コントロール目標 2016.
　● 高齢者糖尿病の血糖管理目標のコンセンサス
[23] 加藤明彦．サルコペニア・フレイルを合併した高齢者 CKD に対するたんぱく質制限の考え方．臨栄 2018;133（5):10.
　● サルコペニアやフレイルの CKD 高齢者における蛋白質投与量の問題提起
[24] 日本リハビリテーション栄養学会ホームページ（https://sites.google.com/site/jsrhnt/home）
　● リハ栄養の情報集積サイト
[25] 東口高志．NST が病院を変えた！：医学芸術社；2003.
　● 本邦における NST の立ち上げからエビデンスを示した重要文献
[26] 東口高志．栄養サポートチーム加算の新設に際して― NST における病態別栄養管理の勧め―．Nutr Support J　2011；11（1):9-12.
　● 栄養サポートチーム（NST）加算とその根拠

Case 2 大腿骨近位部骨折の術後でサルコペニアの70歳代後半女性

【ポイント】
- 転倒を主要因とする大腿骨近位部骨折患者にはサルコペニア、低栄養が好発する
- タイムリーな栄養評価に基づいた適切なリハ介入（＝リハ栄養）が重要
- リハスタッフは「運動×栄養」の視点からサルコペニアへの対策を講じる
- 転倒の原因となるフレイルの存在を見逃さない

長野

吉村

長野　先生、おはようございます。今日は患者さんのことで相談があってきました。

吉村　おはようございます。深刻な面持ちですね。どういった相談でしょうか。

長野　はい、Mさんという患者さんについてです。自宅で転倒され大腿骨近位部骨折の診断で当院に搬送されました。当院で7日前に骨接合術を施行され、術後の経過も良好で現在は回復期病棟へ転入されています。

吉村　Mさんですね。術後翌日よりリハも開始しているようですが、表情も暗く、とてもツラそうに臥床されていますね。

長野　そうなんです。とにかく筋力が低くて疲れやすく、あまりリハも進んでいません。精神的な落ち込みも

> 知っておきたい（！）
> **骨接合術**
> 大腿骨近位部骨折の治療法の一つである。手術により骨折部を金属板やネジ（骨接合材）などで固定する。

Chapter.2

顕著で、「きっとこのまま歩けなくなるんだろうな、リハも疲れるし、このままゆっくり寝ていたいわ」といった悲観的な発言も多く聞かれています。

吉村　リハも始まったばかりではありますが心配ですね。その患者さんはサルコペニアであることが疑われますね。まずは受傷機転から教えてください。

長野　Mさんは3年前の熊本地震にて自宅が全壊となり、みなし仮設住宅への転居を余儀なくされました。一緒に暮らしていた夫は地震後すぐに病気で他界され、独居生活が続いていました。

吉村　熊本地震は各地で甚大な被害をもたらしましたね。発災から3年が経ちましたが、未だに仮設住宅での生活を余儀なくされている方が多いようです。

長野　そうなんです。Mさんは仕事もすでに退職されており、住み慣れない土地での生活、そして独居生活によりどんどん社会的にも孤立していきました。近所に家族や友人が住んでいなかったことから次第に閉じこもりの生活が続き、外出は減り、食事の摂取量も減少した中、自宅にて小さい段差につまずいて転倒され、今回の骨折に至ってしまったんです。

吉村　どうやらMさんの転倒の原因には、フレイル（Chapter1 p.43参照）の存在がありそうですね。回復期病棟では大腿骨近位部骨折の患者さんをよく見かけますが、その原因にはサルコペニアと低栄養、そしてフレイルが多くあります。まずはサルコペニアや低栄養が骨折の引き金となってしまう、その原因について考えていきましょう。

知っておきたい (!)
仮設住宅
仮設住宅とは自然災害によって住宅が被害を受け、自力での住居の確保が困難な被災者に対して、行政が建設し一時的に供与する簡単な住宅である。みなし仮設住宅とは、地方公共団体が民間賃貸住宅を借り上げて供与した仮設住宅を指す。

用語
フレイル
加齢に伴う心身の衰えた状態を英語ではfrailtyと表現され、「虚弱」や「老衰」といった語訳が充てられてきた。2014年5月に日本老年医学会により、日本語版として「フレイル」という表現が提唱された。

大腿骨近位部骨折の現状

　回復期リハ病棟では大腿骨近位部骨折の患者が多く存在する。大腿骨近位部骨折の罹患患者は年々増加傾向にあり、2000年の160万人から2050年には630万人に上昇すると推察されている[1]。本邦における1万人当たりの大腿骨骨折の発生率は、40歳代（男性1.09人・女性0.73人）以降増加し、70歳以上（70歳代：同16.88人・36.71人、80歳代：同60.81人・151.03人、90歳代：同159.46人・323.25人）の高齢者ではさらに増加し、大腿骨近位部骨折は他の骨粗鬆症骨折と比較して医療費と死亡率が高いとされている[2]。**骨折により生じる障害は身体機能の低下だけではなく、認知面や精神面にも悪影響を与える**。受傷後、認知機能低下やうつを認めることがあり、それはQOL低下の原因となることが報告されている[3]。高齢者の骨折を考えるうえで、特に重要となる問題に**骨粗鬆症**がある。大腿骨近位部骨折は椎体骨折とともに典型的な骨粗鬆症骨折である。本邦における骨粗鬆症患者は1,280万人と推定される[4]。**転倒、骨折は要支援・介護の大きな要因**であり、平成22年（2010年）国民生活基礎調査の概況によると、要支援で12.7％、要介護で9.3％を占めている。大腿骨近位部骨折の受傷原因について、日本整形外科学会の35歳以上を対象とした調査報告では、**立った高さからの転倒が74.0％**、交通事故が9.9％、階段での転落が8.0％、寝ていてが2.2％、記憶なしが1.5％、不明が4.4％とされる[5]。**骨折の主な原因である転倒。この問題の根底にあるものは高齢者に多く見られるサルコペニアや低栄養である**。

大腿骨近位部骨折になぜサルコペニア、低栄養が多いのか

　回復期病棟の大腿骨近位部骨折患者において、サルコペニ

用語

QOL
生活の質、生命の質
（Quality of life）

知っておきたい

サルコペニア
アジアにおけるサルコペニア診断では、AWGS（Asian Working Group for Sarcopenia）が2014年に提唱した下記の基準値が用いられることが多い。
[歩行速度]
0.8m/秒未満
[握力]
男性26kg未満、女性18kg未満
[骨格筋指数（四肢骨格筋量/身長²）]
DXA：男性7.0kg/m² 未満、女性5.4kg/m² 未満
BIA：男性7.0kg/m² 未満、女性5.7kg/m² 未満
　握力または歩行速度低下かつ骨格筋量減少によりサルコペニアと診断される。
※ DXA：二重X線エネルギー吸収法
　BIA：生体インピーダンス解析法

Chapter.2

ア は 28 〜 69 %、低栄養は 14 〜 65 %と高率に認める[6]。熊リハの回復期病棟においても、高齢者の 61.2 %でサルコペニアを認め、37.4 %で低栄養を認めた[7]。回復期病棟はまさにサルコペニアと低栄養の好発地帯である。サルコペニアとは、骨格筋量の減少を示す用語として、1989 年に Rosenberg によって提唱された造語である[8]。

　主たる症状は**骨格筋量低下**であるが、近年では**筋力低下**も同時に認める場合にサルコペニアと定義されるようになった[9, 10]（Chapter1 p.22 参照）。本邦における大腿骨近位部骨折の受傷直後の 357 人を対象とした研究では、男性の 81.1 %および女性の 44.7 %にサルコペニアを認め、サルコペニアは大腿骨近位部骨折の頻度と独立して関連していた[11]。サルコペニアは大腿骨近位部骨折の受傷にも関連するリスク因子であるとともに、機能回復を遅らせるリスクでもある[12]。つまりサルコペニアは大腿骨近位部骨折の受傷要因となるだけでなく、リハ帰結にも負の影響をもたらす病態である。

　大腿骨近位部骨折では低栄養が好発する。その原因として、**低活動、侵襲、摂取エネルギー不足、嚥下障害**などが挙げられる。大腿骨近位部骨折の受傷者の多くは高齢で、**受傷前より活動量が低下**している場合が多い。また、受傷後はより活動量が低下することが懸念される。大腿骨近位部骨折では低栄養の割合が高く、サルコペニアの原因となる[13]。また、大腿骨近位部骨折は**手術療法**の適応となることが多い疾患であり、**術後炎症**による**代謝亢進**が生じる可能性が高い[14]。大腿骨近位部骨折の患者では、摂取エネルギー量の減少と炎症状態、それに伴うエネルギー必要量の増加により体重減少、筋肉・脂肪量の減少をもたらし、この**過異化状態**は骨折後 4 ヶ月まで続く可能性があることが示されてい

る[15-17]。また、大腿骨近位部骨折術後患者の34％に摂食嚥下障害を認めるとされており[18]、骨折前からの摂食嚥下障害、骨折と手術による侵襲、周術期の禁食、栄養障害などによって、術後にサルコペニアの摂食嚥下障害を認めることが少なくない[19]。ゆえに、すべての大腿骨近位部骨折の患者に摂食嚥下障害の評価が必要である。様々な低栄養の要因は、同時にサルコペニアの要因にもなりうる。サルコペニア、低栄養はともに大腿骨近位部骨折患者のリハ帰結に悪影響をおよぼす可能性があり、早期からの診断と適切な対処が必要である。

症例【術後7日目評価】

79歳　女性
主病名：右大腿骨転子部骨折（骨接合術後）

現病歴
病前は独歩でADLは自立していた。地震による転居、夫の他界などがあり閉じこもりの生活が続く中、自宅内にて段差につまずき受傷。大腿骨近位部骨折の診断で当院へ入院、骨接合術（γ-nail）が施行された。術後経過は良好で、翌日よりリハ開始となった。

併存疾患
①骨粗鬆症 ②サルコペニア

入院時所見
身長156cm、体重38kg、BMI 16.0kg/m^2、MNA-SF 4点（低栄養）
体温：37.0℃

血液検査所見
Alb 2.4g/dl、CRP 6.2mg/dl、Hb 8.7g/dl

Chapter.2

用語
ROM
関節可動域（Range of motion）

用語
MMT
徒手筋力検査法（Manual Muscle Test）

用語
骨格筋指数（SMI）
(Skeletal Muscle Mass Index)
SMI ＝四肢骨格筋量（kg）/ 身長（m）^{2}

用語
HDS-R
改訂長谷川式簡易知能評価スケール（Hasegawa dementia rating scale-revised）

身体機能
ROM 右股関節 制限あり /MMT 右下肢 3 左下肢・体幹 4 －、握力 右 15kg 左 15kg/ 下腿周囲長 右 24.0cm 左 25.0cm/ 骨格筋指数（SMI） 5.0kg/m^2、

基本動作・ADL：
起居・起立・移乗 見守り / 食事・整容・排尿・排便 修正自立 / 清拭・更衣 軽介助 / 歩行：平行棒 2 往復 見守り（歩行後 疲労感あり：Borg スケール 13）
認知面：
HDS-R30 点（認知症なし）/ 嚥下機能：問題なし
BEE：937kcal/ 必要エネルギー：1,124kcal（ストレス係数：1.2、活動係数：1.0）
摂取エネルギー量：1,200kcal（たんぱく質 40g）

吉村　筋肉量、筋力ともに低いですね。Mさんは典型的なサルコペニアであると診断されます。さらに低体重、低栄養状態でもあります。

長野　そうですね、Mさんをはじめ、サルコペニアや栄養状態の不良な患者さんはリハ時も疲労感が強く、あまり元気がない患者さんが多い印象です。

吉村　Mさんのように、サルコペニアや低栄養を有している周術期の患者さんには、特にリハスタッフには注意して運動負荷量を検討してほしいと思います。当院の回復期病棟では他院での術後 2 ～ 3 週経過した後に転院して来られる人が多いので、Mさんのように周術期より携わるケースは回復期病棟としては

割と珍しいですね。急性期にあたる今の時期には、特に栄養状態をしっかり評価したうえでの適切な介入が求められます。

長野　栄養状態を評価したうえでのリハ介入、まさにリハ栄養ですね。

吉村　そうです。では長野くん、実際にMさんの急性期のリハ栄養を行っていくうえでの注意点を説明してください。

長野　はい。Mさんは術創部の疼痛や炎症症状が強く、CRPも高い値を示しています。こういった異化期にあたる患者さんへのリハでは、過負荷な運動は禁忌です。

吉村　そうですね。異化期では肝臓内のグリコーゲンが枯渇すると、筋肉内などの蛋白質や脂肪がエネルギーとして使用されます。異化が亢進した状態で過負荷なレジスタンストレーニングなどを実施した場合、筋肉内の蛋白質は分解が促進され、余計に筋肉量の減少をきたしてしまうため注意が必要です。

長野　気をつけます。周術期に具体的にどの程度の運動負荷量が適切か、といったコンセンサスは現状ほとんど示されていませんが、患者さん本人による運動時の疲労感、<u>自覚的運動強度（RPE）</u>を一つの目安にしています。Borgスケール11〜13（楽である〜ややキツイ）で行える運動を中心に、無理のない範囲でリハを実施していきます。

吉村　体力のない患者さんは一度に多くの運動を行うととても疲労感が強くなってしまい、リハ自体が嫌になってしまうケースもあります。ゆっくり進めていきましょう。

用語

自覚的運動強度（RPE）
(Rate of Perceived Exertion)
運動時の主観的負担度を数字で表したもので、Borgスケールが代表的である。Borgスケールは、数字を10倍するとほぼ心拍数になるように工夫されているが、年齢などで微妙に差異が生じる事があり注意が必要である。

[Borgスケール]
20
19 very, very hard
　（非常にきつい）
18
17 very hard
　（かなりきつい）
16
15 hard（きつい）
14
13 somewhat hard
　（ややきつい）
12
11 fairly light
　（楽である）
10
9 very light
　（かなり楽である）
8
7 very, very light
　（非常に楽である）
6

長野　はい。ベッド上で休んでいる時間にも自身でできる運動についても指導し、無理のない範囲で運動量も確保していただいて廃用症候群の予防に努めようと思います。

吉村　そうですね、栄養状態を考慮しないリハは、逆に患者さんの状態を悪化させてしまいます。ただ過度な安静はよくありません。廃用症候群を進行させるだけでなくサルコペニアや低栄養をより悪化させてしまう可能性があります。患者さんの体力や疲労感に応じつつ、なるべく離床は促してください。

長野　はい。Ｍさんの悩みなどもしっかり傾聴しながら、精神面でのフォローと並行して離床を促していきたいと思います。

吉村　特に急性期には患者さんの全身状態の管理が優先されます。バイタルなどしっかり確認しつつ、医師や看護師と密に連携をとりながらリハも進めてください。栄養面でのリハスタッフから管理栄養士への情報提供も重要です。食思が問題なければ食事摂取量も増やしていきましょう。たんぱく質の量も強化したいですね。

長野　わかりました。Ｍさんの状態に合わせてゆっくり進めていきます。幸い食欲は問題なく3食の食事は提供された量をしっかり摂られています。運動量の増加に応じて摂取エネルギー・たんぱく質の量も増やしてもらえないか、栄養科にも適宜お話ししますね。また経過を見て相談させてください。

吉村　もちろんです。Ｍさんのようにサルコペニア、低栄養の患者さんに周術期からリハを行っていく際には、病期に応じたタイムリーな栄養評価が重要で

す。患者さんの栄養状態は継時的に変化していくため、状態に応じた適切なリハ栄養の介入がその都度求められます。いつでも相談しに来てください。

大腿骨近位部骨折の患者にリハ栄養が必要な理由

　大腿骨近位部骨折の患者のリハを進めていくうえで、機能訓練だけでは決して十分であるとは言えない。大腿骨近位部骨折を受傷する患者の多くは高齢者であり、サルコペニア、低栄養に加えて**ロコモティブシンドローム（運動器症候群）、骨粗鬆症**も多くみられる[20]。そして**摂取エネルギー・たんぱく質**が不足している場合も多く、重大な問題である。

1．ロコモティブシンドロームとの関連

　ロコモティブシンドローム（ロコモ）とは、身体を支える骨や関節が滑らかに動くための軟骨、その動力源としての筋力が量的にも質的にも減少している状態である[21]。**ロコモはサルコペニアと関連の深い疾患の一つであり、運動器の障害のために移動能力が低下した状態**[22]であり、進行すると日常生活が制限され、さらに悪化すると支援や介護が必要になる可能性が高くなる[23]。運動器の機能低下は、筋力低下をはじめ、持久力低下、反応時間の延長、運動速度の低下、巧緻性の低下、深部感覚の低下、そしてバランス能力低下などをきたす。それに伴い活動性が低下し「**閉じこもり**」などで運動不足になると、さらに筋力やバランス能力などの運動機能が低下し、容易に転倒しやすくなるという悪循環に陥る[24]。**転倒の危険因子としては、筋力低下、転倒歴、歩行能力、バランス能力低下が強く関連し、他に視力障害、関節炎、ADL障害、認知機能低下、年齢も関連する**[25]。これらの因子はロコモとの関連が深く、大腿骨近位部骨折にいたる

引き金となっている場合も少なくない。

2．骨粗鬆症との関連

　骨粗鬆症が骨折における重要な危険因子であることは広く知られている。骨粗鬆症による骨折は、骨量の減少や骨質の劣化により骨強度が低下し、わずかな外力で生じる骨折（いわゆる**脆弱性骨折**）のリスクが高まる。骨粗鬆症による骨折は椎体、大腿骨近位部、橈骨遠位端、上腕骨近位部、肋骨などの部位で生じやすく、特に大腿骨近位部骨折は直接的にADLの低下や寝たきりに結び付き、生命予後を悪化させる[26]。たんぱく質やカルシウム、ビタミンDの摂取不足は骨の脆弱性とも関連するため、大腿骨近位部骨折の患者では受傷前から不足している可能性がある。低体重は大腿骨近位部骨折のリスク因子であり、エネルギー摂取不足が受傷前から起きていた可能性がある[13]。また、骨粗鬆症の予防・対策として、骨密度の維持・増加を目的として運動の重要性が注目されている。活発な身体活動、ADLは、大腿骨近位部骨折を含め骨粗鬆症骨折を予防する効果があり、骨折リスクを20〜40％、最大で50％抑制する効果が認められたと報告されている[27, 28]。また、アジア太平洋のフレイル管理の診療ガイドラインではビタミンD欠乏を呈したフレイル高齢者にビタミンDを提供することが条件付きで推奨されている[29]。骨格筋にはビタミンD受容体が存在し、ビタミンが結合すると、筋蛋白質の合成とカルシウム取り込みが促進される[30]。ビタミンD欠乏は身体機能低下やフレイル発症、転倒、死亡リスクとの関連が指摘されている[31, 32]。いくつかの介入研究では、ビタミンD欠乏を呈する高齢者に対するビタミンDの提供が転倒や骨折、死亡のリスクを軽減することが示されている[33]。一方、ビタミンDとカルシウムの併

知っておきたい

骨粗鬆症

骨粗鬆症の診断は、若年成人（20〜44歳）の骨量の平均（young adult mean：YAM）の値との比較によって行われる。骨量がYAM値の70％未満であれば骨粗鬆症、70〜80％であれば骨量減少と判断される。骨粗鬆症検診率が低い地域ほど骨折を起こしやすく、介護が必要になる傾向が示された。

用では大腿骨近位部骨折などの骨折が減少する可能性があるが、ビタミンD単独による骨折予防効果はない[34]とする報告もある。**高齢者が多く、サルコペニアや低栄養に加え、ロコモや骨粗鬆症をベースにもつことが多い大腿骨近位部骨折の患者に対しては機能的訓練のみの介入では不十分である。**

3．摂取エネルギー・たんぱく質との関連

　高齢者が多い大腿骨近位部骨折患者では、受傷前より低栄養や摂食嚥下障害をきたしている場合が多い。**高齢の大腿骨近位部骨折では摂取エネルギー量は必要/推奨とされるエネルギー量より不足しており、骨折のない患者と比較してカロリーおよびたんぱく質の摂取量が有意に低いことが報告されている**[35-38]。大腿骨近位部骨折の患者では、MNAは退院時機能の独立した予測因子であり[39]、低栄養の患者では術後にせん妄[40]、敗血症[41]、褥瘡[42]などの術後合併症の発症率が高い。「**大腿骨頸部／転子部骨折診療ガイドライン 改定第2版**」では、栄養介入により大腿骨近位部骨折患者の死亡率の低下、血中蛋白質量の回復、リハビリテーション期間の短縮が期待できる（Grade B）としている[43]。介入研究では、静脈栄養とその後の経口補助食品による栄養介入で合併症が減少することが示されている[44]。前向きコホートの先行研究によると、多職種による術後の栄養ケアの介入により、低栄養が減少しQOLが改善する[45]。また管理栄養士における厳格なエネルギー管理を栄養ケアの介入としたランダム化介入研究では、栄養ケアの介入により、術後の合併症が減少した[46]との報告もある。大腿骨近位部骨折の患者では栄養状態の改善は機能回復と関連しており、**低栄養の予防と早期の栄養療法の介入**によってよりよい回復が望める[47]。サルコペニア、低栄養が好発する大腿骨近位部骨折患者で

用語

MNA
簡易栄養状態評価表（Mini Nutritional Assessment-Short Form：MNA-SF）栄養状態のスクリーニングとして一般的に用いられる評価法で、12-14点で栄養状態良好、8-11点で低栄養のおそれあり（At risk）、0-7点で低栄養と診断される。

は、積極的にリハ栄養を実践していくべきである。

症例 【術後 1 ヶ月 評価】
（※ [ ]：術後 7 日目 評価値）

入院時所見
体重 40kg [38]、BMI 16.4kg/m² [16.0]、MNA-SF 5 点（低栄養）[4]

血液検査所見
Alb 2.6g/dl [2.4]、CRP 0.9mg/dl [6.2]、Hb 9.3g/dl [8.7]、
体温：36.2℃ [37.0]

身体機能
ROM 右股関節 制限あり / MMT 右下肢 3 ＋ [3] 左下肢・体幹 4 [4 －] / 握力 右 17kg [15] 左 17kg [15] / 下腿周囲長 右 24.5cm [24] 左 25.5cm [25] / 骨格筋指数（SMI）5.2kg/m² [5.0]
ADL：歩行器歩行にて病棟内 ADL 自立 / 杖歩行 見守り
BEE：956kcal、必要エネルギー：1,147kcal（ストレス係数：1.0、活動係数：1.2）
摂取エネルギー量：1,400kcal [1,200]（たんぱく質 52g [40]）

長野　先生、お疲れさまです！

吉村　お疲れさまです。長野くん、今日はえらくご機嫌ですね。

長野　はい、以前相談させてもらったMさんですが、だいぶ元気になってきたんですよ。

吉村　あ、ほんとですね！　以前と全然違います、とてもよかったです。歩行器でしっかり病棟内も移動できてるみたいですね。笑顔も多く見られてます、そして長野くんも！

長野　そうですね〜、やっぱり患者さんが笑顔になると僕らも自然と笑顔になりますよね。患者さんの喜びは、僕らの喜びです！

吉村　…なんか、好感度とりにいってません？

長野　そんなことありませんよ！　でもMさんが元気になってきて本当によかったです。悲観的な発言も聞かれなくなりました。杖での歩行も上達してまして、近々自立へ移行する予定です。

吉村　順調ですね。前回、相談を受けた後はどのようにリハを進めていったのですか。

長野　はい、自主訓練も並行しながら過負荷にならないようにゆっくりリハを進めていきました。運動量の増加に伴って食事の量も増やしてもらえるように栄養科にも相談しまして、たんぱく質も強化してもらっています。しっかり食べるようになって、Mさんもだいぶ元気になってきたようで、リハにも意欲的に取り組まれるようになりました。回復期病棟で行っ

ている「**集団起立運動**」にも参加してもらってます。

吉村　お！　熊リハ名物の「**集団起立運動**」ですね。いつも病棟中に、みなさんの元気な声が響いてますよ。あの声を聞くと元気になりますね。

集団起立運動

　熊リハの回復期病棟では、患者の筋力増強やバランス強化、全身耐久性、ADL向上を目的に2010年より個別での起立運動を開始した。しかし個別対応での実施回数の充実には限界があったため、2013年より集団活動として起立運動を開始した（図1）。平日の午前（11時半）と午後（15時半）の2回、それぞれ約20分間が「**集団起立運動**」の時間として病棟のタイムスケジュールに割り当てられ、回復期病棟に入院しているほとんどの患者が参加している。実際の動作は、座椅子や車椅子などに軽く腰掛けて、**4秒間で起立し、4秒間で着座を行う**。8秒間のこの動作をなるべく大きな声を出して全員でカウントしながら行い、2秒間の休憩を挟んだ後、一連の動作を反復する。この集団起立運動は**午前と午**

> **知っておきたい**
> **ADL向上**
> 熊リハの回復期病棟に入院した脳卒中患者300名を解析対象として、起立運動によるADL改善効果について示した原著論文を発表した。解析結果の一部をcase5(p.191)にて紹介する。
> （長野文彦, 他. 起立着席運動は脳卒中の回復期患者の機能的予後を改善する. 日本サルコペニアフレイル学会誌. 2019;3(1):92-98.）

[図1] **集団起立運動**

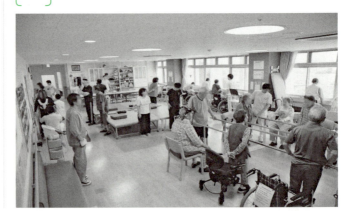

後にそれぞれ120回を目標に連日行っており、必要な患者には個別リハや自主トレーニングに追加して行っている。運動の開始前には日付の確認や時事ニュースの紹介、病棟生活で転倒を起こさないための注意点の説明など様々な話題も提供しており、認知機能の改善効果についても期待できる。2012年の全患者の平均起立運動回数は80回/日（入院中1日あたりの実施回数）であったが、**集団起立運動を開始した2013年には108回/日へと向上した。**この回復期病棟における集団起立運動は、**身体活動量の確保**、そして**精神賦活**という観点からも有益な取り組みであると考える。

長野　運動は一人で行うと苦痛だったりしますけど、みんなでやると意外と苦にならないから不思議ですよね。私たちはこの集団起立運動を、一つの社会参加の場と捉えて行っています。しっかり筋力をつけてもらってADL向上につなげていくこともちろんですが、起立運動のよいところは集団で行いやすいという点にあると思います。

吉村　起立運動は手すりやテーブルなどを使用することで自主訓練としても取り組みやすい運動です。安全ですし運動自体もシンプル。集団活動に最適ですね。

長野　はい。精神的に暗くなりがちな病院で、少しでも明るくリハビリに取り組める場になるようスタッフ一丸となってこの取り組みを続けています。特に回復期病棟は自分で動けない患者さんが多く、活動量の低下を招きやすい場所です。入院中からみんなで

しっかり運動して活動量を増やしてもらうとともに、他者との交流の場にしていって欲しいと願っています。

吉村　病院も一つのコミュニティですから、患者さん同士の触れ合いの場があるというのはとてもよいことだと思います。サルコペニアや低栄養の患者さんには特におすすめです。疲れやすく身体活動量が低下している人が多いので、自分のペースで楽しく運動に取り組むことができます。多くの患者さんが同じ空間で、同時に同じ運動を行うことで仲間意識やライバル意識をもたらし、意欲向上や閉じこもり防止にもつなげられますね。

長野　先生、Mさんを見てください。あそこですごく楽しそうに他の患者さんとお話しされてますでしょ？　あの患者さんとは集団起立運動で仲良くなったみたいなんですよ。

吉村　ほぉ〜、集団起立運動でお友達までできたわけですか！　それは収穫でしたね。

長野　しかもあの患者さん、たまたまMさんの住んでる仮設住宅の近くに住まれているみたいです。退院したら一緒にお茶しに行こうってこの前楽しそうにお話しされてましたよ。友達ができてから、Mさんの笑顔がとても増えた気がしますね。

吉村　素晴しいですね、筋肉量も筋力も徐々に増えてきているようです。結果が出始めていますね。この調子でMさんにはサルコペニアからも脱却してもらえるよう引き続き頑張っていただきたいですね。さて、ここでいろいろヒントが出ました。これから退院までの約1ヶ月、しっかり考えていかないといけな

いテーマがありますね。なんでしょう？
長野　わわわ、ここでクイズですか？　唐突ですね…、えぇ…っと、ですねぇ…
吉村　はい、時間切れです。それは、「フレイル」ですね。
長野　…ですよね。ちょうど、いま言おうとしたところでした。
吉村　…負けず嫌いですね。

転倒の原因となるフレイルの存在

　フレイルは、身体的問題（**身体的フレイル**）、精神心理・認知的問題（**精神・心理的フレイル**）、社会的問題（**社会的フレイル**）の3領域から構成され（図2）、それらが相互に影響し合い健康に負の影響を与える。フレイルの定義に関して画一したコンセンサスは得られていないが、現時点ではFriedら[48]の**5項目（体重減少、筋力低下、歩行速度の減退、疲労感あるいは主観的活力低下、活動量の減少）**を用いるのが主流ではないかと思われる。Gobbens[49]らの研究では、オランダのティルブルフ大学で考案されたフレイルインデックス（身体的フレイル、精神・心理的フレイル、社会的フレイルの3領域から構成）を用いているが、身体的フレイルのうち4項目はFriedらの定義に一致している。**サルコペニアと低栄養はいずれもフレイルの主要因であり（図3）、リハの帰結や身体機能と負の関連がある**[50,51]。高齢者が退院後も再び転倒・骨折を繰り返すことなく自立した生活が送れるようにするためには、入院中にしっかりとサルコペニアと低栄養への対策を講じることが肝要である。**サルコペニアの予防・改善には筋力トレーニングが最も有効な手段であり、高齢になっても筋力トレーニングを実施することによって、筋力増強や筋肥大が可能であることがエビデンスとして**

知っておきたい

身体的フレイル
Cardiovascular Health Study（CHS）基準がその代表的な評価法として位置付けられている。日本でも診療や研究に用いる事を意図して、日本版CHS基準（J-CHS基準）が広く使用されている。下記5項目の内、3つ以上該当でフレイル、1-2つ該当でプレフレイルとされている。

[J-CHS基準]
（体重減少）6ヶ月で、2-3kg以上の体重減少
（筋力低下）握力：男性26kg未満、女性18kg未満
（歩行速度の低下）通常歩行速度1.0m/秒未満
（疲労感）ここ2週間、わけもなく疲れたような感じがする
（身体活動）①軽い運動・体操をしていますか？、②定期的な運動・スポーツをしていますか？上記2つのいずれも「週に1回もしていない」と回答

図2 フレイルの3領域

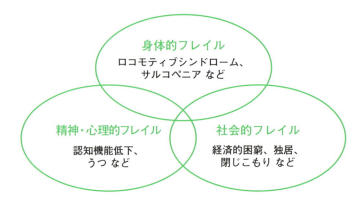

身体的フレイル
ロコモティブシンドローム、サルコペニア など

精神・心理的フレイル
認知機能低下、うつ など

社会的フレイル
経済的困窮、独居、閉じこもり など

[48] Fried LP, et al. Frailty in older adults: evidence for a phenotype. J Gerontol Ser A Biol Sci Med Sci 2001;56 (3):M146-156.

図3 フレイルサイクル

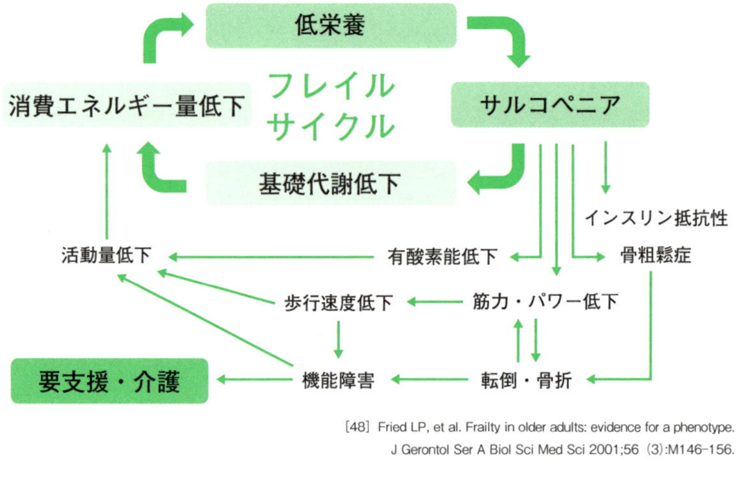

フレイルサイクル
低栄養 / サルコペニア / 基礎代謝低下 / 消費エネルギー量低下
インスリン抵抗性、骨粗鬆症、有酸素能低下、活動量低下、歩行速度低下、筋力・パワー低下、転倒・骨折、機能障害、要支援・介護

[48] Fried LP, et al. Frailty in older adults: evidence for a phenotype. J Gerontol Ser A Biol Sci Med Sci 2001;56 (3):M146-156.

示されている[52]。筋肉量の低下は加齢によるものだけではなく**身体活動量の低下**によっても起因し、起居・移乗動作をまったく行わないベッドレスト状態になると、ベッドレスト

7日後という早期から大腿四頭筋の筋萎縮が生じることが報告されている[53]。入院中にサルコペニアが改善した患者であっても、退院後に筋力トレーニングを辞めてしまい、活動性の低い生活へ戻ってしまうと再びサルコペニアに陥ってしまう可能性があり、**退院前に運動に対する指導**を行う必要がある。身体、精神・心理、社会のそれぞれの側面から目の前の患者のフレイルの原因を見極め、入院中からその対策をしっかり講じていくことで**再転倒**や**要支援・介護**へと陥るリスクを減少させることができる。本症例のように**熊本地震（ひと言メモ）**などの災害が原因となり、**生活環境の変化**からフレイルへと陥ってしまう患者も少なくなく、それぞれの原因に応じて適切に対処していかなければならない。

> **ひと言メモ**
>
> **熊本地震**
>
> 2016年に生じた**熊本地震（前震4月14日 M6.5、本震16日 M7.3）**により、熊本県を中心として九州地方で甚大な被害が生じた。**人的被害は、死者273名、重症者1,203名、軽症者1,606名**にもおよび、**住宅被害（全壊、半壊、一部損壊）は約21万棟**と報告されている[54]。震災から3年が経過し、徐々に復興が進みつつあるが、2019年3月31日の時点でも**熊本県内では16,451名の被災者が7,266戸の仮設住宅等での生活を余儀なくされている**[55]。地震による身体や生命への被害を免れても、その後の生活の変化により身体的、精神的に弱ってしまう人も少なくない。災害は決して人ごとではない。**平時からの備え**、そして**その後のフォロー**がたいへん重要である。フレイル予防の観点からも、災害により生じるリスクとその対策を常に考えて

いきたい。

症例 【術後2ヶ月 評価：退院時】
（※ [ ]：術後1ヶ月 評価値）

入院時所見
体重 43kg [40]、BMI 17.7kg/m² [16.4]、MNA-SF 9点（低栄養）[5]

血液検査所見
Alb 2.9g/dl [2.6]、CRP 0.8mg/dl [0.9]、Hb 9.5g/dl [9.3]

身体機能
ROM 右股関節 制限あり / MMT 右下肢4 [3＋] 左下肢・体幹4＋ [4] / 握力 右21kg [17] 左21kg [17] / 下腿周囲長 右25.0cm [24.5] 左26.0cm [25.5] / 格筋指数（SMI）5.5kg/m² [5.2]
ADL：独歩にて屋外歩行・病棟内ADL自立
BEE：985kcal、必要エネルギー：1,182kcal（ストレス係数：1.0、活動係数：1.2）
摂取エネルギー量：1,500kcal [1,400]（たんぱく質55g [52]）

吉村　さぁ、Mさんもいよいよ退院ですね。現状について教えてください。
長野　はい、筋力・耐久性ともに向上し、現在は独歩にて屋外も含めて歩行は自立されています。連続して

1kmも歩行できるようになり、運動時の疲労の訴えもほとんど聞かれなくなりました。起立運動も毎日100回以上取り組まれています。家事動作も問題なく行えており、趣味も再獲得されました。食事もしっかり食べていらっしゃいます。

吉村　そうですか！　ほんと元気になったみたいでよかったですね。ちなみに趣味とは？

長野　Mさん、実は編み物や短歌などの趣味があって、昔は友達と集まってよく一緒に楽しまれていたらしいんですよ。それが仮設住宅での閉じこもり生活になって、まったくしなくなってしまいました。

吉村　せっかく素敵な趣味があったのに、閉じこもり生活により行われなくなってしまったのはたいへん寂しいことですね。生きがいの減ってしまった毎日はほんとにツライものです。

長野　Mさんには作業療法のリハを通して、編み物や短歌をリハスタッフと一緒に再開してもらいました。すっかり勘を取り戻され、どちらも日々楽しく取り組まれています。

吉村　趣味をはじめとして、熱中して取り組めるものがあると日々の生活が生き生きとしてきますよね。これらは患者さんのQOL向上へとつながるとても重要なことです。より活動的な生活を獲得していくためには動機付けがとても大事です。本人の好きなことや趣味はその取っ掛かりとして取り入れていくとよいですね。

長野　そうですね。調べてみたところ、Mさんが住んでいる仮設住宅では近くの公民館で編み物や短歌の教室が行われているそうです。早速Mさんに紹介したと

　　　　ころ、ここの病棟で仲良くなった患者さんと退院してから一緒に行ってみる、と嬉しそうに話されてました。
吉村　それはよい情報提供でしたね。今後Mさんの閉じこもり防止にきっとつながるでしょう。さて、だいぶ元気になって無事退院の日を迎えられそうですが、まだMさんのサルコペニア、低栄養は改善の途中にあります。今後のフォローはどうしましょう？
長野　はい。まずは運動についてですが、起立運動や屋外歩行は入院中にしっかり習慣化できてますので、退院後も継続して取り組んでもらうよう本人に説明しています。退院後は家事や買い物で疲れやすい日々が続くかもしれませんので、どちらも無理のない範囲で行ってもらうようにと話しています。あとは、「きくちゃん体操」（図4）について指導しました。
吉村　熊リハで作製されたオリジナル体操ですね。
長野　そうなんです、「きくちゃん」とは熊リハがある「菊陽町」から付いたネーミングです。全身の筋力を強化できる運動が盛り込まれてまして、いろいろなバリエーションがあります。道具を使った運動や、座ったままで行える運動まで様々で、特に高齢の方にはおすすめです。体操の内容をまとめたリーフレットもお渡ししてます。
吉村　資料をお渡しして、入院中からしっかり練習しておくことが重要ですね。退院していきなり始めると長く続かない人が多いですから。栄養面でのフォローはどうでしょう？
長野　栄養面でのフォローについては、主に栄養科のスタッフより食事面について様々なアドバイスをして

知っておきたい (!)

菊陽町

菊陽町は、熊本県中部にあり菊池郡に属する。人口は42,009人（2019年4月時点）。総務省国勢調査（2016年）によると5年前と比較し、8.6％と全国的にも高い人口増加率を認めている。総人口に占める65歳以上の人口割合（高齢化率）は18.9％であり、全国平均（26.6％）よりも7.7ポイント低いとされているが、2045年までには29.0％に達しおおよそ10人に3人が高齢者になると見込まれている。

図4　きくちゃん体操

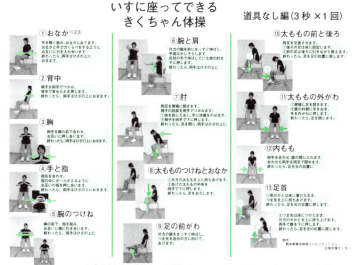

※右サイトよりダウンロード可能：http://www.kumareha.jp/kcr/htlm/kikucyan%20isu.htm
（アクセス日：2019年11月22日）

　　　もらいました。しっかり食事を摂ることの重要性についてもですが、特にMさんはサルコペニアや骨粗鬆症を呈しているため、たんぱく質やビタミンD、カルシウムなどが多く含まれる食材についても指導してもらいました。

吉村　サルコペニアや骨粗鬆症を改善していくためには日々の食事はとても重要です。Mさんはまだまだ筋力・筋量ともに低下しているため、今後も運動習慣を定着させ、それと並行してバランスの取れた食事をしっかり摂ることが重要です。

長野　運動と栄養のどちらかを疎かにすると、また元の弱ったMさんに逆戻りですからね。

吉村　そうですね、サルコペニア治療の基本方針はリハと

> **知っておきたい ❗**
> **栄養サポートチーム (NST)**
> (Nutrition Support Team)
> 医師や管理栄養士、看護師、歯科、薬剤師、リハスタッフなどの専門職が連携し、それぞれの知識や技術を持ち合い最良の栄養支援を行うことを目的としたチーム。また、一般社団法人日本静脈経腸栄養学会 (JSPEN) では、NST専門療法士認定資格制度を設けており、より高度な栄養療法の提供を目指している。

栄養療法の併用にあります。そうなると、各職種がバラバラに動いていたのでは確実な成果を上げることができません。リハ栄養は、チーム医療で行うべきです。リハスタッフにも栄養の知識や技術をこれからしっかり身に付けて欲しいと思います。そして栄養サポートチーム（NST）の中でも、運動と栄養の両面から適切に評価し、患者さんのよりよい社会参加に向けて積極的に介入していって欲しいと思います。

長野　Mさんのお陰で、リハ栄養の重要性について再度学ぶことができました。先生もいつもいろいろなことを教えてくださってありがとうございます。

吉村　いえいえ、これも立派なチーム医療です。長野くんも成長しているようで嬉しいです。

長野　ありがとうございます。これからも一歩一歩頑張っていきます。よし、チーム医療の発展のために、他部署に声掛けて今度飲み会でもしましょうか？僕、幹事しますよ！

吉村　良いですが…、なんか、下心ありません？

長野　…バレました？

吉村　長野くんが執筆中の論文が無事書き終わったら、お疲れ会しましょうかね。

フレイル予防としての取り組み

フレイルは、ロバスト（健常）と要介護の中間に属する状態であり、可逆性があることも知られている。適切な介入を行うことで、要支援・介護状態に陥る前に再びロバストの状態への再起が可能である。そのため、早期発見と早期介入がフレイル予防では重要である。

熊リハでは、地域在住の高齢者を対象として「**地域リハ**」を行っている。熊リハが位置する菊陽町やその周辺地域において、公民館などの公的施設を利用して各地域に住んでいる高齢者に集まってもらい、様々な取り組みを実施している。内容としては、定期的な体力測定や前述した「**きくちゃん体操**」のほか、運動指導、レクリエーションなどを行っている。理学療法士や作業療法士による運動や作業活動により身体・認知機能の維持・改善を図るだけでなく、言語聴覚士による口腔体操なども指導しており嚥下障害の予防にも努めている。厚生労働省では、団塊の世代が 75 歳以上となる 2025 年を目途に、重度な要介護状態となっても住み慣れた地域で自分らしい暮らしを人生の最後まで続けることができるよう、住まい・医療・介護・予防・生活支援が一体的に提供される「**地域包括ケアシステム**」の構築を推進している。地域包括ケアシステムにおいてリハ職に求められていることは**介護予防への参画**である。**地域リハは高齢者の身体機能の低下や認知症、閉じこもりなどの防止へとつながることが期待され、地域包括ケアシステムの構築に寄与する重要な取り組みといえる。**

2016 年の熊本地震の発災後、熊リハ病院は JRAT の活動に参加し、その後も熊本県が設置した復興リハセンター活動に参加した。**避難所**などを巡り、被災者の生活や健康状態に対する不安や悩みを聞きながら、簡単に行える運動やストレッチなどの指導を行った。当院の**通所リハ**でも発災早期から活動を再開し、利用者の社会参加を促し、身体・認知機能低下の防止へとつなげていった。震災から 3 年が経過したが、現在も多くの人が住み慣れた環境を離れ、仮設住宅での生活を余儀なくされている。当院では復興の一助として、現在も仮設住宅に住まいの人々に支え合い支援センターを通じ

> 知っておきたい (!)
> **JRAT**
> 大規模災害リハビリテーション支援関連団体協議会（Japan Disaster Rehabilitation Assistance Team）
> 日本リハ医学会、日本リハ病院・施設協会、日本理学療法士協会、日本作業療法士協会、日本言語聴覚士協会などリハ関連の 13 団体で組織される。JRAT は東日本大震災をきっかけに発足し、災害弱者や被災高齢者などが自立生活を再建できるよう、災害のフェーズに合わせたリハビリテーション支援を行うことを目的としている。

[図5] 仮設住宅におけるフレイル予防の取り組み

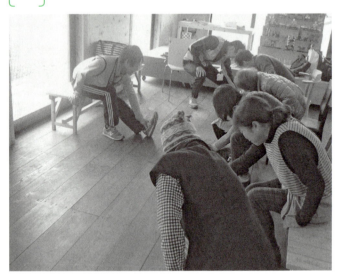

て、**生活不活発病予防**や**介護予防**を目的とした様々な取り組みを行っている（図5）。内容としては、介護予防体操やウォーキング、作業活動（例：ボタンつけ教室、かき氷作り）などを行っており、その他にもヒートショックや防犯対策についての講義など長期にわたる仮設住宅での生活に役立つ講話も行っている。また、仮設住宅の高齢者に対して体操への参加などの声掛けも随時行っている。==社会的に孤立しやすい仮設住宅での生活だが、この通いの場で出会った住民同士で仲良くなる人達も多く、社会参加への一助となっている。==

　当院で行っている地域リハ活動は地域高齢者の要支援・介護リスクを軽減し、フレイルを予防する取り組みの一環となっている。フレイルやサルコペニアはそれぞれの**取り巻く環境**が原因となり生じるケースも多く、その対策は高齢化の進む本邦において喫緊の課題といえる。本症例のように**災害**

が引き金となりサルコペニア、骨折へとつながってしまうケースも少なくない。**地域で暮らす高齢者が健康的で生き生きとした生活が送れるよう、平時よりサルコペニアや低栄養、フレイルへの対策を講じていく必要がある**。

【文献】

[1] Ensrud KE. Epidemiology of fracture risk with advancing age. J Gerontol A Biol Sci 2013;68(10):1236-1242.

[2] Marshall S. Protein-energy malnutrition in the rehabilitation setting: Evidence to improves identification. Maturitas 2016;86:77-85.

[3] Alexiou KI, et al. Quality of life and psycological consequences in elderly patients after a hip fracture: a review. Clin Interv Aging 2018;24(13):143-150.

[4] 骨粗鬆症の予防と治療ガイドライン作成委員会編集．骨粗鬆症の疫学（骨粗鬆症ガイドライン 2011 年版）：ライフサイエンス出版；2011.p4-5.

[5] Committee for Osteoporosis Treatment of The Japanese Orthopedic Association. Nationwide survey of hip fracture in Japan. J Orthop Sci 2004;9:1-5.
→ 日本整形外科学会による股関節骨折に関する全国調査

[6] Churilov I, et al. Systematic review and meta-analysis of prevalence of sarcopenia in post acute inpatient rehabilitation. Osteoporos Int 2018;29(4):805-812.
→ 回復期のサルコペニア有病率について示したシステマティックレビューとメタ解析

[7] 吉村芳弘．回復期のリハビリテーション栄養管理．日静脈経腸栄会誌 2016;31(4):959-966.

[8] Rosenberg IH. Summary comments. Am J Clin Nutr 1989;50:1231-1233.

[9] Cruz-Jentoft AJ, et al. Sarcopenia: European consensus on definition and diagnosis: Report of the European Working Group on Sarcopenia in Older People. Age Ageing. 2010;39(4):412-423.

[10] Chen LK, et al. Sarcopenia in Asia: consensus report of the asian working group for sarcopenia. J Am Med Dir Assoc 2014;15(2):95-101.

[11] Hida T, et al. High prevalence of sarcopenia and reduced leg muscle mass

in Japanese patients immediately after hip fracture. Geriatr Gerontol Int 2013;13(2):413-420.

[12] Landi F, et al. The association between sarcopenia and functional outcomes among older patients with hip fracture undergoing in-hospital rehabilitation. Osteoporos Int 2017;28(5):1569-1576.

[13] 二井麻里亜. 大腿骨近位部骨折. In: 若林秀隆 編. リハビリテーション栄養ポケットマニュアル:医歯薬出版;2018.p269-273.

[14] Marshall S. Protein-energy malnutrition in the rehabilitation setting: Evidence to improve identification. Maturitas 2016;86:77-85.

[15] Eneroth M, et al. Insufficient fluid and energy intake in hospitalised patients with hip fracture. A prospective randomised study of 80 patients. Clin Nutr 2005;24(2):297-303.

[16] Anbar R, et al. Tight Calorie Control in geriatric patients following hip fracture decreases complications: A randomized, controlled study. Clin Nutr 2014;33(1):23-28.

[17] Koren-Hakim T, et al. The relationship between nutritional status of hip fracture operated elderly patients and their functioning, comorbidity and outcomes. Clin Nutr 2012;31(6):917-921.

[18] Love AL, et al. Oropharyngeal dysphagia in an elderly post-operative hip fracture population: a prospective cohort study. Age Ageing 2013;42(6):782-785.

[19] 若林秀隆. 主な疾患のリハビリテーション栄養 大腿骨近位部骨折. In: PT・OT・STのためのリハビリテーション栄養 第2版:医歯薬出版;2015. p90-94.

[20] 遠藤直人, 他. サルコペニアとロコモティブシンドローム. In: 荒井秀典 編. サルコペニアとフレイル―医療職種間連携における多角的アプローチ:医療ジャーナル社;2015. p34-39.

[21] 原田敦. サルコペニアとロコモティブシンドローム. 医のあゆみ 2014;248:703-707.

[22] 中村耕三. ロコモティブシンドローム(運動器症候群). 日老医誌 2012;49:393-401.

[23] ロコモ on line (https://locomo-joa.jp/locomo/:2019年5月8日ログイン)

[24] 松井康素. サルコペニアについて知ろう ロコモティブシンドロームとの関係は? In: 荒井秀典 編. サルコペニア概論:ライフサイエンス出版;

2017．p38-39．

[25] Guideline for the prevention of falls in older persons. American Geriatrics Society, British Geriatrics Society, and American Academy of Orthopaedic Surgeons Panel on Falls Prevention. J Am Geriatr Soc 2001;49(5):664-672. ● 転倒の危険因子について示したエビデンス

[26] 中窪翔，他．整形外科疾患患者のエビデンス．In: 島田裕之 編．サルコペニアと運動 エビデンスと実践：医歯薬出版：2015．p194-200．

[27] Gregg EW, et al. Physical activity, falls, and fractures among older adults: a review of the epidemiologic evidence. Am Geriat Soc 2000;48(8):883-893.

[28] Joakimsen RM, et al. Physical activity and predisposition for hip fracture: a review. Osteoporos Int 1997;7(6):503-513.
● 運動による骨粗鬆症の予防効果を示したエビデンス

[29] Dent E, et al. The Asia-Pacific Clinical Practice Guidelines for the Management of Frailty. J Am Med Dir Assoc 2017;18(7):564-575.
● アジア太平洋のフレイル管理の診療ガイドライン

[30] Bischoff HA, et al. In situ detection of 1, 25-dihydroxyvita-min D3 receptor in human skeletal muscle tissue. Histochem J 2001;33(1):19-24.

[31] Tieland M, et al. Low vitamin D status is associated with reduced muscle mass and impaired physical performance in frail elderly peple. Eur J Clin Nutr 2013;67(10):1050-1055.

[32] Woo YY, et al. Low vitamin D status is an independent predictor of increased frality and all-cause mortality in older men: the Health in Men Study. J Clin Endocrinol Metab 2013;98(9):3821-3828.
● ビタミンD欠乏と高齢者の生命予後の関連について示したエビデンス

[33] Morley JE, et al. Frality Consensus: a call to action. J Am Med Dir Assoc 2013;14(6):392-397.

[34] Avenell A, et al. Vitamin D and Vitamin D analogues for preventing fractures in post-menopausal women and older men. Cochrane Database Syst Rev 2014;14(4):CD000227.

[35] Lumbers M, et al. Nutritional status in elderly female hip fracture patients: Comparison with an age-matched home living group attending day centres. Br J Nutr 2001;85:733-740.

[36] Durillo FTP, et al. Estudio comparativo de la ingesta alimentaria y el estado nutricional en ancianas con y sin fractura de cadera. Atenicion Primaria

2011;43:362-368.
[37] Nematy M, et al. Vulnerable patients with a fractured neck of femur: Nutritional status and support in hospital. J Hum Nutr Diet 2006;19(3):209-218.
[38] Murphy MC, et al. The use of the Mini-Nutritional Assessment (MNA) tool in elderly orthopaedic patients. Eur J Clin Nutr 2000;54(7):555-562.
 ● 大腿骨近位部骨折患者の摂取カロリー・蛋白質不足について示したエビデンス
[39] Inoue T, et al. Pre-fracture nutritional status is predictive of functional status at discharge during the acute phase with hip fracture patients: A multicenter prospective cohort study. Clin Nutr 2017;36(5):1320-1325.
[40] Mazzola P, et al. Association Between Preoperative Malnutrition and Postoperative Delirium After Hip Fracture Surgery in Older Adults. J Am Geriatr Soc 2017;65(6):1222-1228.
[41] Bohl DD, et al. Serum Albumin Predicts Survival and Postperative Course Following Surgery for Geriatric Hip Fracture. J Bone Joint Surg Am 2017;99(24):2110-2118.
[42] Baumgarten M, et al. Pressure Ulcers in Elderly Patients with Hip Fracture Across the Continuum of Care. J Am Geriatr Soc 2009;57(5):863-870.
[43] 日本整形外科学会診療ガイドライン委員会．大腿骨頸部／転子部骨折診療ガイドライン 改定第2版：南江堂；2011．p182-183．
 ● 大腿骨近位部骨折患者における栄養介入の効果を示したエビデンス
[44] Avenell A, et al. Nutritional supplementation for hip fracture aftercare in older people. Cochrane Database Syst Rev 2016; 30(11):CD001880.
[45] Hoekstra JC, et al. Effectiveness of multidisciplinary nutritional care on nutritional intake, nutritional status and quality of life in patients with hip fractures: a controlled prospective cohort study. Clin Nutr 2011;30(4):455-461.
[46] Anbar R, et al. Tight calorie control in geriatric patients following hip fracture decreases complications: a randomized, controlled study. Clin Nutr 2014;33(1):23-28.
[47] 若林秀隆．高齢者の廃用症候群の機能予後とリハビリテーション栄養管理．静脈経腸栄養 2013;28:1045-1050．
[48] Fried LP, et al. Frailty in older adults: evidence for a phenotype. J Gerontol Ser A Biol Sci Med Sci. 2001;56(3):M146-156.

○ 高齢者におけるフレイル（表現型）の定義について示したエビデンス

[49] Gobbens RJ, et al. Explaining quality of life of older people in the Netherlands using a multidimensional assesment of frality. Qual Life Res 2013;22（8）:2051-2061.

[50] Marshall S, et al. The consequences of malnutrition following discharge from rehabilitation to the community: a systematic review of current evidence in older adults. J Hum Nutr Diet 2014;27（2）:133-141.

[51] Cruz-Jentoft AJ, et al. Sarcopenia: European consensus on definition and diagnosis: Report of the European Working Group on Sarcopenia in Older People. Age Ageing. 2010;39（4）:412-423.

[52] Latham N, et al. Progressive resistance strength training for physical disability in older people. Cochrane Database Syst Rev 2003;（2）:CD002759.

○ サルコペニアの予防・改善として筋力トレーニングの有効性を示したエビデンス

[53] Ferrado AA, et al. Magnetic resonance imaging quantitation of changes in muscle volume during 7 days of strict bed rest. Aviat Space Environ Med 1995;66（10）:976-981.

[54] 内閣府「平成 28 年（2016 年）熊本県熊本地方を震源とする地震に係る被害状況等について（平成 31 年 4 月 12 日 18 時現在）」．
http://www.bousai.go.jp/updates/h280414jishin/pdf/h280414jishin_55.pdf
（アクセス：2019 年 5 月 8 日）

[55] 熊本県「応急仮設住宅等の入居状況について（平成 31 年 3 月 31 日現在）」．
http://www.pref.kumamoto.jp/kiji_27294.html　（アクセス：2019 年 11 月 22 日）

Case 3 腰椎圧迫骨折、二型糖尿病、うつ病の70歳代前半男性

【ポイント】
- ▶ 腰椎圧迫骨折では骨粗鬆症予防対策が重要であり、在宅を視野に入れた対応が必要である
- ▶ 高齢者の腰椎圧迫骨折では肺炎、褥瘡などにも注意する
- ▶ 高齢者の二型糖尿病は老年症候群の考え方へ血糖管理もシフトする
- ▶ 高齢者のうつ病は、認知症と鑑別されやすいので情報収集が必要となる
- ▶ 高齢者は、原疾患の治療だけでなく、併存疾患にも十分な対策が必要である

嶋津

吉村

嶋津　先日入院された腰椎圧迫骨折の患者さんですが、入院直後から「痛い痛い。痛くてたまらない」を連呼しておられます。

吉村　Yさんですね。当院の圧迫骨折患者さんの中では比較的若い患者さんですね。

嶋津　病室訪問すると「痛くて痛くて飯が喉を通っていかないだけだから、気にせんでよか！」と言われました。「痛いのか？」とか「もともとそういう顔なのか？」とか機嫌の悪そうな顔をされているので摂取量を観察しています。数日間様子をみていましたが、痛いのも食事が入らないのもずっと続いています。奥様がみえた時、お話を伺いましたが、奥様もご本人の性格を次のように話されました。「がんこ

もんというか？ ぶすーっとしていて、家におっても、なーんもせんでゴロゴロばっかりしとる。人の言うこと聞くような男じゃないけん気にせんでよかですよ。家でもちーっとしか御飯は食べよりませんでした。痛かつがとれたら食ぶるでしょ」と。

吉村　昭和の男って感じですね。今なら完全に捨てられますね。

嶋津　はい、奥様もそう言っておられました。別れたかったばってん、今さら仕方なかですって。最後まで面倒みますと。

吉村　いい奥さんですね。では、なおさらどうにかしてあげないといけませんね。

骨粗鬆症と脊椎圧迫骨折

　骨粗鬆症は、WHO が 1994 年に「低骨塩量と骨組織の微細構造の異常を特徴とし、骨の脆弱性が増大し、骨折の危険性が増大する疾患である」と定義した[1]。**日本では骨粗鬆症による大腿骨近位部骨折が毎年増加しており**（Chapter2 p.95 参照）、**また骨粗鬆症による脊椎圧迫骨折も増加している。**日本人の脊椎圧迫骨折発症率は欧米白人と比べて骨粗鬆症性圧迫骨折のうち錐体骨折の占める割合が大きい[2]。また、骨粗鬆症関連骨折により ADL が低下し[3]、生命予後も悪化させ、受傷後 2 年での生存率の低下が著しい。さらに、受傷後 10 年においても生存率は一般集団と比較して低い[4]。

　腰椎圧迫骨折では、体幹コルセットを併用した保存的治療が第 1 選択肢である。骨粗鬆症性圧迫骨折の急性期には安静が必要であるが、安静臥床期間が長くなるとその後に強固な外固定を併用しても錐体の変形率が高くなるため、早期からの離床が必要であることを強調している報告がある[5]。十

Chapter.2

分な保存的治療を行っても疼痛緩和ができない場合には、固定術や錐体形成術などの外科的治療の選択となる場合もある。長期間ベッド上安静による筋力低下や見当識障害発生の予防の点からもできるだけ早期離床が望ましい。また、臥床に伴う肺炎や褥瘡などの合併症にも注意が必要である。

腰椎圧迫骨折の予防としては、骨粗鬆症が原因で発症することが多いので、骨粗鬆症予防が重要である。薬物療法としては活性型ビタミンD、エストロゲン、骨粗鬆症治療薬として<u>ビスフォスフォネート製剤</u>を中心とした骨吸収阻害薬とテリパラチド製剤を中心とした骨形成促進薬があり、それらの薬剤の功罪の理解が重要である。複数の骨吸収抑制薬を併用しないように推奨されている報告が多い[6]。

適切な栄養（ビタミンD、カルシウム）の摂取や運動、禁煙など生活習慣の改善も骨粗鬆症の対策として重要である。「<u>日本人の食事摂取基準</u>2015」（厚生労働省）では、成人のカルシウム推奨量は男性800mg/日、女性650mg/日だが、国民栄養調査の結果と照合しても男女ともに下回っていることからも、積極的摂取に努める必要がある。

症例 入院時評価

70歳代前半　男性
主病名：腰椎圧迫骨折

現病歴

自宅で尻もちをついて<u>転倒</u>。体動困難となり家族が救急車要請し当院整形外科へ搬送。腰椎圧迫骨折疑いあり精査加療目的に入院。

用語

ビスフォスフォネート製剤

骨吸収を抑え、骨密度を増加させて骨折を予防する薬剤。空腹時に服用。牛乳や硬度の高いミネラルウォーターで服用すると薬効が低下するので避けること。

知っておきたい

日本人の食事摂取基準

「日本人の食事摂取基準2020」によると、75歳以上のカルシウムの摂取量は、620mg/日が推奨である。ビタミンDの目安量は8.5μg/日、耐容上限量は成人と高齢者は同じ100μg/日。ビタミンDの摂取については日照時間を考慮にいれることが重要である。

知っておきたい

転倒

「転倒は寿命を縮める」などと言われるように、転倒は命に関わる深刻な問題。高齢者では寝たきりの原因にもなる。最近では雇用延長により、働く高齢者の労働災害が増えている。労災全体の25％が転倒によるもので、60歳以上に限ると37.8％を占めている。

既往歴
43歳〜 糖尿病、63歳 右鎖骨骨折、75歳 慢性閉塞性肺疾患（COPD）

併存疾患
①二型糖尿病　②高血圧　③うつ病

心身機能
意識レベル：清明
体温 36.9℃、SpO$_2$ 95％、血圧 120/60mmHg、脈拍 80/min

血液検査所見
血糖（随時）247mg/dl、尿糖（2＋）、HbA1c 7.6％

嶋津　先生、血糖コントロールが安定しません。300 くらいの食後高血糖と思えば、起床時は 60 くらいの超低血糖。幅が大きく、そのうえ、そんなに食べているわけでもない。大丈夫でしょうか？

吉村　それはいけませんね。

嶋津　入院前からずっと糖尿病はご存じだったらしく、一時期は内服治療されていたそうですが、最近は自分の判断でもう治ったからとか、いろいろな理由をつけて中止してたみたいです。

吉村　リハ栄養を推進するためにも、まずは血糖コントロールですね。

嶋津　ですね！　先生お願いしときます。私は栄養補給方法をどうにかします。

高齢者における血糖コントロールの考え方

　糖尿病の高齢者は増加しており、国内の糖尿病有病者数約950万人のうち、約3分の2は65歳以上とみられている。**高齢者には心身機能の個人差が大きい等の問題があり、血糖コントロールを困難にしている。高齢の糖尿病患者では重症低血糖が起こりやすく、低血糖は認知機能を傷害し心筋梗塞や脳卒中などのリスクを高める。**

　2013年、熊本で開催された日本糖尿病学会学術集会において、糖尿病の血糖コントロールはHbA1c 7％未満を目標に管理しようという「Keep your A1c below7％　熊本宣言2013」が提言された[7]。

　治療目標は、年齢、罹患期間、低血糖の危険性、サポート体制などを考慮して個別に設定するとされている。コントロール目標値を3段階に分け、個々の状態に応じた血糖目標を設定する。血糖正常化を目指す際の目標のHbA1c 6.0％未満は、適切な食事療法やリハだけで達成可能な場合、または薬物療法中でも低血糖などの副作用なく達成可能な場合の目標である。**合併症予防のための目標はHbA1c 7％未満であり、対応する血糖値は、空腹時血糖値130mg/dl未満、食後2時間血糖値180mg/dl未満をおおよその目安としている。治療強化が困難な際の目標はHbA1c 8％未満と低血糖などの副作用、その他の理由で治療の強化が難しい場合の目標である。**

　高齢糖尿病の特徴を下記に示す[8]。
1) 糖尿病の高血糖症状が出にくい
2) 食後の高血糖をきたしやすい
3) 低血糖症状がでにくい、または非典型的である
4) 無症候性を含めた動脈硬化性疾患が合併しやすい
5) 腎機能や肝機能の低下が起こりやすく薬物有害作用

知っておきたい！
血糖コントロール
高齢者の血糖コントロールは低くなりすぎないように気をつける！

が起こりやすい
6) 老年症候群（認知機能障害、サルコペニア・フレイル、ADL低下、転倒、うつ、低栄養、多剤併用）をおこしやすい
7) 社会サポート不足、居住環境悪化や経済的問題をきたしやすい

高齢者糖尿病の血糖コントロール目標

高齢者糖尿病の治療向上のための日本糖尿病学会と日本老年医学会の合同委員会において、高齢者糖尿病の血糖コントロール HbA1c の目標が示された[9]（表1）。高齢者に特徴的な点は、認知機能や基本的 ADL、併存疾患なども考慮して個別に設定する点である。加齢に伴い重症低血糖の危険性には十分注意をする。患者の特徴・健康状態におけるカテゴリーⅠ～Ⅲまでの分類と、重症低血糖が危惧される薬剤（インスリン製剤、SU剤、グリニド薬など）の使用有無によりHbA1c の目標値が異なる。しかし、患者の認知機能に応じては本人からの情報が得られない場合も多い。

表1 高齢者糖尿病の血糖コントロール目標（HbA1c値）

患者の特徴 健康状態		カテゴリーⅠ	カテゴリーⅡ	カテゴリーⅢ
		①認知機能正常 かつ ②ADL自立	①軽度認知障害～軽度認知症 または ②手段的ADL低下、基本的ADL自立	①中等度以上認知症 または ②基本的ADL低下 または ③多くの併存疾患や機能障害
重症低血糖が危惧される薬剤（インスリン製剤、SU剤、グリニド薬など）の使用	なし	7.0％未満	7.0％未満	8.0％未満
	あり	65以上70歳未満 7.5％未満 （下限6.5％）	75歳以上 8.0％未満 （下限7.0％）	8.0％未満 （下限7.0％）	8.5％未満 （下限7.5％）

[9] 荒木厚, 他. 高齢者糖尿病診療ガイドライン2017を踏まえた治療の要点と展望. 日老医学誌 2018;55（1）.

Chapter.2

ポイントは、
1) 血糖コントロール目標は患者の特徴や健康状態（年齢、認知機能、身体機能［基本的 ADL、手段的 ADL］）、併発疾患、重症低血糖のリスク、余命などを考慮して個別に設定する
2) 重症低血糖が危惧される場合は、目標下限値を設定し、より安全な治療を行う
3) 高齢者ではこれらの目標値や目標下限値を参考にしながらも、患者中心の個別性を重視した治療を行う観点から表に示す目標値を下回る設定や上回る設定を柔軟に行う

という3点である。

吉村　高齢者糖尿病の血糖コントロール目標では、下限値も設定されていることもポイントですね。たとえば、BADL が低下した高齢者や中等度以上の認知機能低下の高齢者では、HbA1c の下限値が 7.5％ と提言されています。

嶋津　7.5％くらいだと、もう少し血糖管理を頑張った方がいいのかな、なんて思ってしまいますね。

吉村　低血糖のリスクや、そもそものADLやQOLを勘案して、血糖を下げすぎないという考え方ですね。これも「疾患モデル」から「高齢者モデル」へのパラダイムシフトの一つだと思います。Yさんですが、入院時から食欲がないみたいですね。少しは食べるようになりましたか？

> 知っておきたい(!)
> **パラダイムシフト**
> その時代や分野において当然のことと考えられていた認識や思想、社会全体の価値観などが革命的にもしくは劇的に変化することをいう。

嶋津　味がないとか、こぎゃんとは好かんとか、ナースが頑張ってくれていますが難しかですねー。NSTの対象になりますが、回診前までに何かできることはないか試行錯誤しています。かわいげない言葉ばっかり聞くから思わずケンカしたくなりますねー。

吉村　嶋津さんはプロレスをたしなんでらっしゃるとか。噂では、毎週ジムに通ってるとか。それでケンカっ早い？？？

嶋津　先生、技をかけられたいんですか（笑）。プロレスは大好きですが、残念ながらリングにはあがったことはありません。ジムに通ってもいません。観戦歴は40年です（笑）。

吉村　し、失礼しました。ところで、嶋津さんの必殺技は何ですか。

嶋津　プロレスはもういいです。先生、いろいろな食事を試したんですが、Yさん、なかなか食欲が上がらないんです。病棟ナースが、意欲低下があって、表情が乏しくて、うつなんじゃないかと話していました。

吉村　それはいい着眼ですね。うつによる摂食障害は評価しておく必要がありますね。

高齢者のこころの特徴

　高齢者のこころの特徴は、論理的に考えていくことより「印象」や「直感」によって判断することが多くなる。また、流動性知識（反応の速さ、記銘力、問題処理能力）は衰えやすい反面、結晶性知識（知識や理念）は保たれる。高齢者には理詰めで説明するより、エピソードを交えるなどイメージが湧く話し方が理解されやすく、効果的といえる。高

Chapter.2

> **用語**
> **地中海式食事**
> 果物や野菜を豊富に使用する。乳製品や肉よりも魚を多く使う。オリーブオイル、ナッツ、豆類、全粒粉など未精製の穀物をよく使う。食事と一緒に適量の赤ワインを飲む。心疾患や肥満、糖尿病などの生活習慣病のリスクを低下させる、健康的な食事であるといわれており、2014年にアメリカ・ハーバード大学の研究班により、ヒトでも地中海式食事が寿命を延ばす効果があることが示唆された。

> **用語**
> **n-3系脂肪酸**
> オメガ3系脂肪酸は、代表的な脂肪酸としてはα-リノレン酸があり、α-リノレン酸は、人の体内で作ることができない必須脂肪酸の一つ。α-リノレン酸は、体内に入った後、代謝されてEPA、DHAとなる。植物由来の油では、えごま油や亜麻仁油に多く含まれるほか、青魚に含まれるEPA（エイコサペンタエン酸）、DHA（ドコサヘキサエン酸）もオメガ3系列脂肪酸です。えごま、亜麻仁、青魚など

齢者うつのコミュニケーションは流暢さが低下し、話題の寄り道・脱線が増える「迂遠」と呼ばれる状態になる。このような場合、急かすのではなく、話の脱線をおだやかに修正しつつゆっくりと傾聴することが必要であり、1回に話す内容は一つに絞るなどの対応が必要となる。うつの特徴の一つとして食欲の減退がみられる。反対に食欲が亢進する場合もあり、甘いものなど特定の食べ物ばかり欲することもある。食欲が低下した人は、「何を食べても砂を噛んでいるようだ」「食べなくてはいけないと思うから口の中に無理に押し込んでいる」と訴えることがある。結果的に1ヶ月に4kg、5kgと減少することも少なくない。

うつと栄養の関連としては、西洋式食事より地中海式食事の方が、うつ病リスクを低下させることが知られている。また地中海式食事は、認知症の発症リスクも低下させ、軽度認知障害から認知症への移行を減少させる報告がある[10]。日本の伝統食とうつの関連をみた研究はほとんどないが、簡易食事歴調査票を用いた研究で野菜や果物、大豆、キノコ、緑茶などの摂取が多いことにより特徴付けられる「健康日本食パターン」は得点が高いほど抑うつ症状のリスクが低下する傾向を認めた[11]。うつ病と関連している栄養素としては、n-3系脂肪酸不足、アミノ酸のなかでもトリプトファン不足、ビタミンでは、B12、葉酸、D不足、ミネラルでは、鉄、亜鉛、マグネシウム不足が挙げられる。また、緑茶を多く飲む人は飲まない人と比較してうつ症状が少ないともいわれている[12]。

高齢者うつの特徴

高齢者うつの特徴としては以下の項目が挙げられる[13]。
・症状がそろっていないうつ病の頻度が高く、見逃されや

すい。悲哀の訴えが少なく、気分低下やうつ思考が目立たない
- 意欲低下や集中力低下、精神運動遅延が目立つ。健康状態が悪く、気分の低下、認知機能障害、意欲低下がみられる患者ではうつを疑うべきである
- 軽症のうつ病には、身体的な不健康との関係があり、意欲や集中力の低下、認知機能の低下がみられることが多い。高齢者のうつ病は、軽症にみえても中核的なうつ病に発展することも多い。うつ病の症状が軽そうにみえるからといって軽視してはならない
- 器質的原因、薬物起因性のうつ病は若年者よりも高齢者に多い
- 脳血管性病変に関連する「血管性うつ病」の存在が考えられており、脳血管性障害の患者はうつ病の可能性が高い
- 不安症状がしばしば併存する。不安が前景にあると背後にあるうつ病を見落としてしまうことがあるので注意が必要である
- 双極性障害（躁うつ病）に伴ううつ病の可能性も考慮しておかなくてはならない。双極性障害は通常若い年代で発症する。晩発性の発症の場合には、器質性の脳疾患の存在を疑う

> **知っておきたい** (!)
> **高齢者のうつの特徴**
> 気分が落ち込むより倦怠感、不眠、食欲不振等、体の不調の訴えが多い。

高齢者のうつは認知症の判別が必要

　高齢者のうつ病では注意力が散漫になり、抑うつ感が強く、「死にたい」と思うなど悲観的になる。うつ病の特徴として、食欲減退、不眠、不安を感じるなど、個々に応じて様々な症状を自覚する。うつ病は、抗うつ薬による治療を始めると、認知症に似た症状も改善される。50代以降のうつ病は、認知症と間違われやすく注意が必要である。

　認知症の大半は急な進行ではなく徐々に進行するので、周囲には気づかれにくい。初期には認知機能の低下を自覚して不安を感じ、抑うつになることもあるが、進行するにつれて自分の症状に無関心になることが多くなる。また、意欲の低下や問題行動は目立つが、自責の念や「死にたい」という気持ちは持ちにくいといわれている。正確な診断を受けてからの投薬開始が重要となる。

表2　うつ（仮性認知症）と認知症の鑑別

	うつ	認知症
発症	週か月単位、何らかの契機	緩徐
もの忘れの訴え方	強調する	自覚がない自覚あっても生活に支障ない
答え方	否定的考え（わからない）	作話、つじつまをあわせる
思考内容	自責的、自罰的	他罰的
失見当	軽い割にADL障害強い	ADLの障害と一致
記憶障害	軽い割にADL障害強い、最近の記憶と昔の記憶に差がない	ADLの障害と一致、最近の記憶が主体
睡眠	障害ある	障害はない
日内変動	起床時に気分不良など変動あり	変化に乏しい
持続	数か月単位	年単位
気分	動揺性	比較的安定

[14] 服部英幸．高齢者うつ病とアルツハイマー病に伴ううつ状態の比較検討．老年期認知症研究誌 2011；18：15-18.

認知症とうつ病・うつ状態のとの関係は複雑だが、治療の際には個々の症例において両者の鑑別、あるいはどちらが主であるかについては常に念頭に置く必要がある。表2はうつ病と認知症の状態比較である[14]。

　高齢者のうつ治療には精神医学的視点と老年医学的視点を複合することが重要であり、治療において他の年齢層と異なる問題が生じる。精神症状のみに気を取られると、薬物の影響や慢性化により廃用症候群などの高齢者特有の身体機能低下を招きやすい。精神症状は改善してもADLは改善しないという事態を生じる。うつ病に絡むように出現する認知症を常に念頭に置く必要がある。

吉村　Yさんを多角的に評価してうつと診断しました。入院、ベッド生活という強制的な環境の変化、疼痛などが抑うつの引き金になったのだと思います。抑うつに対してSSRIを処方して2週間が経過しましたが、少しふっくらしてきたようにみえますね。

嶋津　えーわかりますか？　やっぱストレス太りかな〜？ついつい食べ過ぎるんですよねー

吉村　えっ？　患者さんの話ですよ。

嶋津　あ、ですよね。はい。Yさん、少しずつ食べられるようになりました。といってもまだ飲み物中心なんですが…ナースから毎朝の牛乳はしっかり飲んでいると聞いたので、牛乳は好きなのかを奥様にたずねたら、昔から牛乳は好きで毎日飲んでいたと伺いました。だから、牛乳の成分にもMCTが入っている

Chapter.2

> から、混ぜても違和感ないだろうと思い、ダメ元でMCTパウダーを牛乳に入れて出してみたんですよ。

吉村　ご飯じゃなく今回は牛乳ですか？（笑）で、どうなりました？

嶋津　ご本人は牛乳だと思って何も言わずに飲まれてます。朝・昼付けても全部飲まれるから、えーい仕方ない、バランスもクソもあるかって感じで3食付けています。牛乳が約140kcalにMCTを100kcal。合計240kcalが牛乳飲むだけで摂れます。1日で720kcalです。たんぱく質20gにBCAAも摂れます。MCTは食欲増進効果もありそうですからね。

吉村　管理栄養士がバランスもクソもあるかとか…表に出して大丈夫ですかね？

嶋津　一か八か、棚橋のハイフライフローのようなものです。

吉村　意味わかりませんねー！　とにかく、少し前に進みましたね。臨床現場において管理栄養士の視点で観察している高齢食欲不振者の食行動や特徴とかありますか？

嶋津　そうですねー。では、例を挙げてみます。

- 口数が少なくなる。横になる時間が増える。顔色が暗くなる。昨日まで会話していた人が少しずつ少しずつ大人しくなる
- 飲み物やつるんとしたゼリー、果物などは食べる場合がある。食べなれたお菓子なども食べる場合がある
- 数日間便秘が続くと摂取量が低下する。水分も同様に、摂っていないのが続くと食欲が低下する
- 本人が食べたい食品を伝えた時はできるだけ早く

用語

BCAA
たんぱく質を構成する20種類のアミノ酸のうち、ヒトの体内で合成できない9種類を必須アミノ酸という。そのうち側鎖に枝分かれした炭素鎖をもつアミノ酸、すなわちバリン・ロイシン・イソロイシンを分枝鎖アミノ酸（BCAA）という。筋肉を構成している必須アミノ酸の約35〜40％がBCAAで筋肉のたんぱく質分解を抑制するといわれている。筋肉内に蓄積され、活動する際にはエネルギー源となることから、運動時に摂取するとよいと考えられている。BCAAが低下する肝硬変や肝性脳症の患者では、アンモニア生成抑制の観点から低たんぱく食を求められるものの、窒素バランスを維持するために健常者の1.3倍程度多くのアミノ酸を必要とすることから、BCAA含有製剤が開発され、臨床上使用されている。

準備した方が摂取につながる場合がある
吉村　どの医療スタッフも患者さんをしっかり観ることが必要ですね。
嶋津　そうですね。栄養計画をしっかり立てて、次の計画に移る見極め時期も大切です。さてさて、もうしばらくしたら次の段階へ移します。
吉村　よろしくです。その前に、会話で登場したMCTについて教えてください。

中鎖脂肪酸の食意欲改善効果

　食事療法におけるMCTの利用は、CKD、腎不全の食事療法のたんぱく質制限に伴うエネルギー補給源として使用されている病院が多いだろう。最近は、ケトン食といわれるがんやアルツハイマー病の食事療法への臨床効果も期待されている。

　MCTは、ココナッツやパームフルーツ、身近では母乳にも含まれている天然成分で、炭素鎖8〜10個の中鎖脂肪酸（Medium Chain Fatty Acid:MCFA）で構成される中鎖脂肪である。一般に使用される調理油は、炭素鎖12以上の長鎖脂肪（Long Chain Triglyceride:LCT）が主な油脂成分である。

　MCT（p.81参照）とLCTの炭素鎖の違いが生理学的な違いを生じる。一般的な脂質（主にLCT）は水に不溶性のため、膵リパーゼで分解され、胆汁酸とミセルを形成し腸管より吸収される。カイロミクロンはリンパ管から胸管に入り、肝臓で代謝を受ける。つまり、LCTは、糖質が充足されている場合、余剰なエネルギーが体内に蓄積されやすい脂肪酸である。炭素鎖が短いMCTは水になじみやすく、胆汁酸によるミセル化が不要である。分子が小さいことから腸管で毛細血管に容易に吸収され、カイロミクロンを形成せずに

直接門脈に流入する。門脈から肝臓へ運ばれたあとは速やかにエネルギー源となって代謝される。脂質代謝においては、LCT が β 酸化のため、ミトコンドリア内膜に輸送される際にはカルニチンを必要とするが、MCT はカルニチン不要でミトコンドリア内に取り込まれ、速やかに代謝される。

まとめると **MCT は、消化吸収およびエネルギー利用が速く、効率よく分解されて体脂肪として蓄積しにくいという特徴がある。**実際に、MCT は LCT より 4 倍速く体内で燃焼（分解）されることが報告されている（表 3）[15]。

表 3　MCT と LCT の生理活性の相違

	MCT 炭素鎖 8-12	LCT 炭素鎖 14 以上
代謝経路	胃リパーゼで分解 ↓ 腸管より吸収 ↓ 門脈経路 ↓ 肝臓で代謝 腸から直接門脈へ	膵リパーゼで分解 ↓ 胆汁酸とミセル形成 ↓ 腸管より吸収 ↓ カイロミクロン形成 ↓ リンパ管 ↓ 肝臓で代謝
代謝速度	速い（LCT の 4 倍）	遅い
カルニチン	不要	必要
ケトン体産生能	高い	低い
エネルギー	8 kcal/g	9 kcal/g

[15] NPO 法人 PEG ドクターズネットワーク Web サイト

Case3：腰椎圧迫骨折、二型糖尿病、うつ病の70歳代前半男性

嶋津　さて、熊リハの超秘密兵器、（ってプロレス技じゃないですよ！）、熊リハパワーライスについて今回は特別にご紹介しちゃいますよ。

熊リハパワーライスの効果

　熊リハパワーライスを作成した理由は、脳卒中後の嚥下障害患者に長年携わりながら、解決困難な体重減少、低栄養および栄養改善に対して、MCTの利点を利用し結果を出すことができないかを考えたからだ。嚥下障害患者へ実施した結果、エネルギーの充足が可能となり、効果的なたんぱく質の吸収、体重増へとつながった。またエネルギーの充足により、積極的なリハの実施、早期経口摂取、ADLの改善がみられ、リハ評価の指標となるFIM利得につながった。MCTを使用した栄養管理とリハのコラボレーションの結果から嚥下障害の改善そして早期在宅復帰への貢献が可能となった。以上のことは統計的に結果を出しているが、経験的な効果としては、嚥下障害以外の食欲不振患者へも使用しているが、ほとんどの患者に食欲増進作用がみられている。

　臨床をエビエンスにするべく、患者データを用いて臨床研究を行った（Capter3 p.266参照）。**嚥下障害を合併した脳卒中患者に対する熊リハパワーライスの効果として、体重増加だけでなく、ADLや嚥下の改善、入院期間の短縮などが認められた（図1）**[16]。

用語
FIM
機能的自立度評価法（Functional Independence Measure）のこと。ADL（日常生活動作）を評価するツール。食事、排泄、移動などの運動項目（13項目）と、コミュニケーションなどの認知項目（5項目）から構成され、1～7点の点数で採点・合計する。

139

> 図1　脳卒中嚥下障害患者に対する熊リハパワーライスの臨床効果

BMI, FIM, Alb, 年齢, 性, 発症からの日数を傾向スコアを用いてマッチングしたパワーライス群28人と対照群28人を比較（2010～2013年、パワーライス群45人、対照群141人のデータを用いて解析）。入院時から退院時の変化を2群間で比較したところ、体重変化、FIM効率（FIM利得/入院日数）、入院期間、経口摂取まで日数、最終形態が常食の割合の項目で有意差を認めた。

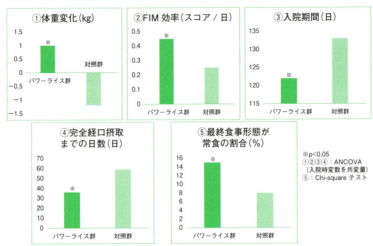

※$p<0.05$
①②③④：ANCOVA
（入院時変数を共変量）
⑤：Chi-square テスト

[16] 嶋津さゆり，他．熊リハパワーライスは脳卒中回復期の栄養状態や機能的予後を改善する．日静脈経腸栄会誌　2019;1(3):149-156.

熊リハパワーライスの作り方

　レシピを図2に示す。たまに、「おいしく作れません」という質問を受けるが、作り方のコツは、パウダーとオイルを十分に混ぜること、計量を正確にすることの2つである。この分量は、合わせられる最大限の量を混ぜた結果であり、どちらかが少しでも多くなるだけで味や物性が崩れる。パウダーとオイルを合わせることで効率的に（少量で）エネルギーアップができる。おいしく作ってもらえることを願っている。各会社からMCTは販売されているが、MCT含有量を確認し純度が高いMCTを推奨している。

Case3：腰椎圧迫骨折、二型糖尿病、うつ病の70歳代前半男性

図2　熊リハパワーライスのレシピ

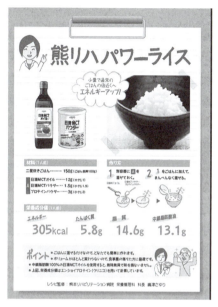

※右サイトよりダウンロード可能：http://www.peg.or.jp/lecture/enteral_nutrition/04-07-03.html
（アクセス日：2019年11月22日）

　熊リハパワーライスの利点としては、①主食に混ぜるだけであるため、誰でも簡単に手早く作れること、②主食のボリュームが変わらないため、食事摂取量が低下した患者に適していること、③主食の物性や形態を損なわないため咀嚼や嚥下機能低下への配慮は軟飯と同様であること、④MCTは無味無臭であり味やにおいを損なわないこと、⑤エネルギーとして即効性があり効率が高いこと、⑤従来の栄養補助にありがちであった糖質供給過多による慢性腎臓病や糖尿病、呼吸不全の増悪をきたさないこと、⑥市販のONSと比べ安価であることなどが挙げられる。

> **知っておきたい** ❗
>
> **熊リハパワーライス**
> 熊リハパワーライスを家で試してみたいが、患者が食べてくれるか不安と思われる人に向けて、MCTオイルとMCTパウダー1回使用分を分包にして1日3回分をまとめた「熊リハパワーライスセット」が日清オイリオより発売された。
>
> **熊リハパワーライスセット**
>
>

Chapter.2

吉村　Yさん、歩行距離もより長くなったみたいですね。

嶋津　絶好調ですね。そろそろ退院の準備が必要ですね。

吉村　心配なのは自宅に帰ってからの栄養管理ですね。奥様の協力が必要になってきそうです。

嶋津　Yさんの奥様、いろいろ忙しそうですもんね。地域活動やいろいろな方のお世話をされているみたいです。ご自分では気分転換になるからと言われてました。「主人と2人だけでずっと家にいるのは息がつまるから」と奥様の外出は、ストレス解消もかねているようです。

吉村　定年しても旦那は元気で留守がいいですね。

嶋津　医師は定年ないからいいですね（笑）。奥様ですが、いろいろな健康食品を購入していらっしゃるようです。「食べきらんときは、これを飲ませますから」と、8種類くらいの健康食品をブレンドして飲ませると言われてます。

吉村　生活に応じた栄養指導のためにも、その健康食品の内容も確認しながら説明しないといけませんね。

嶋津　そうですね。型にはまった糖尿病食事療法が通用する患者さんはほとんどいらっしゃいませんね。糖尿病の食品交換表はとてもいい教材だとは思いますが、高齢者には通用しないことを実感しています。わかりやすく、続けやすく、やってみようかと思ってもらうためには結局個々に応じた指導になりますね。最近のBSテレビでは、健康食品かテレビ通販が多くの時間を占めています。健康器具や健康食品

は、うちの患者さんも興味あるようで「グルコサミンは効くとね？」とかよく質問されます。
吉村　マスメディアの影響は大きいです。特にテレビと新聞。正しい情報ばかりだといいですけどね。
嶋津　先生のテレビ映りよかったですよ。芸能事務所入らなくていいですか？
吉村　ハハハ、これ以上仕事増えたら困りますよ（笑）。
嶋津　ですよねー（淡々と）。

> **ひと言メモ**
>
> **TEAM YOSHIMURA の人体実験？**
> **健常人が MCT を経口摂取するとグレリンが活性化する？**
>
> 　食欲調節ホルモンとしてグレリンとレプチンが同定されている。グレリンは、1999 年に日本人によって発見された胃より分泌されるホルモンで、成長ホルモン刺激作用、摂食刺激作用（食欲亢進）、体重増加をはじめ、多彩な生理活性をもつ。グレリンはアミノ酸 28 残基のペプチドであり、3 番目のセリン残基の側鎖が炭素数 8 の MCT（カプリル酸）によりアシル化修飾を受け、グレリンの活性出現にこの修飾が必須であるという特徴をもつ。これまで動物実験や特定の疾患で MCT 摂取によるグレリン活性化の報告はあったが、ヒト健常人での報告はなかった。今回の研究では健常人が 1 日 45ml（大さじ 3 杯）の MCT を摂取するとグレリンが有意に（約 2 倍に）活性化することを世界で初めて示した。MCT 摂取による食欲亢進の効果が間接的に期待できた。MCT45ml は熊リハパワーライスのレシピと同量であり、熊リハパワーライスを提供することで入院患者の食欲を刺激していることが推察される。この

用語

グルコサミン
天然において貝の殻、動物の骨および骨髄に存在している。また、クロコウジカビ（Aspergillus niger）といった一部の真菌にも存在している。グルコサミンは自然界ではカニやエビなどのキチン質の主要成分として多量に存在している。

用語

グレリン
胃から産生されるペプチドホルモン。下垂体に働き成長ホルモン分泌を促進し、また視床下部に働いて食欲を増進させる働きを持つ。

Chapter.2

> 研究の被験者は、なんと TEAM YOSHIMURA の 4 人である。1 日 6 回の採血を導入前、導入後と計 12 回採った。私、嶋津は見た目通り血管もデリケートなので危ない注射（？）を常用しているような内出血であった。しかしこの採血も無駄ではなかったのだ！！

高齢糖尿病患者の運動療法（リハビリテーション）の考え方

　定期的な身体活動や歩行などの運動療法は、血糖値の改善だけでなく、あらゆる面でのプラス効果が示されている。しかし高齢者の体力には個人差があり、骨・関節疾患、虚血性心疾患、肺疾患、糖尿病腎症 4 期、ネフローゼ症候群、増殖性糖尿病網膜症も有する場合のリハには注意が必要である。

　また高齢者は、サルコペニアと呼ばれる加齢とともに生じる骨格筋の質や量の低下や、フレイルといわれる虚弱になり筋力・活力低下に伴う身体の予備能力が低下した状態の人が多いのが特徴である。リハを開始する前には主治医や理学療法士へ相談し、運動内容、量、時間等の確認をすることが重要である。

　高齢糖尿病患者のリハの効果としては、追跡調査にて、週 4 時間以上の身体活動を行う患者では、4 時間未満の身体活動の患者と比較して死亡が少ないと報告されている[17]。高齢二型糖尿病におけるレジスタンストレーニング効果は、血糖改善、除脂肪量と筋力増加、脂肪量の減少がみられ、QOL 改善につながる[18]。また高齢者糖尿病におけるバランストレーニングは転倒のリスクを減らすために大切である。あらゆる運動を組み合わせた多要素運動は、身体能力低下だけでなく認知機能低下予防にもつながる[19]。高齢者糖尿病の追跡調査でも運動は、認知症発症のリスクを 78 ％減少さ

せるという報告もある[20]。レジスタンストレーニングと有酸素運動、バランストレーニングを併用した運動療法が望ましいといえる。

　二型糖尿病を発症し治療を行っている高齢者では、成人の症例と比較して低血糖のリスクが高い。リハを行う際には、ブドウ糖や軽食を準備するだけでなく、必ず食後に行う等の理解が必要。糖尿病患者は、足のケアも必要であり、履きなれた靴、運動前後の足の観察などの注意が必要である。

> **ひと言メモ**
>
> **運動療法と血糖コントロール**
> 　糖尿病＝エネルギー制限と結び付いている人も多いだろう。患者だけでなく管理栄養士は、糖尿病食は低カロリーでバランスのよい食事という固定概念からの脱却が困難と考える。私自身も以前はそうであった。以前、回復期リハ病棟の糖尿病患者の体重が入院時BMIは肥満判定から退院日へ近付くにつれ標準体重以下に陥る症例を多く経験した。糖尿病という疾患だけを重視した結果だと反省した。活動量に対しての適正な栄養量の提供が必要であった。また、リハとフットケアも同時に考慮する必要がある。糖尿病治療は、食事療法とリハそして薬物療法である。当然ではあるが、食事療法とリハを組み合わせて考慮することが良好なコントロールのカギを握っている。

高齢者の健康食品被害

　健康食品による健康被害の未然防止と拡大防止にむけての取り組みが必要である。健康食品やサプリメントの利用が拡

大しており、最近の調査によると約3割の人が毎日利用し、過去の使用経験を含めると約8割の人が利用経験者だという。利用目的としては、健康の維持、栄養成分の補給、疲労回復、ダイエット、病気の予防だけでなく、約5％は病気の治療目的に利用していると報告されている。健康食品を利用する情報源は、製品の広告、家族や友人、知人など身近な人からの情報、テレビ新聞等の情報が大きく、購入経路も店頭だけでなくインターネットを介しての通信販売のルートも増加している。

　私の個人的意見だが、利用する情報源に医療関係者が入っていないのは寂しい。全身を管理する医師、看護師、薬を取り扱う薬剤師、食品を扱う管理栄養士を含め医療スタッフへの相談が上位になってほしいものである。

　健康食品が引き起こす健康被害の要因としては、1）製品の品質や偽装表示（医薬品成文添加、有害物質混入）、2）不適切な利用方法（医薬品的利用、大量に摂取）、3）利用対象者の体質（高齢者、幼児、妊婦、アレルギー体質、病者の利用）、4）医薬品や他の健康食品との相互作用（医薬品主作用の減弱、副作用の増強）が挙げられる。

　テレビ、雑誌、インターネットを介して出される不確かな情報の氾濫が、健康食品に対する誤解や健康被害につながっている。健康食品の品質や利用者の使用実態は把握困難であり、現状、健康食品と健康被害の因果関係は証明困難である。

　2004年に発生した中国製ダイエット食品による健康被害の発生を踏まえ、健康被害事例が保健所を介して厚労省に集約されるルートができた。病者における健康食品の利用は最も健康被害に陥る可能性が高いが、患者は医療関係者に健康食品の利用を伝えようとしない傾向にある。医療関係者の情

報収集においても健康食品の利用の質問をする光景はあまり目にしない。

糖尿病の食事療法での注意事項
　高齢者の二型糖尿病では、糖尿病でない患者と比較して低栄養が多い[21]。MNAで評価した低栄養は基本的にADL低下、握力低下、下肢身体能力低下、QOL低下、在院日数の延長、在宅復帰率の減少、死亡率の低下と関連する[22, 23]。意図しない体重減少や食事摂取不足がある場合には低栄養を考え、BMIや身体組成を評価し悪性疾患などの合併を考慮し原因精査を行うことが大切である。

　標準体重1kg当たりの摂取エネルギーは軽労作の場合25～30kcalとすることが目安である。糖尿病の食事療法では、一般的には指示エネルギー量の50～60％を炭水化物、たんぱく質は20％までとして残りを脂質とするが、25％を超える場合は飽和脂肪酸を減じるなど脂肪酸組成配慮する。

　75歳以上の高齢者では野菜や魚の摂取が多いバランスのよい食事パターンの方が死亡のリスクは少ない[24]。

　高齢者のサルコペニア、フレイル予防のためには、重度の腎障害がなければ十分なたんぱく質を摂る必要があると思われる。高齢者の筋肉の量と質を保つためには、体重当たり1.0～1.2g/kg/、低栄養あるいはそのリスクのある患者では、体重当たり1.2～1.5g/kg/が必要とされている。栄養バランスに配慮した比較的多めのエネルギーやたんぱく質摂取が望ましいと示されている[25]。しかし実際の臨床現場において、積極的なエネルギー設定をすることに躊躇する管理栄養士も少なくない。糖尿病＝エネルギー制限という考え方からの離脱が必要である。

　二型糖尿病患者の栄養障害を認める場合は、血糖コント

ロールのためだけの安易な食事制限はさらなる栄養障害を引き起こす可能性があるので十分注意が必要である。

患者さんを総括します。

吉村　患者は腰椎圧迫骨折で入院した高齢者です。30年来、二型糖尿病を患っておられ、最近は自己判断による未治療状態であり、血糖コントロール不良でした。入院時は高血糖、そして薬剤コントロールを開始すると低血糖になり調整が困難でした。入院当初は疼痛による食欲不振でしたが、その後は従来の食生活と入院後の食生活の違いによる食欲不振が続きました。また、病前から続いていたうつ傾向があり、あらゆる場面での意欲低下、無力感、倦怠感、虚脱感、食欲不振による体重減少もありました。高齢になると主病名だけでなく、あらゆる併存疾患を認め、状況に応じての多職種によるアプローチが必要な症例でした。

嶋津　管理栄養士としては、やはり高齢糖尿病患者の血糖コントロールの難しさと高齢者うつを伴う食欲低下という糖尿病エネルギーの設定の難しさ、そしてうつ病の食欲不振に対する確実なエネルギー補給方法という相反する対応をその時期に応じて検討しなければならない点に悩ませられました。在宅復帰が目標でしたので、主たる介護者である妻の協力とその他のサポート体制の支援の必要性を痛感。在宅栄養管理の継続にはやはり、今後、訪問

> 栄養食事指導が必要になると痛感させられる症例でした。

【文献】

[1] Report of a WHO study group. Assessment of fracture risk and its application to screening for postmenopausal osteoporosis. World Health Organ Tech Rep Ser 1994;843:1-129.
[2] 藤原佐枝子，HORMONE FRONTIER IN GYNECOLOGY, 2013.
[3] Shirai et al.Osteoporos Int, 2010, Fukui et al. J Orthop Troumo, 2012.
[4] Tsuboi et al. J Bone Joint Surg Br, 2010.
[5] 千葉聡，中村豊，田島幹大ら日本整形外科学会脊椎脊髄病委員会：骨粗鬆症性錐体骨折に対する保存療法の指針策定―多施設共同前向き無作為化比較パイロット試験の結果より．日整会誌 2011;85:934-941.
[6] Papaioannou A, et al. 2010 clinical practice guidelines for the diagnosis and management of osteporois in Canada:summary. CMAJ 2010;182:1864-73.
[7] 厚生労働省．日本人の食事摂取基準 2015（https://www.mhlw.go.jp/stf/seisakunitsuite/bunya/kenkou_iryou/kenkou/eiyou/syokuji_kijyun.html）
　● 5年ごとにみなされており次は 2020年度版
[8] 日本糖尿病学会．熊本宣言 2013（http://www.jds.or.jp/modules/important/index.php?page=article&storyid=42）
[9] 荒木厚，他．高齢者糖尿病診療ガイドライン 2017 を踏まえた治療の要点と展望．日老医学誌 2018;55（1）：1-12.
　● 高齢糖尿病患者管理のうえで重要
[10] Scarmeas N, et al.Mediterraneean diet and mild cognitive impairment. Arch Nevrol 2009;66（2）:216-625.
[11] Nanri A, et al. Dietary patterns and depressive symptoms among Japanese men and women. Eur J Clin Nutr 2010;64（8）:832-839.
[12] 古賀賀恵．緑茶・コーヒーを飲む習慣と大うつ病との関連．New Diet Ther 2013;29（1）:31-38.
[13] 厚生労働省．高齢者のうつについて（https://www.mhlw.go.jp/topics/2009/05/dl/tp0501-siryou8-1.pdf）
[14] 服部英幸．高齢者うつ病とアルツハイマー病に伴ううつ状態の比較検討．老年期認知症研会誌 2011;18:15-18.
[15] 吉村芳弘．PEG ドクターズネットワーク（http://www.peg.or.jp/）

● MCT についてのわかりやすい解説

[16] 嶋津さゆり,他.熊リハパワーライスは脳卒中回復期の栄養状態や機能的予後を改善する.日静脈経腸栄会誌 2019;1（3）:149-156.

[17] Castaneda C, et al. A randomized controlled trial of resistance exercise training to improve glycemic control in older adults with type2 diabetes. Diabetes Care 2002;25（12）;2335-2341.

[18] Espeland M.A, et al. Effects of Physical Activity Intervention on Physical and Cognitive Function in Sedentary Adults With and Without Diabetes, J Gerontol A Biol Sci Med Sci 2017;72（6）:861-866.

[19] Bruce DG, et al. Predictors of cognitive impairment and dementia in older people with diabetes. Diabetologia 2008;51（2）:241-248.

[20] Turnbull PJ, et al. Evaluation of nutritional status and its relationship with functional status in older citizens with diabetes mellitus using the mini nutritional assessment（MNA）tool - a preliminary in vestigation .J Nutr Health Aging 2002;6（3）:185-189.

[21] Sanz Paris A, et al. Malnutrition prevalence in hospitalized elderly diabethic patients. Nute Hosp 2013;28（3）:592-599.

● 低栄養の糖尿病患者の有病率

[22] Alfonso-Rasa RM, et al. The relationship between nutritional status, functional capacity, and health-related quality of life in older adults with type2 diabetes; a pilot explanatory study. J Nur Health Aging 2013;17（4）:315-321.

[23] Iimuro S, et al. Dietary pattern and mortality in Japanese elderly patients with type2 diabetes mellitus-Does vegetable and fish rich diet improve mortality: Anexplanatory study. Geriatr Gerontol Int 2012;12（suppl1）:59-67.

[24] Deutz NE, et al. Protein intake and exercise for optimal muscle funcyion with aging recommendations from the ESPEN Expert Groupe. Clin Nutr 2014;33（6）:929-936.

Case 4 誤嚥性肺炎、慢性腎臓病の70歳代後半男性

【ポイント】

- 誤嚥性肺炎の原因にサルコペニアによる摂食嚥下障害が挙げられる
- 誤嚥性肺炎では医原性サルコペニアや医原性低栄養が好発する
- 早期経口摂取、早期リハを行うことで、経口摂取の獲得が推進される
- 慢性腎臓病（CKD）では生活習慣の是正、リハ栄養が重要なポイントとなる
- 検診を受けること、かかりつけ歯科を持つことは生涯において重要である

白石　吉村

白石　誤嚥性肺炎とCKD、この2つの疾患の対策は後手にまわっているような印象があります。

吉村　それはどのような点からですか？

白石　誤嚥性肺炎は多職種でがっちりスクラムを組めていたら予防できるかもしれない、あるいは重症化を防げるかもしれないと思っています。安易に絶食指示や安静指示されることも少なくないと思います。

吉村　はい。

白石　CKDも患者さんに疾患としての病識がない、もしくは乏しい人が多いような気がします。また、医療者側からみても見落とされがちな印象があります。

吉村　患者自身の健康に対する意識も必要ですね。

白石　そうですね。たとえば、NSTの対象にあがる患者

さんで eGFR の値がとても低かったりすると、前医やかかりつけの医院などではどのような CKD 管理がされていたのかな、患者さん自身は CKD を意識していたのかな、知らされていなかったのかな、知っていたにもかかわらず未受診や未治療だったのかなと病前の CKD の管理状況が気になります。

吉村　CKD は予防も治療も後回しにされがちな印象ですね。特に高齢患者の CKD の栄養管理や運動管理は、サルコペニアの視点から考えることが重要です。

白石　CKD があれば画一的にたんぱく質制限と考える医療者もいますね。しかし、サルコペニアではたんぱく質摂取は大事ですよね？

吉村　CKD 患者のたんぱく質の摂取量についてはまだまだコンセンサスがなく、舵取りが難しい。でも、白石さんが言うように**画一的なたんぱく質制限は改める必要がありますね。**

白石　誤嚥性肺炎もサルコペニアと関連していると聞きました。絶食が続く患者さんの話を耳にすることもあります。

吉村　**誤嚥性肺炎の原因や増悪因子としてサルコペニアや低栄養が指摘されています。**医原性のサルコペニアや低栄養の予防も意識しておかないといけません。これは医療者側の意識改革が必要です。CKD では、ベースの生活習慣や疾患、たとえば糖尿病とか、食生活の問題もあります。CKD は徐々に進行しますが、患者側の要因が大きいといえます。ただし、高齢の CKD 患者に安易にたんぱく質制限や運動制限をすることでサルコペニアをきたすことも指摘され

始めています。
白石　疾患を診るのではなく、患者を診る視点が大事なのですね。
吉村　そうです。誤嚥性肺炎やCKDのマネジメントでは、「疾患モデルから高齢者モデルへのパラダイムシフト」（Prologue p.11参照）という言葉がぴったりきますね。症例をみてみましょう。

症例　入院時評価

70歳代後半 男性
主病名：慢性腎臓病、誤嚥性肺炎
左前腕シャントグラフト不全、左前腕移植人工血管感染

現病歴

K病院で透析中。胸椎圧迫骨折にてK病院入院加療していたがベッド移乗の際にふらつきL3圧迫骨折。入院中に左前腕内シャント閉鎖し左前腕グラフト増設。グラフト感染にはいたっていないが皮膚壊死部のデブリ予定となるも、誤嚥性肺炎発症。肺炎治療とOPE目的で入院となる。

併存疾患

①心筋梗塞　②糖尿病　③腰部脊柱管狭窄症　④甲状腺機能低下症　⑤誤嚥性肺炎
意識レベル：清明（JCS 0）/ 両下肢切断 / 要介護5 / 身体障害者手帳1級

心身機能

ROM（SLR右60左70、屈曲右90左95、外転右25左20、外旋右25左40、内旋右20左25）、筋力（腸腰筋右2＋左3－、大殿筋右2左2＋、大腿四頭筋

右2左2＋）
ADL：
移動動作できない。排泄動作は介助を要する。整容は口腔清掃や洗顔、手を洗うことは介助が必要だが整髪は可能。更衣においては上着の着脱は自立で可能。
栄養状態：
身長163cm、体重43.1kg、BMI 16.2
栄養スクリーニング：MNA-SF 4点（低栄養）
問題点：
歩行能力低下、ROM制限、筋力低下、ADL能力低下、基本動作能力低下。透析による疲労感、壊死、感染している部位の疼痛、介護を受けることへの精神的苦痛

血液検査所見

Alb 2.6g/dl、ALP 376U/l、BUN 27.3mg/dl、クレアチニン 3.3mg/dl、CK 30U/l、eGFR 15.0 ml/min/1.73m^2、Na 134mEq/l、K 3.2mEq/l、Cl 102mEq/l、CRP 3.7mg/dl、白血球 2,920/ul、赤血球 329×10^4/dl、ヘモグロビン 10.8g/dl

口腔スクリーニング

ROAG15点（中等度の口腔問題あり）。下顎前歯のみ残存。義歯不適合、義歯の支えとなる歯も欠損、または残根状態であった。

吉村　この患者さんはNSTの対象になっていなかったですね。

白石　短期間の入退院を繰り返していましたので、残念ながらタイミングが合わなかったようです。

吉村　代わりに当院の栄養サポート外来でもフォローできたらよかったですね。

白石　はい、そう思います。どこかの時点で栄養スクリーニングと評価を受ける機会があれば、もっと早いステージで介入ができたと思います。透析を週3回受けておられるのも影響していると思います。

吉村　入院前や入院後のリハ栄養も大事だと思います。

白石　本当ですね。

吉村　それでは、誤嚥性肺炎について病態を確認しておきましょう。

誤嚥性肺炎の病態

ものを飲み込む働きを嚥下機能、口から食道へ入るべきものが気管に入ってしまうことを誤嚥という[1]。誤嚥性肺炎は、嚥下機能障害のために唾液や食べ物、あるいは胃液などと一緒に細菌を気道に誤って吸引することにより発症する。

吐物を大量に吸引した場合には胃酸による化学性肺炎を起こすことがあり、メンデルソン症候群と呼ばれる[2]。前者は臨床上通常の誤嚥性肺炎としての「aspiration pneumonia」と呼ばれ、後者は誤嚥性肺障害「aspiration pneumonitis」と呼ばれる。

通常の誤嚥性肺炎は主に、不顕性誤嚥を含む細菌性肺炎で

知っておきたい (!)

誤嚥

誤嚥をきたしやすい病態として、①神経疾患（脳血管疾患、中枢性変性疾患、パーキンソン病、認知症など）、②寝たきり状態、③口腔の異常（咬合異常〔義歯不適合も含む〕、口腔内乾燥、口腔内の悪性腫瘍、口腔機能低下など）、④胃食道疾患（食道憩室、食道運動異常〔アカラシア、強皮症〕、悪性腫瘍、胃─食道逆流、胃切除後、⑤薬剤性（鎮静薬、睡眠薬、抗コリン薬など口腔内乾燥などをきたす薬剤）、⑥経管栄養（経鼻胃管、胃瘻など）、などが挙げられる。

あり、びまん性嚥下性細気管支炎や人工呼吸器関連肺炎なども含まれる。誤嚥性肺障害は嘔吐物の顕性誤嚥が背景にある急性肺障害であり、重症度も高くなる。

　高齢者や神経疾患などで寝たきりの患者では口腔内の清潔が十分に保たれていないこともあり、口腔内で肺炎の原因となる細菌がより多く増殖することとなる。また、高齢者や寝たきり患者では咳反射が弱くなり嚥下機能が低下する。その結果、口腔内の細菌が気管から肺へと吸引され、肺炎を発症する。

　栄養状態が不良であることや免疫機能の低下なども発症に関与するため、普段からの栄養管理や体調管理、全身レベルの把握と看護はとても重要である。また、嘔吐などで食物と胃液を一度に多く誤嚥して発症する場合もあるので注意が必要である。

　誤嚥性肺炎の診断には、日本呼吸器学会における「医療・介護関連肺炎（NHCAP）診療ガイドライン」の嚥下性肺炎フローチャートが用いられる（図1）[3]。発熱、喀痰、咳嗽、下顎呼吸、頻脈などのサインがあれば、胸部X線、CT、CRP高値などの臨床所見などを目安に評価される。また高齢者では食欲不振、ADL低下、意識障害、失禁などのサインも見逃してはならない。しかし複合的な原因として気管内カテーテルの留置や低栄養、介助における口腔環境の不衛生（不適切な口腔ケア）、不適切な食事介助、食事形態、摂食直後の臥床による胃食道逆流、気道伸展位による臥床など医原性肺炎も起こりうることに十分な注意を払わなければならない[1, 4-6]。

図1 嚥下性肺疾患診断フローチャート

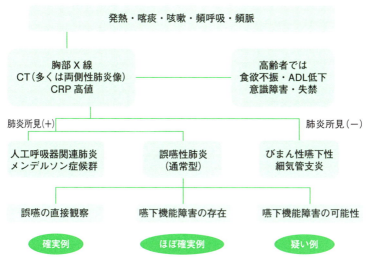

[1] 日本呼吸器学会, 医療・介護関連肺炎（NHCAP）診療ガイドライン作成委員会. 医療・介護関連肺炎診療ガイドライン：メディカルレビュー社；2011. p39. より許諾を得て転載

> **ひと言メモ**
>
> **誤嚥性肺炎**
>
> 「回復期にサルコペニアがあるとADLや嚥下の改善、自宅退院が悪い」ということが明らかになった[78]。嚥下機能においてもサルコペニアの存在で影響は大きいことが明らかになった[79]。リハ栄養におけるエビデンスである。特にサルコペニアの状態においてはSTや歯科職種などとの連携が必要となってくる。また、医原性サルコペニアの予防も重要で、「とりあえず禁食・安静」とされた患者については、廃用によるサルコペニアの進行がないか[30]評価すべきである。不適切な栄養管理は医原性サルコペニアの発症因子である。特に、誤嚥性肺炎は禁食とされやすいので、全身状態を正しく評価し、対策を講じることが、経口摂取再開にとっ

て重要である[80, 81]。

白石　繰り返す誤嚥性肺炎で入院される患者さんを思い出しました。頑固なおじいちゃんで、口腔ケアを毛嫌いされていました（涙）。私がベッドサイドにうかがうと、「口ん中をさわられるくらいなら死んだ方がまし！」と殴りかかってこられました。

吉村　それはたいへんでしたね。猛獣使いの白石さんでもだめでしたか。

白石　私は猛獣使いではないです（苦笑）。スポンジブラシで優しく撫でるくらいなら大丈夫な患者さんでした。きっと以前の病院や施設でいやな口腔ケアの経験があったのでしょうね。

吉村　うちの口腔ケアは気持ちがいいと患者さんからよく言われますよ。

白石　嬉しいですね。私たち歯科は病棟ナースと協働で、心をこめて口腔ケア、口腔リハをさせていただいております。

吉村　それはとてもありがたい。来週、私も予約します。

白石　歓迎いたします（笑）。

吉村　さて、サルコペニアと嚥下障害の関連については臨床現場だけでなく、学術分野（アカデミア）でもホットな話題になっています。嚥下障害の前の段階である老嚥についてもおさえておくとよいです。

老嚥とは

　老嚥とは、健常高齢者における摂食嚥下機能の低下を指す。「障害」と呼ぶ状態ではなく、機能低下のことを主に指す[7-9]。主なものとしては喉頭前庭閉鎖の遅れ、舌の輸送機能低下、舌骨の動きの遅延などが報告されている[10-13]。老嚥の特徴は機能低下として多岐にわたり、また予備的能力に乏しく、容易に摂食嚥下障害に陥りやすいと考えられており、摂食嚥下障害におけるフレイルの状態といえる[14-18]。**この時期から早期対策を講じていくことが、老嚥による機能低下からの誤嚥性肺炎予防に重要である。食べにくい、飲み込みにくくなった、むせるようになったなど、些細なサインを見逃さないよう注意が必要である。**予防法として頭部挙上訓練や嚥下おでこ体操なども有用である[19-23]。また、要介護高齢者に対し、食事前に集団で嚥下体操を行うことも有用である。うまくできない場合はフォローし、個々の機能を注視しながら一つずつ動作をゆっくり行っていくことが肝要である。また、**普段の会話、笑顔、食事などを積極的に楽しんで行うことも誤嚥性肺炎の予防につながるといわれている。**

サルコペニアの摂食嚥下障害

　咀嚼・嚥下は多くの筋肉の協調運動である。咀嚼・嚥下に関連する筋肉は加齢に伴って萎縮しやすく、骨格筋とともにこれらの筋肉がサルコペニアになると老嚥（老人性嚥下機能低下）やサルコペニアの摂食嚥下障害が生じる。誤嚥性肺炎では急性炎症による侵襲を認めるため、全身や嚥下に関連した筋肉のサルコペニアが進行しやすい[24]。摂食嚥下障害とサルコペニアの関連については、高齢者の咀嚼機能と上腕周囲長、体重の関連[25]、咬合とサルコペニア、低栄養の関連[26, 27]、舌圧と栄養状態の関連[28]などが報告されている。

Chapter.2

摂食嚥下障害を合併した高齢者では、身体活動量や栄養状態に特に注意する必要がある[29, 30]（図2）。

2019年1月には「サルコペニアと摂食嚥下障害：4学会合同ポジションペーパー」が発表された[31]。

このポジションペーパーによると、サルコペニアの摂食嚥下障害は、全身と嚥下筋のサルコペニアによって生じる嚥下障害と定義され、全身のサルコペニアが確認されない場合は、「サルコペニアの摂食嚥下障害」という診断名は使用すべきではないとしている。そして、神経筋疾患によるサルコペニアは除外されるが、加齢・活動低下・低栄養・疾患（侵襲と悪液質）による二次性サルコペニアはサルコペニアの摂食嚥下障害の原因に含まれることとしている（表1）。

> **知っておきたい**
> **サルコペニアと摂食嚥下障害：4学会合同ポジションペーパー**
> サルコペニアと摂食嚥下障害に関するエビデンスの構築を目的として、日本摂食嚥下リハビリテーション学会、日本サルコペニア・フレイル学会、日本リハビリテーション栄養学会、日本嚥下医学会の4学会が共同で作成したものである。サルコペニアの摂食嚥下障害の診断フローチャートも提言されており、診断の妥当性もすでに検証されている（図3）[73]。

吉村　世界初のサルコペニアの摂食障害のポジションペーパーが本邦から発表されたのは意義がありますね。

白石　吉村先生もポジションペーパーの作成メンバーですよね。

吉村　それは重要ではないです（笑）。サルコペニアや摂食嚥下障害の要因や対策についての知見や対策が充実して、本邦だけではなく世界中の高齢者が健康で幸せになってほしい。それが究極の願いなんです。

白石　中でもリハ栄養的アプローチはやはり重要ですね。

吉村　そうですね。誤嚥性肺炎の高齢患者は、肺炎という疾患治療だけではなく、患者さん全体をICFで評価して、リハと栄養の両輪でアプローチすることがやっぱり大事なんだと思います。

図2　サルコペニアによる咀嚼・嚥下機能障害

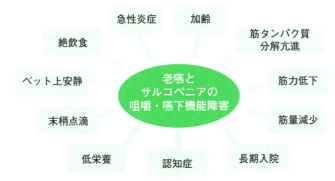

[30] 吉村芳弘. サルコペニアで要介護にならないために　咀嚼・嚥下機能へのアプローチは？　In: 荒井秀典 編. サルコペニアがいろん：ライフサイエンス出版；2017. p91. より許諾を得て転載

表1　誤嚥性肺炎とサルコペニアによる摂食嚥下障害

加齢	誤嚥性肺炎は高齢者に多く、潜在的に嚥下筋の筋肉量低下を認めることがある
活動	誤嚥性肺炎後は禁食で管理されることが多く、廃用性の嚥下筋の筋委縮が進行する
栄養	誤嚥性肺炎後は末梢静脈栄養で管理されることが多い。エネルギーやたんぱく質の投与量が不足する場合には、嚥下筋の筋委縮が進行する
疾患	誤嚥性肺炎の侵襲による嚥下筋の筋委縮を認める。がんやCOPDなど悪液質を生じる疾患を合併していることがある

[31] Fujishima I, et al. Sarcopenia and dysphagia: Position paper by four professional organizations. Geriatr Gerontol Int 2019; 19 (2):91-97.

誤嚥性肺炎に対するリハ栄養管理

　サルコペニアの摂食嚥下障害には低栄養が関連しているため、十分な栄養管理と栄養状態に応じたリハを勘案したリハ栄養の概念が有用である。

　誤嚥性肺炎で入院した患者に絶食期間が生じると、治療が長引き入院期間が延長する。このことで嚥下機能がさらに低下する[32]。高齢の肺炎患者においては、入院後2日以内に

| 図3 | サルコペニアの摂食嚥下障害の診断フローチャート |

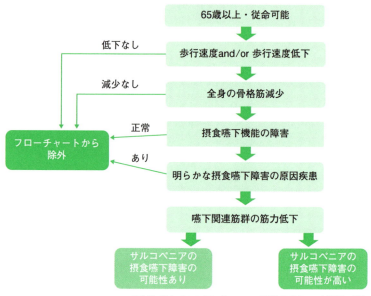

[15] 森 隆志. 6. フレイル・サルコペニアの摂食嚥下障害. In: 吉村芳弘, 他編. リハビリテーション栄養UPDATE：医歯薬出版；2017. p49. より許諾を得て転載

経口摂取を開始した場合、早期に経口摂取で退院可能となる[33]。以上により、**誤嚥性肺炎では早期経口摂取が望ましい**。

リハを行う高齢者においてサルコペニアを合併していると、ADLや嚥下機能の改善、自宅退院率が悪化する[34]。嚥下機能においてもサルコペニアの影響は大きい。病前からのサルコペニアだけでなく、医原性のサルコペニアを予防するためにも、誤嚥性肺炎では不要な安静臥床や絶食を避け、早期離床と早期経口摂取を行い、全身の筋肉量を無駄に低下させないことが重要である。誤嚥性肺炎の高齢者では、入院後3日以内に理学療法を開始すると死亡率が有意に低いといわれている[35]。したがって、**誤嚥性肺炎では早期離床ならび**

に早期リハ(嚥下訓練、理学療法含む)を行うべきである。

吉村　**誤嚥性肺炎では口腔管理は超重要ですね**。白石さん、当院では入院患者に積極的に口腔管理をしていますよね。
白石　もちろんです。日々頑張っていますよ。
吉村　口腔管理の重要性について教えてください。

口腔管理の重要性
1．口腔スクリーニングの重要性

　最良の栄養療法は経口摂取である。料理の彩りを目で見て、香りを感じ、味わいを楽しみ、大切な家族や仲間と料理を囲むということは、ただ栄養を摂取すること以上の意味があるだろう。口から食べることは、ADL だけでなく QOL にも影響を及ぼす。しかし、高齢者は多くの口腔の問題を抱えている。実際に、口腔機能は摂食・嚥下プロセスの主要な役割を担っているにもかかわらず、入院患者や在宅医療を受ける 65 歳以上の高齢患者の約 8 割に何らかの口腔の問題を認めている[36,37]。

　また、歯の欠損やカリエス、歯周病、感染症などは低栄養の要因となり[74]、低栄養や QOL の低下だけでなく、深刻な合併症や死亡率に影響する[75]。また、高齢者の口腔機能障害は急性期病院で 91 % にみられ[76]、回復期病院で 85 % に認めている。また、慢性腎不全の 90 % に歯科疾患があり、透析を受けている患者の口腔汚染は 80 % にのぼるといわれている。さらに深刻なことに、**入院患者の口腔状態の悪化**

は、栄養障害や嚥下障害だけでなく、退院時の ADL や院内死亡、自宅退院復帰率にも悪影響をあたえることがわかっている[38]。

　そのため、口腔スクリーニングは医療の基本であり、全ての高齢患者に対して施行されるべきである。しかし、診療報酬の後押しもあり栄養スクリーニングはほぼ全ての医療機関で入院時に施行されるようになったものの、口腔スクリーニングはそうではない。医療スタッフの口腔に関する知識や評価技術の確立だけでなく、誰が（どの職種が）その任を担うかについてのコンセンサスができているとはいい難い。疾患モデルから高齢者モデルへと医療のパラダイムシフトが進む中、口腔スクリーニングおよびその後の適切な口腔評価と介入の確立は喫緊の課題である。

2．口腔スクリーニングとは

　口腔スクリーニングの方法には様々なものがある。<u>改定口腔アセスメントガイド（Rivised Oral Assessment Guide：ROAG）</u>は信頼性と妥当性が検証された国際的に使用されている口腔スクリーニングツールの一つである（図4）[39-42]。現在では ROAG のほかにも OHAT（Oral Health Assessment Tool）も普及しており、病棟や施設、在宅医療などで用いることにより、多職種で口腔の問題を共有することが可能なツールとなっている。口腔管理やモニタリングなどにも適しており、歯科以外の職種でも慣れれば1分以内で評価可能なツールである。そしてこの口腔スクリーニングは電子カルテに組み込むことにより、より迅速に共有、管理することも可能である。口腔問題に対するモチベーションも上がってきており、最近はこれらのツールを活用し、歯科以外の職種で臨床研究も始まっている。

用語

改定口腔アセスメントガイド（Rivised Oral Assessment Guide：ROAG）
ROAG では口腔機能を（声、嚥下、口唇、歯・義歯、粘膜、歯肉、舌、唾液）の8項目においてスコア化しており1〜3点で評価を行う。定量的に評価することが可能なスクリーニングツールである。評価項目も3項目で比較的簡単な内容になっており、臨床でも少しずつ採用され始めた。

図4　ROAG：口腔スクリーニングツール

項目	状態とスコア		
	1	2	3
声	正常	低い or かすれた	会話しづらい or 痛い
嚥下	正常な嚥下	痛い or 嚥下しにくい	嚥下できない
口唇	平滑でピンク	乾燥 or 亀裂 and/or 口角炎	潰瘍 or 出血
歯・義歯	清潔で食物残渣なし	部分的に歯垢や食物残渣　齲歯や義歯の損傷	全般的に歯垢や食物残渣
粘膜	ピンクで潤いあり	乾燥、赤や紫、白色への変化	著しい発赤、厚い白苔、水泡や潰瘍
歯肉	ピンクで引き締まっている	浮腫、発赤	指圧迫で容易に出血
舌	ピンクで潤いがあり乳頭あり	乾燥、乳頭消失、赤や白色への変化	非常に厚い白苔水泡や潰瘍
唾液	ミラーと粘膜の間に抵抗なし	抵抗が少し増す	抵抗が明らかに増し、ミラーが粘膜にくっつく

[40] Andersson P, et al. Oral health problems in elderly rehabilitation patients. Int J Dent Hyg 2004;2(2):70-77.

白石　かなり昔のことですが、看護師さんに「口は閉じるとわからんけん、忙しい時はせんでいいとよ。どうしても、はしょらなんところ（省く箇所）はそこしかないもん」と言われたことがありました。

吉村　以前はそんなこともあったんですね。

白石　今はそんなことはなくなりましたが、昔はホントにありましたね。でも、施設や病院に勤めている歯科衛生士からは、今でも時々そんな言葉が聞かれますし、多職種の口腔管理に関わる認識が薄い実態もま

だまだあるんだなと思うところです。

吉村　口腔はリハ栄養の基本です。医師を含め、多職種が口腔の重要性を共有して、**口腔管理が「やって当たり前の」医療やケアになるべきです。**

白石　なってほしいですね！　切に願うところです！

吉村　さて、CKD です。

白石　はい（笑）。

慢性腎臓病（CKD）とは

CKD は、蛋白尿などをはじめとする腎疾患の存在を示す所見、もしくは腎機能低下（糸球体濾過量値が 60ml/分 /1.73m² 未満）が 3 ヶ月以上持続する病態と定義される[43]（表2）。具体的には、①尿異常、画像診断、血液、病理で腎障害の存在が明らかであり、特に 0.15g/gCr 以上の蛋白尿（30mg/gCr 以上のアルブミン尿）の存在があること、② GFR ＜ 60mL/ 分 /1.73m² であること、③ 18 歳以上であること。さらにその重症度は第 1 〜 5 期に分類され、原疾患（Cause）、腎機能（GFR）、蛋白尿・アルブミン尿（Albuminuria）に基づく CGA 分類で評価する（エビデンスレベル A1：強く推奨される）[44]。CKD の発症や重症化の危険因子は生活習慣（喫煙、飲酒、塩分過多、肥満など）、高血圧、耐糖能異常や糖尿病、脂質異常症、冠動脈疾患、メタボリックシンドローム、加齢など様々であり、重症度に応じた適切な治療が行われる[43-48]。

CKD 治療の目的は、CKD の進行抑制と、CKD 進行に伴う CKD-MBD の治療、末期腎不全と心血管疾患の発症、進行阻止、抑制である[49-51]。治療はもとより、禁煙、栄養療法、運動療法、薬物療法を実践し、各ステージの程度に応じた対策を講じる。しかし生活習慣には個人差もあるため、

用語

糸球体濾過量値
糸球体濾過量値（GFR）は日常診療では血清 Cr 値、性別、年齢から日本人の GFR 推算式を用いて算出する。
eGFRcreat(mL/分/1.73m2)＝194×血清 Cr(mg/dL)−1.094× 年齢(歳)−0.287〔女性の場合には×0.739〕。

用語

CKD-MBD
（CKD-mineral and bone disorder）ミネラル、骨障害；リン、カルシウム、副甲状腺ホルモン、ビタミンDなどにおける障害

個々に応じた介入、治療が肝要である。

　CKDに伴う合併症にも十分留意する必要がある。腎硬化症、腎動脈狭窄症、腎性貧血、CKD-MBD、高尿酸血症、脂質異常症、肥満、メタボリックシンドローム、妊娠などは特に注意すべき合併症である。

　また、**加齢に伴うリスク管理**も重要で[52,53]、CKD-MBDにおける管理や二型糖尿病を合併している場合、また75歳以上の高齢CKD患者においては排泄機能も低下しており、投与される機会の多いRA系阻害薬や利尿薬、ビタミンD製剤などの用量調節に注意が必要である[54-56]。そして、**ポリファーマシー**[77]を避けるためにも、お薬手帳を確認するよう提案すべきである。透析、腎移植、糖尿病性腎臓病、難治

> **表2**　蛋白尿区分（上）、GFR区分によるCKDステージ分類（下）

原疾患	蛋白尿区分	A1	A2	A3
糖尿病	尿アルブミン定量（mg/日） 尿アルブミン/Cr比（mg/gCr）	30未満	30〜299	300以上
高血圧 腎炎 多発性嚢胞腎 その他	尿蛋白定量（g/日） 尿蛋白/Cr比（g/gCr）	0.15未満	0.15〜0.49	0.50以上

	GFR区分	
G1	正常または高値	≧90
G2	正常または軽度低下	60〜89
G3a	軽度または中等度低下	45〜59
G3b	中等度〜高度低下	30〜44
G4	高度低下	15〜29
G5	末期腎不全	<15

[43] Michishita R, et al. The association between changes in lifestyle behaviors and the incidence of chronic kidney disease (CKD) in middle-aged and older men. J Epidemiol 2017;27（8）:389-397.

性腎疾患なども個々に応じた医学的管理が必要な疾患である[57-59]。高齢 CKD 患者のフレイルは、腎機能、生命予後、透析導入の増悪因子といわれており、特に注意が必要である[53,60]。

慢性腎臓病（CKD）とサルコペニア

CKD 患者におけるサルコペニアの頻度は高く、早期の段階から身体機能の低下がみられ、ステージの進行とともに、さらに機能低下も進むことが報告されている[61,62]。身体活動の低下、転倒、骨折の増加、入院、要介護状態、施設入所の増加、医療費の増大、ポリファーマシーなど身体的、社会的、精神的影響も大きく、特に CKD 患者においては生命予後にも悪影響を及ぼすことが明らかになっており、特に下肢身体能力障害は死亡率との関連が明らかになっている[63]。

CKD 患者でサルコペニアが多い原因として、高齢であること、CKD 自体による代謝性アシドーシスや炎症性サイトカインの上昇などに起因する蛋白異化亢進、レニンアンジオテンシン系の亢進、インスリン抵抗性の増大、IGF-1 などの同化ホルモン作用低下などの複合的な要素が挙げられ、これらの因子が栄養障害および身体機能低下へリンクしていると考えられている[64]。

慢性腎臓病（CKD）に対するリハと運動療法

まず最初に、全体状態、身体機能の評価を行う。ADL、栄養状態、身体機能、筋機能、筋量の評価、摂食嚥下評価、口腔の評価などを行う。CKD に生じやすいリハ栄養診断項目としては、低栄養、低栄養のリスク状態、栄養素の不足状態、サルコペニア、栄養素摂取の過不足が挙げられる。各項目において、リスク管理を行うことが重要となってくる。管

理栄養士だけでなく、リハ職種の評価も重要で、双方の車輪がうまく回転しないと、かえって低栄養（過栄養）、サルコペニアのリスクを増大させる結果となってしまうので注意が必要である。

<u>腎臓リハビリテーション（腎臓リハ）</u>とは、腎疾患や透析医療にもとづく身体的・精神的影響を軽減させ、症状を調整し、生命予後を改善し、心理社会的および職業的な状況を改善することを目的として、運動療法、食事療法、水分管理、薬物療法、教育、精神・心理的サポートなどを行う、長期にわたる包括的なプログラムのことを指す[64]。

腎臓リハにおける中核は運動療法であるが、CKD透析患者においては、運動耐容能改善、<u>PEW</u>（Protein-energy wasting）の改善、蛋白異化抑制、QOL改善などをもたらす。また、保存期CKD患者においても適度な運動が、腎機能には影響を及ぼさず、むしろ運動耐容能やQOLの向上、糖・脂質代謝の改善などのメリットをもたらす可能性があり、活動を過度に制限すべきではないことが示唆されている[65]。CKD保存期、透析期、いずれにおいても運動療法が心血管予防に効果がある[66-69]。

慢性腎臓病（CKD）における栄養療法とそのエビデンス

CKD患者において、保存期で20〜80％、透析期では23〜73％に栄養障害がみられ、ステージの進行により栄養障害の頻度は上昇する[70]。そのため、ステージの進行を抑制するために、CKDの療養指導にスキルのある管理栄養士が介入することを推奨している。

PEWの進行に伴い、たんぱく質制限が問題となってくるが、CKD抑制のためにたんぱく質制限は推奨されるも、画一的な指導は不適切であり、個々のリスクや病態、アドヒア

知っておきたい

腎臓リハビリテーション（腎臓リハ）
腎臓リハについて知っておくことはとても重要。ここでも安静より、運動の必要性がいわれている。

用語

PEW
(Protein-Energy Wasting)。CKDに伴ったたんぱく質とエネルギー源の貯蔵が減少した栄養障害。国際腎臓病栄養代謝学会(International Society of Renal Nutrition and Metabolism:ISRNM)によるPEWの判断基準
1）生化学検査
2）体格の変化、または体重の減少
3）筋肉量の減少
4）栄養摂取量の減少
3項目以上満たせば、PEWと診断される。

ランスなどを総合的に判断し、腎臓専門医と管理栄養士を含む医療チームの下で行うことが望ましいとされている（エビデンスレベル B-1）[42, 71, 72]。

総死亡、CVD の発症を抑制するために、CKD 患者の血清 K 値を管理することが提案されており、具体的な管理目標としては、血清 K 値 4.0mEq/L 以上、5.5mEq/L 未満でリスクが低下する（エビデンスレベル C-2）。

塩分制限については、高血圧、尿蛋白の抑制と CVD 予防のため、6g/日未満の食塩摂取制限を推奨する。ただし、過度の減塩は害となる可能性があるため、3g を目安として個々の症例に応じて下限を設定する（エビデンスレベル C-1）。

代謝性アシドーシスへの介入は腎機能低下を抑制するために推奨され、具体的には、HCO_3 濃度が 21mmol/L を下回った時点で介入を検討する（エビデンスレベル B-1）。

生活習慣の是正も腎機能の程度に応じた対策を個々に応じて実践することが重要であり、低栄養およびそのリスクについても正しい知識で考慮、または介入する必要がある。

吉村　サルコペニアを合併した高齢 CKD 患者へのたんぱく質摂取量についてはコントロバーシャルです。CKD に対して画一的なたんぱく質制限を行うことで、サルコペニアを助長するリスクがあります。CKD や末期腎不全による生命予後とサルコペニアのリスクを総合的に鑑みて、オーダーメイドのたんぱく質の提供を行うべきです。いずれにしても、十分なエネルギー量を確保し、体重はなるべく維持す

ることが大事です。

白石　CKDステージ進行の抑制と、サルコペニア予防のたんぱく質摂取量は、ベクトルが反対で難しそうですね。

吉村　そうですね。臨床ではCKD患者のサルコペニアや低栄養を評価することから始める必要があります。

白石　たんぱく質の最低必要量、上限量については引き続き研究が必要なんですね。さて、これから少しだけ私の話に付き合ってください。冒頭の症例のSさんとの関わりです。

吉村　はい、付き合います。

Sさんとの出会いと誤嚥性肺炎

　Sさんとの出逢いは入院時の口腔スクリーニングで病室を訪れた時であった。ティッシュにくるまれた義歯があり、装着してみると、う歯や残根状態などで不適合。歯科治療をすすめたが、笑って「どうしようかな」と躊躇されていた。その後何度か訪室するも、入院中に週3回の透析、形成外科での短期間の入院ということで、あっという間に退院されていたが、その後再入院。病名はなんと誤嚥性肺炎だった。苦しい表情での入院加療。汚染、廃絶した口腔内。歯科は口腔ケアで介入していたが、Sさんも疲労感が強く、話す機会がなかった。その後、また再入院。今度は形成、血管外科メインでの短期入院であった。入院時の口腔スクリーニングで話をすると、前回入院時の時とは違い、義歯のこと、口腔のこと、食についてのことを真剣な表情で話してくれた。

　「本当はずっと前から歯医者にかかりたかった。でもかかりつけの歯医者は段差があって車椅子では行かれん。透析も週3回も行かなんし。どがんしようかねーって、ずっと考

えよった。ばってん、どうしても食べれるようになりたいとたいね」。顔つきは前回とは別人のような表情だった。そして、自身の体調のこと、痛みや介助をお願いすることに抵抗があることなど、いろいろなことを話してくれた。加えてSさんは慢性腎不全での食事制限もあり、「痛みもあったりで食欲がわかず、せめておいしいものを食べて元気になりたいのに、こんな食べられない口になってしまった。もう一度おいしいのを食べたいて思う」、と「食」への思いを強く伝えてくれた。

いよいよ歯科受診へ

　Sさんは程なくして歯科受診をされたが、ベストな治療はう歯や歯周病治療後の上下義歯新規作製であった。しかし入院計画では、形成外科メインで入退院を短期間で繰り返す予定。そして合間に週3回の透析もあるため、医療ソーシャルワーカー（MSW）やご家族へ退院している間での通院などを相談し、歯科治療のための時間の捻出をお願いした。本人はきっとだめだろうと言っていたが、娘さん、奥さんはとても協力的で「ぜひ叶えてあげたい」という嬉しい返事をいただけた。その後は透析日を考慮した予定を組み、退院時はご家族の送迎で治療は進行。入院中は透析による疲労や壊死部位の痛みなどにも負けず、リハビリも受けながらの歯科治療も頑張っておられた。目標に向かい、前向きに取り組む姿は以前は見られなかった凛々しい表情だった。時折、とてもチャーミングな笑顔も見せてくれ、われわれも癒され、励ましあい、治療を継続した。

　そして義歯完成当日。装着した時の笑顔は、私たちも、Sさんもとても嬉しく、また、待っておられた奥さんと娘さんも「別の人みたい」「若いころのお父さんみたい」と笑顔で喜びあっておられた。「食べる」という思いのために、いろ

いろな部署、職種との連携、協力をもらいながらSさんの願いを叶えることが可能となった症例であった。完成後の義歯調整も、退院後はご家族3人で来ていただき、Sさんも心なしか、少しふっくらしたようにみえた。「かあちゃんのごはんはやっぱりおいしか」。もう一度食べたかったのは、奥さんの手料理だったことを知ったのは、このときであった。

吉村　義歯が入って食べられるようになって、よかったですね。

白石　先生からそのように言っていただけるととても嬉しいです。

嶋津　以前は軟菜食だったけれど、体調をみてそのままにしておきますか？

白石　患者さん本人は常食をご希望で、義歯の装着にも慣れてきたとおっしゃっていることもあり、常食にチャレンジしてもらってもいいですか？　どうしても難しかったらまた相談にきます。

嶋津　しっかり咀嚼して食べることも大事ですもんね！　了解しました。

白石　このようなことを相談できる管理栄養士さん、心強いです。

嶋津　任せてください！　おっと、STも見に来られましたよ。

白石　気にかけてくれて嬉しいですね。

吉村　しっかり体重を増やして帰ってもらいたいですね。

嶋津　もう退院なんですよー。奥さんにフォローしてもら

わないとですね。パワーライス食べてもらいますか。Sさん、牛乳もお好きですからMCT牛乳もいいですね！
吉村　そうしましょう。しっかり食べてもらってください。
白石　牛乳は口腔内に残りやすいので、食後のケアはSさんと頑張ります！
吉村　お願いします。退院後のフォローもですね。
白石　ご家族が当院の歯科まで連れてきてくださるとのことでしたので、しっかりメンテナンスさせていただきます。当院は段差がなく、スタッフとも気心が知れており、ここがいいと言ってくださっているので。そして病棟看護師さんと話せるのも嬉しいとおっしゃっていました。栄養サポート外来にも寄り道してもらいましょう！

慢性腎臓病（CKD）と口腔マネジメント

　私はその後、偶然にも透析に携わる看護師や腎臓内科の先生方とディスカッションする機会を得た。そこで、みなさんから、透析患者の口腔内を確認することはあまりないこと、食べられない状況になって初めて口腔内が廃絶していることを実感したという患者の声を聞いたことがあること、現実はわかっているが、患者のために積極的に動けていなかったことなどの意見が挙げられた。この領域での予防、早期治療、口腔機能の維持、向上に向けてのアプローチや医科歯科連携などの重要性を再認識し、CKDに関わる職種の方々と意見を共有することができたことは、とても有意義な時間であった。CKDは単一疾患にとどまらず、糖尿病やCKD-MBDなど多くの併存疾患、臨床症状を長期にわたり抱えている患者さんが多く、様々な視点からの注意が必要である。その中で

適切な栄養管理やリハビリテーションを行っていくことは最重要課題と言っても過言ではない。特に、しっかり食べられる（口からの栄養補給ができる）ことは非常に重要なことである。目で見て、香りを楽しみ、味わって仲間や家族とともに食事をする。生きていることの醍醐味である。食や栄養、口腔、そして機能、活動にも目を向け、正しい食事内容、栄養バランス、食べられる機能維持のための口腔マネジメントもとても重要である。

吉村　CKDと口腔、いいディスカッションになりましたね。

白石　はい。私もCKDと口腔との関連について、携わる医師や看護師のみなさんと話すことにより、多くの気づきと学びがありました。

吉村　では、予防と対策について、もう少し掘り下げて考えていきましょうか。

白石　はい。では予防から考えてみます。あっ。そういえば吉村先生、みなさん、「よ坊さん」って知っていますか？

吉村・嶋津・長野　「・・・」

白石　日本歯科医師会で考案されたキャラクターですよ。弟子やガールフレンドもいるんです！　予防の大切さを啓蒙するために頑張っておられるのです！　まあそれはよいとして、リハ栄養的な視点からもっと考えてみますね！

【文献】

[1] 日本呼吸器学会．呼吸器系の病気．誤嚥性肺炎（http://www.jrs.or.jp/modules/citizen/index.php?content_id=11）

[2] Scott DB. Mendelson's Syndrome. Br J Anaesth 1978;50（10):977-8.

[3] 日本呼吸器学会、介護関連肺炎（NHCAP）診療ガイドライン作成委員会．医療・介護関連肺炎診療ガイドライン（http://www.jrs.or.jp/uploads/uploads/files/photos/1050.pdf）

[4] 小山珠美．誤嚥性肺炎に対する早期経口摂取．Mod Physician2015;35（12):133-141.

[5] Marik PE, et al. Aspiration pneumonia and dysphagia in the elderly. Chest 2003;124（1):328-336.
　⊙ 高齢者における誤嚥性肺炎と嚥下障害についての論文

[6] Julie A, et al. Age-Related Changes to Eating and Swallowing Impact Frailty: Aspiration, Choking Risk, Modified Food Texture and Autonomy of Choice. Geriatrics 2018;3（4):69.
　⊙ 年齢に伴う嚥下の影響と虚弱：吸引、窒息リスク、食事形態の変更、テクスチャーと選択肢について

[7] Shun-Te Huang, et al. Risk factors of aspiration pneumonia related to improper oral hygiene behavior in community dysphagia persons with nasogastric tube feeding. J Dent Sci 2017;12（4):375-381.

[8] Jahnke V. Dysphagia in the elderly. HNO. 1991;39（11):442-4.
　⊙ 高齢者の嚥下障害についての論文

[9] Myung-Lyeol Lee, et al. Oropharyngeal swallowing function in patients with presbyphagia. J Phys Ther Sci 2018;30（11):1357-1358.

[10] Muhle P, et al. Swallowing in the elderly : Physiological changes, dysphagia, diagnostics and treatment. Z Gerontol Geriatr 2019;52（3):279-289.
　⊙ 高齢者の嚥下：生理的変化、嚥下障害、診断および治療についての2019年の新作論文。職種連携にも触れている

[11] Rofes L, et al. Diagnosis and management of oropharyngeal Dysphagia and its nutritional and respiratory complications in the elderly. Gastroenterol Res Pract 2011; 2011. pii: 818979.

[12] Nicosia MA, et al. Age effects on the temporal evolution of isometric and swallowing pressure. J Gerontol A Biol Sci Med Sci 200;55（11):M634-40.
　⊙ 舌圧と嚥下圧についての論文

[13] Robbins J, et al. Age effects on lingual pressure generation as a risk factor

for dysphagia. J Gerontol A Biol Sci Med Sci 1995;50(5):M257-62.
　⊃ 舌圧に対する嚥下障害のリスク要因と年齢の影響について
[14] Robbins J, et al. The effects of lingual exercise on swallowing in older adults. J Am Geriatr Soc 2005;53(9):1483-1489.
[15] 森隆志．6．フレイル・サルコペニアの摂食嚥下障害．In: 吉村芳弘，他編．リハビリテーション栄養 UPDATE: 医歯薬出版;2017．p44-50.
　⊃ サルコペニアの摂食嚥下障害フローチャート
[16] Rapp L, et al. Oral Health and the Frail Elderly. J Frailty Aging 2017;6(3):154-160.
　⊃ 口腔の健康と虚弱高齢者について。OHAT での研究論文
[17] Kamdem B, et al. Relationship between oral health and Fried's frailty criteria in community-dwelling older persons. BMC Geriatr 2017;17(1):174.
　⊃ 地域在住の高齢者における口腔衛生と Fried の虚弱基準の関係をみた 2017 年の論文
[18] Horibe Y, et al. A 2-year longitudinal study of the relationship between masticatory function and progression to frailty or pre-frailty among community-dwelling Japanese aged 65 and older. J Oral Rehabil 2018;45(11):864-870.
　⊃ 65 歳以上の地域在住の日本人における咀嚼機能と虚弱または虚弱になる前の進行との関係に関する 2 年間の縦断的研究
[19] Castrejón-Pérez RC, et al. Oral health conditions and frailty in Mexican community-dwelling elderly: a cross sectional analysis. BMC Public Health 2012;12:773.
　⊃ 地域在住高齢者における口腔の健康状態と虚弱性：横断的分析
[20] 藤島一郎．嚥下障害のリハビリテーション―運動障害とゴール．嚥下医学 2014;3(2):288.
[21] Shigematsu T, et al. Dysphagia and swallowing rehabilitation. Brain Nerve 2015;67(2):169-82.
　⊃ 嚥下障害とリハビリテーションの総説
[22] Choi JB, et al. Effects of Shaker exercise in stroke survivors with oropharyngeal dysphagia. NeuroRehabilitation 2017;41(4):753-757.
　⊃ シャキアエクササイズについての論文
[23] Agrawal D, et al. Swallow strength training exercise for elderly: A health maintenance need. Neurogastroenterol Motil 2018;30(10):e13382.

> 高齢者のための嚥下筋力トレーニング運動の必要性

[24] Cho YS, et al. Effects of bedside self-exercise on oropharyngeal swallowing function in stroke patients with dysphagia: a pilot study. J Phys Ther Sci 2017;29 (10):1815-1816.

[25] 若林秀隆．嚥下障害とサルコペニア．In: 荒井秀典 編．サルコペニアとフレイル ―医療職種間連携における多角的アプローチ；医療ジャーナル社 ;2015. 112-120.

[26] Okada K, et al. Association between masticatory performance and anthropometric measurements and nutritional status in the elderly. Geriatr Gentrol Int 2010;10 (1):56-63.

> 咀嚼能力は、口腔の健康状態だけでなく、高齢者の体格にも関連しているという論文

[27] Murakami M, et al. Relationship between chewing ability and sarcopenia in Japanese community-dwelling older dults. Geriatr Gentrol Int 2015;15 (7):1007-1012.

> 日本の地域在住高齢者における咀嚼能力とサルコペニアの関係

[28] Kikutani T, et al. Relationship between nutrition status and dental occlusion in community-dwelling frail elderly people. Geriatr Gentrol Int 2013;13 (1):50-54.

> 地域在住の虚弱高齢者における栄養状態と咬合の関係

[29] Tamura F, et al. Tongue thickness relates to nutritional status in the elderly. Dysphagia 2012;27 (4): 556-56.

> 舌の厚さは高齢者の栄養状態に関連しているという論文

[30] 吉村芳弘．サルコペニアで要介護にならないために 咀嚼・嚥下機能へのアプローチは？In: 荒井秀典 編．サルコペニアがいろん．ライフサイエンス出版 :2017．p90-91.

[30] リハビリテーション栄養ポケットマニュアル．サルコペニアによる咀嚼・嚥下機能障害

[31] Fujishima I, et al. Sarcopenia and dysphagia: Position paper by four professional organizations. Geriatr Gerontol Int 2019;19 (2):91-97.

> サルコペニアの摂食嚥下障害 4 学会ポジションペーパー

[32] Maeda K, et al. Tentative nil per os leads to poor outcomes in older adults with aspiration pneumonia. Clin Nutr 2016;35 (5):1147-1152.

> 絶食の負の影響を示した論文

[33] Koyama T et al. Early Commencement of Oral Intake and Physical Function

[34] Yoshimura Y. et al. Sarcopenia is associated with worse recovery of physical function and dysphagia and a lower rate of home discharge in Japanese hospitalized adults undergoing convalescent rehabilitation. Nutrition 2019;61:111-118.
   ● サルコペニアがリハのアウトカムに負の影響を与えることを示した論文
[35] Momosaki R, et al. Effect of early rehabilitation by physical therapists on in-hospital mortality after aspiration pneumonia in the elderly. Arch Phys Med Rehabil 2015;96（2）:205-209.
[36] 白石愛, 他. 在宅高齢者の口腔障害、栄養障害、嚥下障害の実態とスクリーニングツールの重要性. 栄養 2017;2（1）: 32-34.
[37] Shiraishi A, et al. Impaired oral health status on admission is associated with poor clinical outcomes in post-acute inpatients: A prospective cohort study. Clin Nutr 2018;pii:S0261-5614（18）32553-6.
[38] Eilers J,et al.Development,testing,and application of the oral assessment guide. Oncol Nurs Forum 1988;15（3）:325-333.
   ● OAG を考案されたチャーミングな女性看護師さんの論文
[39] Andersson P, et al：Oral health and Nutritional status in a group of geriatric rehabilitation patients. Scand J Caring Sci 2002;16（3）:311-318.
   ● ROAG 論文
[40] Andersson P, et al. Oral health problems in elderly rehabilitation patients. Int J Dent Hyg 2004;2(2):70-77.
   ● ROAG 論文②
[41] Ribeiro MT, et al.Validity and reproducibility of the revised oral assessment guide applied by community health workers. Gerodontology 2014;31（2）:101-110.
   ● ROAG 論文③
[42] 日本腎臓学会（編）. エビデンスに基づく CKD ガイドライン 2018. 東京医学社 :2018.
   ● 必読重要です
[43] Michishita R, et al. The association between changes in lifestyle behaviors and the incidence of chronic kidney disease（CKD）in middle-aged and older men. J Epidemiol 2017;27（8）:389-397.

● 中高年男性における生活習慣行動の変化と CKD の発生率との関連
[44] Michishita R, et al. The Association Between Unhealthy Lifestyle Behaviors and the Prevalence of Chronic Kidney Disease (CKD) in Middle-Aged and Older Men. J Epidemiol 201;26 (7):378-385.
● 不健康な生活習慣行動と CKD の有病率との関連
[45] Fujibayashi K, et al. Associations between healthy lifestyle behaviors and proteinuria and the estimated glomerular filtration rate (eGFR). J Atheroscler Thromb 2012;19 (10):932-940.
● 生活習慣行動とタンパク尿、eGFR との関連
[46] Wakasugi M, et al. A combination of healthy lifestyle factors is associated with a decreased incidence of chronic kidney disease: a population-based cohort study. Hypertens Res 2013;36 (4):328-333.
● ライフスタイル要因の組み合わせと CKD の発生率の低下との関連。佐渡島、7,565 人コホート
[47] Bao YS, et al. Prevalence and risk factors for chronic kidney disease in patients with coronary artery disease. Curr Med Res Opin 2012;28 (3):379-84.
● CKD 患者における心血管疾患の有病率と危険因子
[48] Arase Y, et al. The development of chronic kidney disease in Japanese patients with non-alcoholic fatty liver disease. Intern Med 2011;50 (10):1081-1087.
● 非アルコール性脂肪性肝疾患の日本人患者における CKD の発症
[49] Shah A. Phosphorus and other aspects of CKD-MBD in the conservative management of chronic kidney disease. Panminerva Med 2017;59 (2):124-132.
● CKD の保存的管理。CKD-MBD におけるリン他との関連
[50] Bover J, et al. Integral pharmacological management of bone mineral disorders in chronic kidney disease (part I): from treatment of phosphate imbalance to control of PTH and prevention of progression of cardiovascular calcification. Expert Opin Pharmacother 2016 ;17 (9):1247-1258.
● CKD-MBD の統合的薬理学的管理：リン酸アンバランスの治療から PTH の制御および心血管石灰化の進行の予防まで
[51] Bover J, et al. Osteoporosis, bone mineral density and CKD-MBD: treatment considerations. J Nephrol 2017;30 (5):677-687.

⊃ 骨粗鬆症、骨密度、および CKD-MBD：治療上の考慮事項

[52] Huang YP, et al. Community-based study on elderly CKD subjects and the associated risk factors. Ren Fail 2016;38 (10):1672-1676.

[53] Reindl-Schwaighofer R, et al. Survival analysis of conservative vs. dialysis treatment of elderly patients with CKD stage 5. PLoS One 2017;12 (7):e0181345.
⊃ CKD ステージ 5 の高齢患者の保存療法対透析療法の生存分析

[54] Ohno I. Relationship between hyperuricemia and chronic kidney disease. Nucleosides Nucleotides Nucleic Acids 2011;30 (12):1039-1044.
⊃ 高尿酸血症と CKD の関係

[55] Khan YH, et al. Outcomes of diuretic use in pre-dialysis CKD patients with moderate renal deterioration attending tertiary care referral center. Clin Exp Nephrol 2017;21 (6):1011-1023.
⊃ 中等度腎悪化を伴う透析前 CKD 患者における利尿薬使用の転帰

[56] Nitta K, et al. Management of Osteoporosis in Chronic Kidney Disease. Intern Med 2017;56 (24):3271-3276.
⊃ CKD における骨粗鬆症の管理

[57] Wongrakpanich S, et al. Dialysis Therapy and Conservative Management of Advanced Chronic Kidney Disease in the Elderly: A Systematic Review. Nephron 2017;137 (3):178-189.
⊃ 高齢者における進行性 CKD の透析療法と保存的管理系統的レビュー

[58] Parajuli S, et al. Is Kidney Transplantation a Better State of CKD? Impact on Diagnosis and Management. Adv Chronic Kidney Dis 2016;23 (5):287-294.

[59] Yakush Williams JK. Management Strategies for Patients with Diabetic Kidney Disease and Chronic Kidney Disease in Diabetes. Nurs Clin North Am 2017;52 (4):575-587.
⊃ 糖尿病における糖尿病性腎臓病および CKD 患者の管理戦略

[60] Chowdhury R, et al. Frailty and chronic kidney disease: A systematic review. Arch Gerontol Geriatr 2017;68:135-142.
⊃ 虚弱および CKD：系統的レビュー

[61] Hiraki K, et al. Decreased physical function in pre-dialysis patients with chronic kidney disease. Clin Exp Nephrol 2013;17 (2):225-231.
⊃ CKD の透析前患者における身体機能の低下

[62] Moorthi RN, et al. Clinical relevance of sarcopenia in chronic kidney

disease. Curr Opin Nephrol Hypertens 2017;26（3）:219-228.
　◯ CKD におけるサルコペニアの臨床的意義
[63] Roshanravan B, et al. Association between physical performance and all-cause mortality in CKD. J Am Soc Nephrol 2013;24（5）:822-30.
　◯ CKD における身体能力と全死因死亡率との関連
[64] 上月正博．CKD におけるリハビリテーション．日内会誌 2016;105（7）:1296-1302.
　◯ 上月先生の著書は必読です！
[65] Intiso D. The rehabilitation role in chronic kidney and end stage renal disease. Kidney Blood Press Res　2014;39（2-3）:180-188.
　◯ CKD および末期腎臓病におけるリハビリテーションの役割
[66] Gould DW, et al. Physiological benefits of exercise in pre-dialysis chronic kidney disease. Nephrology（Carlton）2014;19（9）:519-27.
　◯ 透析前 CKD における運動の生理学的利点
[67] Hiraki K, et al. Effects of home-based exercise on pre-dialysis chronic kidney disease patients: a randomized pilot and feasibility trial. BMC Nephrol 2017;18（1）:198.
　◯ 透析前の CKD 患者に対する在宅での運動の効果
[68] Greenwood SA, et al. Effect of exercise training on estimated GFR, vascular health, and cardiorespiratory fitness in patients with CKD: a pilot randomized controlled trial. Am J Kidney Dis 2015;65（3）:425-34.
　◯ CKD 患者における GFR、血管の健康、および心肺機能の推定に対する運動トレーニングの効果
[69] Kobayashi I, et al. Geriatric Nutritional Risk Index, a simplified nutritional screening index, is a significant predictor of mortality in chronic dialysis patients. Nephrol Dial Transplant 2010;25（10）:3361-3365.
　◯ 高齢者栄養リスク指数は慢性透析患者における死亡率の重要な予測因子
[70] Anderson CA, et al. Nutrition Interventions in Chronic Kidney Disease. Med Clin North Am 2016;100（6）:1265-1283.
　◯ CKD における栄養介入
[71] Kalantar-Zadeh K, et al. A malnutrition-inflammation score is correlated with morbidity and mortality in maintenance hemodialysis patients. Am J Kidney Dis 2001;38（6）:1251-1263.
　◯ 栄養失調炎症スコアは維持血液透析患者の罹患率および死亡率と相関している

[72] Cupisti A, et al. Nutrition and physical activity in CKD patients. Kidney Blood Press Res 2014;39 (2-3):107-113.
　　○ CKD 患者の栄養と身体活動
[73] Mori T, et al. Development, reliability, and validity of a diagnostic algorithm for sarcopenic dysphagia. JCSM Clinical Report 2017: 2 (2):e00017.
[74] Yoshida M, et al. Nutrition and oral status in elderly people.Jpn Dent Sci Rev 2014;50:9-14.
[75] Fukai k, et al. Mortality rates of community‐residing adults with and without dentures. Geriatr Gerontol Int 2008;8:152-159.
[76] Hanne K, et al. Oral status and the need for oral health care among patients hospitalised with acute medical conditions. J Clin Nurs 2012;21:2851-9.
[77] Masnnon N, et al. What is polypharmacy? A systematic review of definitions. BMC Geriatr 2017;17:230.
[78] Yoshimura Y, et al. Sarcopenia is associated with worse recovery ofphysical function and dysphagia and a lower rate of home discharge inJapanese hospitalized adults undergoing convalescent rehabilitation.Nutrition. 2019;61:111-118.
[79] Suzuki M, et al. Effects of aging and sarcopenia on strength ofswallowing muscles in older adults. Geriatr Gerontol Int 2017;17(2):360-361.
[80] Maeda K, et al. Tentative nil per os leads to poor outcomes in older adults with aspiration pneumonia. Clin Nutr 2016;35(5):1147-1152.
[81] Yoshimura Y. Aging-related frailty and sarcopenia. Exercise andrehabilitation for frailty and sarcopenia. Clin Calcium 2018;28(9):1249-1255.

Chapter.2

Case 5 脳出血に高度肥満、心不全を合併した60歳代前半女性

【ポイント】
- 脳卒中患者に好発するサルコペニア、低栄養は予後に悪影響を与える
- サルコペニア肥満に対しては減量と筋量維持を目標に据えた包括的なリハ栄養が必要である
- 心不全では低栄養やサルコペニア、悪液質の評価を行うべきである
- 退院後フォローアップにもリハ栄養を念頭に置いた対応が必要

長野

吉村

長野　…やばいなぁ
吉村　長野くん、深刻そうですね。彼女にふられたとか？
長野　せ、先生、聞こえてましたか（汗）。すみません、独り言でした。
吉村　声が漏れていましたよ（笑）。どうしかしましたか？
長野　昨日の入院患者さん、60歳代前半で脳出血だったんですが、私が担当になったんです。
吉村　ほほう。それで？
長野　左大脳半球の脳出血で右片麻痺と失語が残っているんですが…
吉村　典型的な機能障害の組み合わせですね。リハを進めるうえで何か問題でもありましたか？
長野　それが、これまで経験したことがないくらいの肥満なんです。

吉村　へぇ。でも、脳卒中では肥満もよく経験すると思いますが。
長野　BMI が 40 と高度肥満なんですが、手足は割と細くて。
吉村　肥満で筋量減少は要注意ですね。一緒に丁寧に診ていきましょう。

|症例|【入院時評価】

60 歳代前半、女性
主病名：脳出血（左皮質下出血）

現病歴

発症前は独歩にて ADL は自立。50 歳代前半より高血圧と心房細動の治療中。独居であったが、同敷地内に息子家族が住む住居が隣接しており、外出などは息子家族と一緒に行っていた。ある朝、突如呂律が回らなくなり、右上下肢の麻痺が生じはじめ、息子が救急車を要請。急性期病院での精密検査にて左皮質下出血の診断となった。保存的治療で全身状態が安定した後、回復期リハを目的に当院へ入院することとなった。

併存疾患

①高度肥満　②心不全　③高血圧　④心房細動　⑤脂質異症

心身機能

意識レベル：清明（JCS 0）/ 右片麻痺（Brunnstrom Stage）；上肢 III 手指 II 下肢 III / 感覚；右上下肢 表在・深部 軽度鈍麻 / ROM；右上肢・手指・下肢 制限あり / MMT（非麻痺側筋力）；上肢 3 + 下肢 3 +、握力（非麻痺側上肢）15kg / 嚥下障害あり（嚥下グレード 7；

用語

BMI
体格指数（Body Mass Index）。栄養評価の重要な指標の一つ。
BMI = 体重（kg）÷身長（m)^2

用語

JCS
（Japan Coma Scale）
臨床で一般的に用いられる意識レベルの評価。

Chapter.2

用語

嚥下グレード
嚥下能力のグレード
Ⅰ．重症（経口不可）
 1：嚥下困難または不能、嚥下訓練適応なし
 2：基礎的嚥下訓練のみの適応あり
 3：厳密な条件下の摂食訓練可能
Ⅱ．中等度（経口と補助栄養）
 4：楽しみとしての摂食は可能
 5：一部（1～2食）経口摂取
 6：3食経口摂取＋補助栄養
Ⅲ．軽症（経口のみ）
 7：嚥下食で3食とも経口摂取可能
 8：特別に嚥下しにくい食品を除き、3食経口摂取
 9：常食の傾向摂食可能、臨床的観察と指導要する
Ⅳ．正常
 10：正常の摂食嚥下能力

嚥下食で3食とも経口摂取可能）/ 高次脳機能障害；軽度注意障害あり / 軽度運動性失語あり / 認知面；HDS-R 28 点（認知症なし）、

基本動作・ADL：
起居・起立・移乗 軽介助、食事・整容・排尿・排便 軽介助、清拭・入浴・更衣 中等度介助、歩行：中等度介助（平行棒＋長下肢装具）、

体温 36.4℃、SpO₂ 97 %、呼吸数 16 回 /min、血圧 130/85mmHg、脈拍 70/min

身長 156cm、体重 97kg、BMI 40kg/m²、MNA-SF 10 点（低栄養のおそれあり）、

下腿周囲長 右 28.0cm 左 29.0cm、骨格筋指数（SMI）5.2kg/m²、

BEE：1,590kcal、 必要エネルギー：1,590kcal（ストレス係数：1.0、活動係数：1.0）、

摂取エネルギー量：1,200kcal（たんぱく質 80g）、

血液検査所見

Alb 3.2g/dl、CRP 1.3mg/dl、HDL コレステロール 44g/dl、LDL コレステロール 180g/dl、中性脂肪 200mg/dl、血糖値（随時）103mg/dl、BNP 420pg/mL

吉村　新患のHさんですが、体格が立派な方ですね…
長野　はい、処方箋で体重を見た時は驚きました。実際に患者さんにお会いしてやっぱり驚きました。
吉村　長野くんは華奢ですからね。
長野　離床するのに介助がそこまで要らない方だったのが

ほんとうに幸いでした．持病の腰痛が悪化するところでしたよ．
吉村　長野くんは華奢ですからね．
長野　…2回言いましたね．
吉村　（笑）．長野くんは理学療法士ですから，患者さんをしっかり支えるためにも筋トレに励んでほしいものです．ちゃんと筋トレしてますか？
長野　う…すみません，最近ほとんど運動してませんでした．ビールばっかり飲んでますし，このままじゃいかんですね．先生は運動してますか？
吉村　さて，患者さんについて考えていきましょう．
長野　（あ，話変えた…）
吉村　長野くんもですけど，Hさんにも今後しっかり筋肉をつけてもらいたいです．というのも，たしかにHさんはBMIでは高度肥満に該当しますが，手足が細く，体組成分析でも骨格筋量は低値です．さらに，握力も弱いようです．
長野　ということは，Hさんはサルコペニアですか？　体格は立派ですが．
吉村　そうです．サルコペニアと肥満を同時に認めるサルコペニア肥満の状態です．Hさんのリハを進めていくうえで機能回復ももちろんですが，同時にサルコペニア肥満の治療も大事になります．
長野　サルコペニアは，痩せた方々に多く見られるものと思ってました．
吉村　肥満もサルコペニア肥満もリハ帰結に様々な影響を及ぼすことがわかっています．その病態についてしっかり学んで，適切に対処できるようになりましょう．

肥満症とは

　肥満は白色脂肪組織に中性脂肪が過剰に蓄積した状態で、本邦では**日本肥満学会**の定義により Body Mass Index (BMI) $\geqq 25$ kg/m^2 を肥満、BMI $\geqq 35$ kg/m^2 を高度肥満と判定する。肥満に起因ないし関連する健康障害を1つでも合併すると肥満症と定義する（**表1**）[1]。肥満症の特徴の一つは、減量治療により、合併する健康障害の多くを同時に改善または治療できる可能性があることである。

　肥満は原因により、**原発性肥満**と**二次性肥満**に分類される。エネルギー摂取過剰やエネルギー消費不足、加齢による基礎代謝低下などは原発性肥満の要因となり、疾患や薬剤が原因となって引き起こされる肥満は二次性肥満となる。また、**肥満とサルコペニアが併存した病態であるサルコペニア肥満は、骨格筋減少と体脂肪蓄積が同時に存在している状態を指し、代謝異常や機能障害をきたしやすく、心血管リスクも高い。**

[表1] 　**肥満症の診断基準に必要な健康調査**

1. 耐糖能障害（二型糖尿病、耐糖能異常など）
2. 脂質異常症
3. 高血圧
4. 高尿酸血症、痛風
5. 冠動脈疾患：心筋梗塞、狭心症
6. 脳梗塞：脳血栓症、一過性脳虚血発作（TIA）
7. 非アルコール性脂肪性肝疾患（NAFLD）
8. 月経異常、不妊
9. 閉塞性睡眠時無呼吸症候群、肥満低換気症候群
10. 運動器疾患（膝や股関節の変形性関節症、変形性脊椎症、手指の変形性関節症）

[1] 日本肥満学会 編. 肥満症診療ガイドライン 2016. ライフサイエンス出版 ;2019.

吉村 「高齢者肥満症のガイドライン 2018」に高齢者の肥満やサルコペニア肥満に関して重要な記述がありますね[2]。この患者さんは高齢者ではないですが、リハ栄養でも大事な情報なので共有しておきます。

高齢期の肥満は ADL 低下リスク

- 高齢期の肥満は、高齢期の ADL 低下のリスクとなるので注意する必要がある（推奨グレード A）[2]
- 中年期からの肥満は、高齢期の ADL 低下のリスクとなるので注意する必要がある（推奨グレード A）[2]

2010 年の Vincent ら[3]が 13 件の横断研究と 15 件のコホート研究をレビューし、以下の結論を出している。肥満は歩行速度、階段上り、椅子からの起立といった身体機能を低下させ、特に BMI 35kg/m² を超えるとその影響が顕著となること、女性は男性より肥満による身体機能低下をきたしやすいこと、BMI と腹囲長が身体機能低下を予測する信頼性の高い指標であることを示した。他の報告でも、高齢者の肥満は身体機能低下や ADL 低下のリスクとなることが示されている。

また、中年期の肥満が高齢期の下肢運動機能低下やフレイル、ADL 低下のリスクとなることが複数のコホート研究で示されている[4, 5]。

サルコペニア肥満は単なる肥満より
ADL 低下・合併症・死亡リスクが上昇

- サルコペニア肥満は単なる肥満と比べて、より ADL 低下・

> **知っておきたい** (!)
> 「高齢者肥満症のガイドライン 2018」
> 高齢者の肥満治療の指針を示した、高齢者肥満症診療ガイドラインが 2018 年に日本老年医学会により発表された。このガイドラインは同学会が行っている「高齢者生活習慣病管理ガイドライン」の作成の一環として、日本肥満学会の協力を得て作成された。

Chapter.2

転倒・骨折、死亡をきたしやすいので注意する必要がある（推奨グレードA）[2]。

高齢者ではサルコペニアと肥満が重なったサルコペニア肥満（sarcopenic obesity）をきたしやすい。サルコペニア肥満は単なる肥満と比べて、IADL低下、フレイル、転倒、大腿骨近位部骨折、歩行障害、施設入所、死亡をよりきたしやすい[6-8]。サルコペニア肥満では筋肉内の脂肪蓄積によるインスリン抵抗性、IL-6などの炎症性サイトカイン産生、ビタミンDなどの低下などが筋肉量や筋力の低下をもたらし、単なる肥満よりも身体機能低下をきたしやすいと考えられる。また、サルコペニア肥満は単なる肥満やサルコペニアと比べてメタボリックシンドロームのリスクが高いことが報告されている[9]。しかし、現時点でサルコペニア肥満の診断に関するコンセンサスはない。

用語

IADL
手段的日常生活動作（Instrumental activities of Daily Living）日常生活を送る上で必要な動作のうち、ADLより高次で複雑な動作を指す。（例：買い物、掃除、洗濯、交通機関の利用など）

用語

メタボリックシンドローム
内臓肥満、インスリン抵抗性・高血糖、脂質代謝異常、血圧上昇といった、動脈硬化性疾患と二型糖尿病発祥のリスク因子が個人に集積した病態である。

長野　なるほど。単なる肥満よりサルコペニア肥満の方が機能低下のリスクであり、リハ栄養的にも重要なんですね。

吉村　サルコペニア肥満は特異的な病態を有するため注意が必要です。

長野　肥満があると多くの合併症につながりますし、脳卒中の二次予防という観点からも肥満やサルコペニアの治療は重要ですね。栄養管理もですが、リハも大事ですね。

吉村　そうです、超重要です。Hさんには、**集団起立運動**（Chapter2 p.106参照）にも積極的に参加してもら

> **図1** 集団起立運動による脳卒中患者のADL改善効果[10]

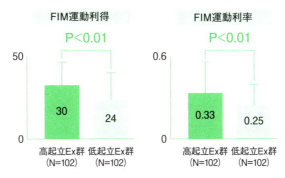

※脳卒中患者（N＝300）を、入院中の平均起立Ex実施回数（回/日）の中央値で2群に分類し、傾向スコアマッチングで2群を擬似ランダム化した後の単変量解析（Mann-Whitney U検定）結果

いましょう。
長野　そうします。
吉村　集団起立運動は個別リハとは別に行っている大事なリハです。熊リハの代名詞の一つであり、全国に広めたいプログラムだと心から思っています。
長野　回復期で起立運動を行うことで脳卒中患者のADLがより改善する[10]、ということを示した原著論文をつい先月、発表しました（図1）。Hさんにも集団起立運動に参加してもらいADL改善、減量、筋量増加に努めてもらおうと思います。
吉村　査読付き論文の発表おめでとうございます！　理学療法士が臨床の最前線で働きながら臨床研究を行うのは大変なことです。さらに、原著論文として発表するのは素晴らしいの一言です。
長野　ありがとうございます。照れます（感涙）。
吉村　起立運動はADL改善だけでなく、サルコペニア、認知機能、嚥下障害などへの改善効果も期待されま

すね。そして脳卒中以外の疾患への効果も含めて、エビデンスとしてこれからどんどん世に発信していかないといけません。日本中、いや世界中の患者のためです。これで満足してはいけませんよ。

長野　は、はい。今後も精進いたします（敬礼）。

吉村　では、実際の治療はどうでしょうか。ここでは肥満症に対する治療について、栄養療法と運動療法の2つの方向からおさえておきましょう。

肥満に対する栄養療法

　肥満治療の原則は減量である。しかし、従来から指摘されていたことであるが、減量と同時に筋肉量が減少すると、筋力低下や身体機能低下をきたすリスクがある（≒サルコペニアのリスク）。そのため、肥満の治療は筋肉量を維持しながらの減量が必要である。したがって、肥満の栄養療法として低エネルギー食・高たんぱく質食が推奨されている[11]。

　肥満による代謝障害や合併症を改善するためには、1ヶ月で3～5％、6ヶ月～1年で5～10％体重減少を目標として減量を行う[12]。WHOによる肥満に対するfact sheetsでは、①糖質・脂質によるエネルギー制限、②果物・野菜・豆類・全粒穀物・ナッツ類の摂取量増加が推奨されている。減量を目的とする治療においては、摂取エネルギーが消費エネルギーを下回るよう設定する。肥満症における摂取エネルギー算定の基準は、BMI 25kg/m² 以上35kg/m² 未満で25kcal/kg ×理想体重（BMI = 22）/日以下、BMI 35kg/m² 以上の場合で20～25kcal/kg ×理想体重/日以下を目安とすることが推奨される。また、総摂取エネルギーの15～20％をたんぱく質、20～25％を脂質、50～60％を糖質とすることが推奨されており、筋肉量の減少を予防するために

知っておきたい！
WHO
世界保健機関（World Health Organization）「全ての人々が可能な最高の健康水準に到達すること」を目的として設立された国連の専門機関。

は、たんぱく質を 1.0 〜 1.3g/ 理想体重 / 日以上摂取すること が重要である。特にサルコペニア肥満の患者においては筋肉量・筋力の増加のためにもたんぱく質は重要な栄養素である。

肥満に対する運動療法

運動療法では、筋肉量を維持しつつ減量するため、**筋抵抗運動（レジスタンストレーニング）**と**有酸素運動**の併用が不可欠である。「肥満診療ガイドライン 2018」では、運動が減量および肥満予防に有用であることと、有酸素運動は単独または食事療法との併用により、糖尿病の発症予防効果をもたらすことが最も強いエビデンスレベルと推奨度で記載されている[1]。また、食事療法と運動療法を組み合わせた方が食事療法単独の場合より有意な血中コレステロール値の低下、インスリン感受性の改善、内臓脂肪量の減少が認められている。**肥満患者を対象に食事療法と運動療法を実施した検討では、有酸素運動群（最大心拍数 60 〜 70 ％強度）では無酸素運動群（最大心拍数 70 〜 80 ％強度）に比べ、BMI、血圧、心拍数が有意に減少し、最大換気量と最大酸素摂取量が有意に増加した**[13]。

実際の運動処方としては、最初の数週間は多関節レジスタンス運動より開始し、徐々に負荷量を漸増して単一関節トレーニングへ移行する。日常生活動作に近似した運動が推奨される。レジスタンストレーニングは低負荷よりも高負荷の運動がより効果が高いとされてきたが、最近の系統的レビューとメタ解析では、**低負荷でも十分な運動量（時間、頻度）を確保することで、高負荷の運動と遜色ない筋力、筋肉量の改善が望まれる**[14]。この傾向はそれまで運動習慣がない高齢者で顕著である。つまり、必ずしも高負荷の運動を短時間、週 2 〜 3 回の低頻度で行う必要はなく、**フレイル高**

用語

筋抵抗運動（レジスタンストレーニング）
筋肉に一定の負荷を加えて筋力を鍛えるトレーニングを指す。徒手抵抗のほか、ダンベル、ゴムチューブ、専用のマシンなどを使用する。

用語

有酸素運動
ウォーキングやジョギング、水泳、サイクリングなど長時間継続して行う運動を指す。有酸素運動では、体脂肪の燃料に加え、呼吸循環器系の機能の向上が期待できる。高血糖、脂質異常症、高血圧、動脈硬化などの生活習慣病の予防・改善にもつながる。

齢者に対しては低負荷でゆっくりと十分な頻度で運動を処方することも検討すべきである。集団起立運動はこの点でもおすすめである。脳卒中患者のように歩行が難しい人でも、車椅子に乗車したままペダルを漕ぐことで有酸素運動が行えるリハビリ用トレーニング機器を用いるのが望ましい。熊リハではセラバイタルティーゴ（ドイツ、メディカ社製）（図2）を複数台取り入れており、肥満患者、脳卒中患者、心疾患患者などに積極的に使用している。運動を実施する際は運動時間、負荷、脈拍数などを確認し、狭心症や心不全などの合併症がある場合は主治医と相談し全身状態に細心の注意を払いながら実施していく必要がある。実施後は疲労感やバイタルなどを確認し、体重変化や血液検査データを定期的に評価して効果を見ながら進めて行くべきである。

図2　セラバイタルティーゴ

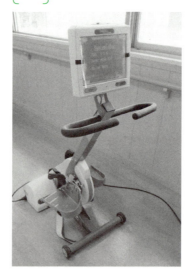

吉村　肥満治療のモニタリングは体重だけでは不十分です。どうしたらよいですか？

長野　筋肉量も把握する必要があるということですね。下腿などの四肢周囲長は簡便に測定できて、日常の臨床で使いやすいと思います。リハでも特に運動器疾患ではモニタリングに使っています。

吉村　そうですね。体重と四肢周囲長、さらに腹囲を同時にモニタリングすると精度が高くなります。

長野　腹囲もですね。腹囲の測定は看護師さんにお願いしてみようかなぁ。

吉村　肥満治療は多職種でのチーム医療が必須です。なぜ四肢周囲長や腹囲を測定する必要があるのか、次の病棟勉強会のテーマにするといいですね。

長野　先生、それは提案者が講師になるパターンですよ。つまり、私が講師に…（汗）

吉村　ハハハ（笑）。ところで、体重や四肢周囲長、腹囲のモニタリングは重要ですが、体組成分析を行うと体脂肪や筋肉量の把握が詳細にできます。体組成分析はサルコペニア診断や肥満の評価としても有用です。また、臨床研究を行っていくうえでも大変重要なデータですね。

長野　はい、しっかり行っています！　当院の回復期病棟の全患者を対象として、体組成分析装置（インボディ・ジャパン社製、Inbody S10）を用いて筋肉量や脂肪量をモニタリングしています。

吉村　**生体電気インピーダンス解析**（ひと言メモ参

知っておきたい❗

下腿
下腿周径は栄養状態や全身の筋肉量と相関することが報告されており、日本人を対象としてカットオフ値が示されている。

【低栄養】
入院高齢者：男性28cm以下、女性26cm以下 [56]
回復期の脳卒中患者：男性31cm以下、女性30cm以下（※非麻痺側で測定）[57]

【サルコペニアのスクリーニング】
男性34cm以下、女性33cm以下 [58]

照 p.197)による体組成値の測定は、放射線被曝もなく、寝たきりの患者さんでも容易に測定が可能なため、臨床的にも大変利便性が高いですね。

長野　筋肉量や脂肪量などの測定結果は、入院時の身体状況の評価、退院時のリハ効果のフィードバック、そして退院後の生活指導という面でとても役に立ってます(図3)。

吉村　Hさんの減量、そして筋肉量アップが退院時にどこまで見られるか楽しみです。長野くん、しっかりお願いしますね。

長野　もちろんです！　肥満のコントロールはリハ栄養の視点からみてもとても重要です。リハ栄養で、必ず結果を出して見せます、理学療法士の名にかけて…！！

図3　体組成値を用いた患者指導

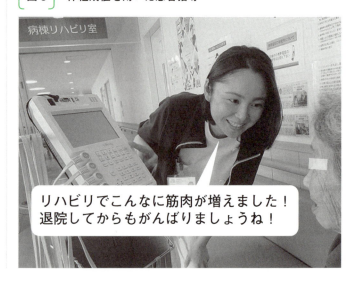

> **ひと言メモ**
>
> **生体電気インピーダンス解析**
> **（Bioelectrical Impedance Analysis：BIA 法）**
>
> 　水は電気を通し、脂肪は電気を通しにくいという電通原理を利用して、体に微弱な電流を流し、その抵抗（インピーダンス）を測定する方法。筋肉は電気を通しやすいため筋肉量が増えるとインピーダンス値は低下し、水分をほとんど含まない脂肪が増えるとインピーダンス値が上昇する。ただし、二重エネルギーX線吸収測定法（DXA法）などの基準となる測定値をもとに、さらに推定をするという「推定に推定を重ねた方法」であるため、誤差が出やすく注意が必要である。熊リハの回復期病棟では、BIA 法不適の患者（ペースメーカー埋め込みなど）を除いて全患者を対象に、入・退院時の計2回、BIA 法により体組成値を測定している。測定値の誤差を極力抑えるため、以下のような点に注意して測定を行っている。
>
> 　① 食後3時間以上経過した後、測定を行う
> 　② 測定前の1時間は自室で臥床し、激しい運動は行わない（リハの予定も入れない）
> 　③ 測定前は水分の摂取は極力控える

肥満の脳卒中患者のリハビリテーション

　肥満の脳卒中患者のリハでは、筋抵抗運動と有酸素運動を積極的に取り入れていく必要がある。脳卒中の麻痺肢に対する筋抵抗運動は痙性や連合反応を増加させるので控えるべきとの否定的な考えが古くからあった。しかし、**近年、脳卒中後の筋抵抗運動に関して、漸増負荷筋力強化運動や等速性運**

用語

痙性
痙性（spasticity）は、自発的な動きをコントロールしている脳や脊髄に損傷を受けた際に生じる。症状として、筋緊張の亢進、急激な筋収縮、深部腱反射亢進などが生じる。

用語

連合反応
連合反応とは、中枢経路に障害が生じた場合に、非麻痺側での随意的筋収縮に伴い麻痺側の上下肢や全身性に生じる筋緊張の高まりを指す。

動の有効性が多数報告されるようになった。また、痙縮を増強させることなく個々の筋力を改善させることが可能である[15]。特に脳卒中患者では高齢者が多いため、サルコペニアの管理の面からも早期から筋抵抗運動を開始する必要がある。

　肥満の脳卒中患者では、身体活動量を高める工夫も重要である。慢性期の脳卒中患者を対象としたアメリカの研究では、1日当たりの平均歩数が65〜70歳の歩行活動量の半分以下まで減少していた[16]。ADL低下の回復過程にある脳卒中患者における身体活動量の低下は、退院後の社会参加への制約に直結する可能性がある。さらに肥満の患者では病前より運動習慣が乏しく、身体活動が低下しており、自発的に運動に取り組むことが苦手である場合も多い。集団起立運動などの集団活動への参加や、簡単な自主訓練の習慣化など、1日の時間の流れの中で運動が自然な取り組みとなるよう働きかけていく必要がある。

吉村　肥満もサルコペニアも高齢患者の予後に悪影響を及ぼします。特に脳卒中患者では合併症として生活習慣病を有している患者も多く、低活動や炎症により肥満やサルコペニアが悪化しやすいことが考えられるため医療者は注意が必要です。

長野　脳卒中患者には高血圧、糖尿病、動脈硬化などの合併症を持っている人が多く、運動不足の人も多いため、サルコペニアだけでなく肥満やサルコペニア肥満を合併していても不思議なことではないですよね。

吉村　そうそう。肥満治療は脳卒中患者にとっては身体機能の改善だけでなく、脳卒中の再発予防という観点からも非常に重要なんです。Hさんのリハ栄養、他職種のみんなにも声をかけて頑張ってくださいね。

長野　はい。肝に命じてHさんのリハ栄養にも取り組んでいきます。

吉村　肝に銘じてくださいね。さて、脳卒中とリハ栄養という重要ワードが出ましたので、ここでエビデンスをしっかり押さえておきましょう。

脳卒中になぜリハ栄養が必要か

<u>高齢化</u>が進む本邦において、**脳卒中は国民病**である。日本人の2017年の死因順位は、第1位の悪性新生物（全死亡者に占める割合は27.8％）、第2位の心疾患（高血圧は除く、同15.2％）に次いで第3位が脳卒中（同8.2％）である[17]。脳卒中で生じる運動麻痺などの機能障害により、患者は歩行障害を含め様々な活動制限をきたし、自宅復帰や社会参加への大きな妨げとなる。本邦における回復期のリハ対象となる身体障害の主な原因として脳卒中は約半数（47.9％）を占めている[18]。厚生労働省の調査では、介護が必要となった主な原因は、「認知症」が24.8％で最も多く、次いで「脳卒中」が18.4％となっている[19]。**脳卒中により生じたADL低下は、患者本人のQOLの低下を招くだけではなく、家族・介護者の介護負担の増加へとつながる。**

脳卒中患者には**低栄養**、**サルコペニア**が好発する。回復期リハにおける脳卒中患者ではリハ訓練時間を多くすることで身体機能の改善や在宅復帰率の向上に寄与することが知られているが[20, 21]、脳卒中患者では8.2～49.0％に栄養障害を認めており、リハのステージが進むにつれて栄養障害が増加

知っておきたい ❶
高齢化
内閣府によると、2017年10月時点でわが国の総人口は1億2,671万人と報告されている。総人口に占める65歳以上人口（高齢化率）は3,515万人（27.7％）であり、総人口が減少する中、高齢化率は増加の一途を辿っている。世界の中でもわが国は最も高い高齢化率を示しており、社会保障給付費の増加はわが国の抱える深刻な課題である。

図4 回復期リハ病棟の低栄養、サルコペニアの頻度

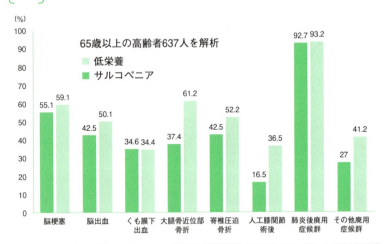

[23] 吉村芳弘. 回復期のリハビリテーション栄養管理. 日静脈経腸栄養会誌 2016；31(4)：961. より許諾を得て転載

する[22]。熊リハにおいて、2014年6月から2015年10月までの期間に回復期リハ病棟に連続入院した637名を対象とした疾患別の低栄養、サルコペニアの有症率を解析した結果、低栄養は脳梗塞の55.1％、脳出血の42.5％、くも膜下出血の34.6％で認め、サルコペニアは脳梗塞の59.1％、脳出血の50.1％、くも膜下出血の34.4％で認めた（図4）[23]。低栄養、サルコペニアは脳卒中患者のリハ帰結に負の影響をもたらす可能性が指摘されている。

脳卒中患者の低栄養

脳卒中患者では高齢者が多く、**加齢変化**に起因し病前より低栄養に陥っている場合や生活活動性が低下しているケースが多い。また、**脳卒中の発症により生じる嚥下障害、絶食や食事摂取量の低下、機能障害による身体活動量の低下、認知機能障害、精神障害（うつ）などが原因となり低栄養状態に**

拍車が掛かる。

　脳卒中患者の低栄養はリハ帰結に負の影響を与える。低体重の脳卒中患者はFIMの改善効果が最も低い[24]。**本邦の回復期リハ病棟における脳卒中の高齢患者230名を対象とした多施設研究によると、低栄養患者は入院時ADL、退院時ADLがともに低く、入院時の低栄養は入院時ADLと独立して退院時ADLと関連しており、低栄養患者は自宅退院率が低かった**[25]。大規模多施設研究の二次解析において、脳卒中発症時の低栄養が6ヶ月後の死亡リスクのみならず要介護状態となるリスク増加とも関連していることが示された[26]。

　栄養治療は脳卒中の低栄養患者の予後を改善する。**回復期リハ病棟に入院中に栄養状態が改善した脳卒中患者は退院時ADLがより改善することが報告されている**[27, 28]。116人の低栄養の脳卒中リハ患者を対象としたRCTでは、積極的な栄養療法を行ったグループはルーチンの栄養療法を行ったグループに比べてFIMがより改善した[29]。低栄養at riskにおけるRCTでは、個別の栄養ケアを行うとルーチンケアに比べて体重減少がより制御され、QOLや握力がより改善した[30]。

　栄養状態をしっかり評価したうえで適切な介入を行うことで低栄養が改善し、脳卒中患者の予後改善に寄与する可能性がある。また、低栄養を考慮せずに過度に積極的なリハを行うことで意図せぬ消費エネルギーの亢進が生じ、患者の栄養状態、予後に悪影響を与えてしまうことも危惧される。さらに、脳卒中患者の低栄養はサルコペニアの発症とも関連が深い。

用語

FIM
機能的自立度評価評価表（Functional Independence Measure）
ADL評価法の中でも最も信頼性、妥当性があるとされ、リハ分野などで幅広く使用されている。

用語

RCT
ランダム化比較試験（Randomized Controlled Trial）

脳卒中患者のサルコペニア

　サルコペニアとは身体的な障害や生活の質の低下、および死亡などの有害な転機のリスクを伴うものであり、進行性・全身性の骨格筋量および骨格筋力の低下を特徴とする症候群である[31]。サルコペニアはQOLの低下、転倒やフレイルとなるリスクが高く[32,33]、骨折のリスクが高いことも報告されている[34]。

　リハ患者にサルコペニアがあるとADLや嚥下障害の改善、自宅退院率が悪くなる[35]。脳卒中患者では骨格筋量の減少を来しやすい。脳卒中による中枢神経系の損傷により運動麻痺が生じると、身体部位の不動によって短縮位におかれた筋の適応的な伸長制限ないし拘縮が生じ、麻痺した部位の身体部位の慢性的な不使用により当該関節運動を支配する大脳エリアの機能的後退も生じてしまい、運動単位の随意的な動員がますます減弱する[36]。すなわち、脳卒中後の骨格筋萎縮は、一次性に生じる中枢神経系機能障害にあわせて、二次性に生じる筋の過活動（痙縮）や不動化、および麻痺肢の不使用に起因し、さらに身体活動量の低下や不十分な栄養管理なども相まって全身的に骨格筋量の低下をきたしやすいという特異的な機序を辿る。脳卒中患者に早期リハを開始した場合でも、十分な筋抵抗運動を行わなければ、下肢に継時的な筋萎縮が進行する[37]。さらに、脳卒中患者の入院時の骨格筋量、特に下肢骨格筋量は退院時の歩行獲得に独立して関連する[38]。脳卒中リハにおいて筋肉量の評価は有用であり、早期からのサルコペニアの診断と適切な介入が重要である。

　運動療法（特に筋抵抗運動）はサルコペニアの予防・改善に有効であることが確認されている[39,40]。また、たんぱく質摂取の不足と筋肉の減少量に関連があることが報告されており[41]、栄養摂取、特にたんぱく質栄養状態の悪化もサル

コペニアの環境要因の一つと考えられている[42]。しかし、栄養の補給だけでは骨格筋への効果は不十分であることが指摘され、運動との併用が必要である[43]。実際に、サルコペニアのリスクもしくはサルコペニアの患者は<u>たんぱく質摂取量</u>が不足している可能性が高い[44]。

「サルコペニア診療ガイドライン2017」では、サルコペニアに対しては運動と栄養療法の組み合わせが介入の基本であると記載されている[45]。筋抵抗運動を含む包括的運動介入と栄養療法による複合介入は、単独介入に比ベサルコペニアの改善に有効であるとされ推奨されているが、長期的アウトカム効果についてはまだ明らかになっておらず今後の検討課題である。低栄養やサルコペニアが脳卒中患者の予後に負の影響を与えることは明らかになってきているが、その対応については十分なエビデンスが確立されていないのが現状である。質の高い臨床研究により因果関係を解明し、多くのエビデンスを蓄積していくことが世界的に求められている。

> **知っておきたい (!)**
> **たんぱく質摂取量**
> 正常な筋肉蛋白質代謝のためにはアミノ酸の筋肉への供給が不可欠である。特に必須アミノ酸の中の分岐鎖アミノ酸、さらにはその中でもロイシンは筋タンパク合成刺激が強いことが知られている。

長野　Hさんに対してどんなリハ栄養を実践していけばよいかわかってきた気がします。

吉村　多くの研究から得られた知見はどれも参考にすべきだと思いますが、記されている結果や考察を決して鵜呑みにしてはいけません。

長野　はい、対象や方法についての理解も重要ですよね。論文からは臨床で生かすべき重要な知見が多く記されていますが、それらを正しく読み解く力も大事だと実感しています。

吉村　そうです。リハ栄養を実践していく際には、患者ごとの特徴に応じた柔軟な対応が求められます。

長野　Hさんにはこれから栄養管理、運動療法もしっかり実践していきたいと思います。運動量に合わせて、エネルギーやたんぱく質も強化したいです。管理栄養士さんはリハ栄養の大事なパートナーですね。

症例 **【入院後4ヶ月 評価：退院時】**

（※ [ ] の数値は入院時データ）

心身機能

意識レベル：清明（JCS 0）、右片麻痺（Brunnstrom Stage）；上肢Ⅳ [Ⅲ] 手指Ⅲ [Ⅱ] 下肢Ⅳ [Ⅲ]、感覚；右上下肢 表在・深部 軽度鈍麻、ROM；右上肢・手指・下肢 制限あり、MMT（非麻痺側筋力）；上肢4 [3＋] 下肢4 [3＋]、握力（非麻痺側上肢）25kg [15]、嚥下障害あり（嚥下グレード9；常食の経口摂取可能）[嚥下グレード7]、高次脳機能障害；軽度注意障害あり、軽度運動性失語あり、認知面；HDS-R 29点（認知症なし）[28]、

基本動作・ADL：起居・起立・移乗 自立、食事・整容・排尿・排便 修正自立、清拭・入浴・更衣 軽介助、歩行：屋内自立・屋外見守り（杖＋短下肢装具）、

身長156cm、体重90kg [97]、BMI 37kg/m^2 [40]、MNA-SF 11点 [10]、

下腿周囲長 右29.0cm [28.0] 左30.0cm [29.0]、骨格筋指数（SMI）5.9kg/m^2 [5.2]、

BEE：1,523kcal [1,590]、必要エネルギー：1,523kcal [1,590]（ストレス係数：1.0、活動係数：1.0）、

摂取エネルギー量：1,200kcal［1,200］（たんぱく質90g［80］）、
血液検査所見
Alb 3.9g/dl［3.2］、CRP 0.8mg/dl［1.3］、HDL コレステロール 55g/dl［44］、LDL コレステロール 140g/dl［180］、中性脂肪 180mg/dl［200］、血糖値（随時）98mg/dl［103］、BNP 65pg/mL［420］

吉村　入院から4ヶ月が経過し、Hさんのゴールが定まってきたころだと思います。現状はどうですか？

長野　はい、起立運動を始め積極的にリハに取り組んでいただけたこともあり、杖と短下肢装具を使って屋内の歩行は自立されました。自宅退院も決まり本人もご家族もとても喜ばれています！

吉村　それはよかったです。サルコペニアや肥満についてはどうですか？

長野　筋肉量・筋力ともに増え（SMI 5.9kg/m^2、握力25kg）、サルコペニアの診断基準から離脱しました。入院時は体重97kg（BMI 40kg/m^2）あったのですが、現在は90kg（BMI 37kg/m^2）に減量できています。

吉村　減量しつつ筋肉量が増加していることはアメージングです（笑）。いや、本当に素晴らしい！　サルコペニア肥満の治療の貴重な成功例だと思います。

長野　先生のご指導のおかげです。

吉村　もちろんです。いえ、冗談です（笑）。そう言ってもらえてうれしいです。もう一つ、Hさんは入院時に心不全を認めていました。心不全上の状態の指標の一つにBNPがありますね。入院時と比較すると現在のBNPは改善しています（420 → 65pg/mL）。減量や骨格筋量の増加により、全身耐久性が向上しました。つまり、これまでの適切なリハ栄養で心肺機能が改善したと考えられます。心不全のリハ栄養についてもしっかり押さえておきたいですね。

心不全のリハ栄養

慢性心不全は、増悪と寛解を繰り返すたびに心機能が低下し、臓器障害、レニン-アンギオテンシン系および心交感神経系の活性化、炎症性サイトカインの活性化などにより栄養状態の悪化や骨格筋の萎縮をきたす。**心不全患者における低栄養や筋量低下は、予後不良の強力な規定因子である。最近のレビューでは、心不全患者の低栄養もしくはそのリスクの有病率は16～90％であった**[46]。

心不全患者を含む949人の高齢心血管疾患患者における栄養スクリーニングと生命予後との関連をみた研究では、**上腕周囲長は良好な予測能**を示した[47]。心不全患者を対象にした研究では、上腕周囲長がBMIより良好な予後予測能を示しており、BMIが低くても、上腕周囲長が保たれている患者は予後が良好であることが明らかとなった[48]。下腿周囲長についても一定の予後予測能を有しているが、低栄養や腎不全、心不全患者では**下腿浮腫**を認めることが多いためか、予後予測能としては上腕周囲長より低かった[49]。いずれにしても、**栄養状態や骨格筋量は心不全患者の予後に密接に関連しており、心不全患者の栄養状態をいかに改善し、そ**

表2　悪液質の診断基準

1. 慢性疾患の存在
2. 12ヶ月における5％以上の体重減少またはBMI＜20kg/m²
3. 以下の1）〜5）の項目のうち3つ以上を満たすこと
   1) 筋力低下
   2) 倦怠感
   3) 食欲不振
   4) 除脂肪量の低下
   5) 生化学的指標の異常（a, b, cのいずれか）
      a. 炎症亢進：CRP＞0.5 mg/dL, IL-6＞4.0 pg/mL
      b. Hb＜12 g/dL
      c. Alb＜3.2 g/dL

[50] Evans WJ, et al. Cachexia: a new definition. Clin Nutr 2008;27 (6):793-799.

れによって重要なアウトカムが改善するのかというのが、臨床的に重要なテーマである。

　心不全患者に対して適切なリハ栄養を行うためには、心不全に特徴的な栄養的病態を理解することが必要である。**心臓悪液質は栄養状態を悪化させる要因の一つである**。悪液質の病態の主体は、筋たんぱく質の異化亢進と同化低下であり、免疫の活性化、代謝異常、神経ホルモン異常などが関与する[50]。慢性心不全では5〜15％で心臓悪液質を認めており、心臓悪液質は生命予後に影響する[51]。2008年に提唱された悪液質の診断基準を表2に示す[50]。

　心不全の有効な治療戦略はリハと栄養介入を同時に行うことである[52]。**心臓リハの目的や内容は心不全の時期区分で異なるが、有酸素運動と筋抵抗運動を組み合わせた運動療法と身体活動は、心臓悪液質を軽減し、改善させる可能性がある**。実際に、従来から推奨されている有酸素運動だけでなく、筋抵抗運動を心血管リスクに応じて行うことで、慢性心不全患者の筋力、QOL、全身耐久性を改善させる可能性がある[53]。特に、高齢心不全患者ではサルコペニアが予後を悪化させることから、低栄養や悪液質、サルコペニアの評価

> **知っておきたい(!)**
> **心臓悪液質**
> 心臓悪液質があると死亡率は3ヶ月で18％、6ヶ月で29％、12ヶ月で39％、18ヶ月で50％と高率である[51]。

を十分に行い、心不全の病気に応じて筋抵抗運動を含む包括的な運動プログラムを作成するべきである。

　心不全の栄養療法のエビデンスは現時点で乏しい。欧米の心不全診療ガイドラインにおいても、栄養療法や食事に関する記載は塩分制限が中心の内容となっている[54]。さらに、心疾患の栄養管理といえば、二次予防の観点から、高血圧、糖尿病、肥満など生活習慣病の改善、つまり**"痩せる栄養"**がポイントで、**"制限する栄養管理"**がされてきた。しかし、前述したように慢性心不全では低栄養や心臓悪液質など、痩せは予後不良で、軽度肥満の方が予後良好であるobesity paradoxが認識されており、実はいかに**"体重を増やすか"**が重要であると認識されるようになった。最近では慢性心不全に限らず、虚血性心疾患でも同様のことが報告されている[55]。**心不全診療は医学的な全身管理も重要であるため、単一職種によるアプローチでなく、多職種チームによるリハ栄養的アプローチが重要である。**

長野　肥満で心不全のHさんは、多職種によるアプローチがとても効果的かつ必要であるということが再認識できました。

吉村　リハ病名は脳血管疾患でも、実際に行うのは脳血管リハだけではないということが超重要ですね。いくつもの内部障害を合併した高齢者がこれから増えてくると思いますので、注意が必要です。

長野　われわれセラピストも栄養や疾患についても「知らなかった」ではすまされないですね。

吉村　そうです。**医療者の無知は患者を不幸にします。**
長野　心しておきます。
吉村　さて、Hさんが生活期に移行する際、今まで行ってきたアプローチが実生活に反映されるようにサービス調整も含めて今後の検討が必要です。
長野　そうですね。介護保険の申請も行い、要支援2と認定されました。退院後は週2回のデイサービス、週1回の訪問リハが導入される予定です。
吉村　退院後フォローアップにもリハ栄養の視点からのアプローチが重要です。介護保険サービスも活用して身体活動量を極力落とさないようにしたいですね。
長野　肥満の治療に対しては、食事や運動について本人だけでなく家族も含めて今後の注意点を伝えています。本人の頑張りだけでは限界がありますからね。
吉村　グッドですね。Hさんの退院後の生活をしっかりイメージして、回復期から生活期にかけてスムーズにつないでいけるように考え、行動していかなければいけません。
長野　退院までもうひと頑張りです、先生からの多くのアドバイスにとても助かりました。
吉村　いえいえ。リハ栄養は多職種で包括的に取り組んでいく必要があります。長野くんも濱田くんも、患者さんのよりよい回復、社会参加に向けて積極的に介入していってください。
濱田　はい！　お任せください！　あ、みなさんはじめまして。言語聴覚士の濱田と申します。
長野　うぉ、濱田さん!?　いらっしゃったのですね。
濱田　はい、何やら「締め」の雰囲気を感じ取りましたので！
長野　それで忍び寄って来られたわけですね。濱田さん、

今後もリハ栄養を一緒に盛り上げていきましょうね。力を貸してください！
濱田　もちろんです、私にできることであれば！
吉村　濱田くん、ちょうどよいところに。頼みたい仕事が山のようにありまして…
長野　先生、もう濱田さんいません…旅に出ます、と小声で呟いて、去っていきました。
吉村　す、素早い…では、この仕事は長野くんにお願いしましょうかね。
長野　私も、急な旅の予定を思い出しましたので…
吉村　そんな旅の出方、ありません。

リハ栄養の視点から見る退院後フォローアップ

　疾患を問わず、退院を控えた患者には**リハ栄養を念頭においた退院後フォローアップ**が重要である。退院前には、家族やケアマネジャー、訪問リハスタッフなどへ様々な情報提供を行う。退院時のADLレベル、認知機能、転倒リスクについてはもちろんのこと、**生活活動量や栄養状態、摂食・嚥下レベルの評価、食事摂取量や食形態に関する情報、肥満や合併症の管理などについて網羅的に伝えていく**。その際、本人の性格や趣味、食べ物の好みや偏り、退院後に継続して取り組んで欲しい**運動**などについて**個別性**を意識して情報提供を行う。必然的に情報量は多くなるが、わかりやすく資料にまとめて提供するといった工夫も大切である。自宅内で安全に身体活動量を確保してもらうためには、事前に家屋調整を行い必要な箇所には**住宅改修**や**環境調整**を施し、家族などの介助者に対しての**介助方法の指導**を行う。また、患者や家族に対してなぜ栄養管理や運動が必要なのか、入院中よりその説明をしっかり行い、実生活においてリハ栄養が汎化されやす

いよう努めていくことも大切である。**リハ栄養は入院中に行うアプローチのみで解決するのは難しく、退院後のフォローアップが大変重要となる**。急性期、回復期、生活期で**シームレス（継ぎ目のない）**に医療連携を繋いでいき、目の前の各患者の人生がより豊かなものになるよう、それぞれの未来を見据えた**漸進的なリハ栄養の実践**が望ましい。

【文献】

[1] 日本肥満学会 編．肥満症診療ガイドライン 2016．ライフサイエンス出版；2019．
→ 肥満症についての本邦のガイドライン

[2] 日本老年医学会「高齢者の生活習慣病管理ガイドライン」作成ワーキング．高齢者肥満症診療ガイドライン 2018．日老医誌 2018;55 (4):464-538．
→ 高齢者肥満症に関するガイドライン

[3] Vincent HK, et al. Obesity and mobility disability in the older adult. Obes Rev 2010;11 (8):568-579.

[4] Wong E, et al. Adiposity measures as predictors of long-term physical disability. Ann Epidemiol 2012;22 (10):710-716.

[5] Strandberg TE, et al. Association of midlife obesity and cardiovascular risk with old age frailty: a 26-year follow-up of initially healthy men. Int J Obes (Lond) 2012;36 (9):1153-1157.

[6] Baumgartner RN, et al. Sarcopenic obesity predicts instrumental activities of daily living disability in the elderly. Obes Res 2004;12 (12):1995-2004.

[7] Scott D, et al. Associations of Sarcopenic Obesity and Dynapenic Obesity with Bone Mineral Density and Incident Fractures Over 5-10 Years in Community-Dwelling Older Adults. Calcif Tissue Int 2016;99 (1):30-42.

[8] Hirani V, et al. Longitudinal associations between body composition, sarcopenic obesity and outcomes of frailty, disability, institutionalisation and mortality in community-dwelling older men: The Concord Health and Ageing in Men Project. Age Ageing 2017;46 (3):413-420.

[9] Lim S, et al. Sarcopenic obesity: prevalence and association with metabolic syndrome in the Korean Longitudinal Study on Health and Aging (KLoSHA). Diabetes Care 2010;33 (7):1652-1654.

[10] 長野文彦, 他．起立着席運動は脳卒中の回復期患者の機能的予後を改善する．日本サルコペニア・フレイル学会誌 2019;3 (1):92-98.
→ 脳卒中患者における起立運動の有効性を示した論文

[11] 岡田裕貴．肥満．In: 若林秀隆 編．リハビリテーション栄養ポケットマニュアル．医歯薬出版：2018．p258-263．

[12] Sakuma K, et al. Sarcopenic obesity and endocrine adaptation with age. Int J Endocrinol 2013:204164.

[13] Al Saif A, et al. Aerobic and anaerobic training in obese adults. J Phys Ther Sci 2015;27:1697-1700.

🔵 肥満患者における栄養療法×運動療法の治療効果について示したエビデンス

[14] Schoenfeld BJ, et al. Strength and Hypertrophy Adaptations Between Low- vs. High-Load Resistance Training: A Systematic Review and Meta-analysis. J Strength Cond Res 2017;31 (12):3508-3523.
🔵 低負荷レジスタンストレーニングの有効性について示したエビデンス

[15] Riolo L, et al. Is there evidence that strength training could help improve muscle function and other outcomes without reinforcing abnormal movement patterns or increasing reflex activity in a man who has had a stroke? Phys Ther 2003;83 (9):844-851.
🔵 脳卒中患者の筋力トレーニングの効果について示したエビデンス

[16] Michael KM, et al. Reduced ambulatory activity after stroke: the role of balance, gait, and cardiovascular fitness. Arch Phys Med Rehabil 2005;86 (8):1552-1556.

[17] 厚生労働省．平成 29 年（2017）人口動態統計月報年計（概数）の概況．http://www.pinkribbonfestival.jp/about/pdf/h29.pdf（アクセス：2019 年 11 月 22 日）

[18] Miyai I, et al. Results of new policies for inpatient rehabilitation coverage in Japan. Neurorehabil Neural Repair 2011;25 (6):540-547.

[19] 厚生労働省．平成 28 年 国民生活基礎調査の概況．https://www.mhlw.go.jp/toukei/saikin/hw/k-tyosa/k-tyosa16/dl/16.pdf．（アクセス：2019 年 11 月 22 日）

[20] Nagai S, et al. Relationship between the intensity of stroke rehabilitation and outcome: A survey conducted by the Kaifukuki Rehabilitation Ward Association in Japan (second report). Jpn J Compr Rehabil Sci 2011;2:77-81.

[21] Tokunaga M, et al: Relationship between hospital ranking based on Functional Independence Measure (FIM) efficiency and factors related to rehabilitation system for stroke patients-A study of three hospitals partcipating in Kumamoto Stroke Liaison Critical Pathway. Jpn J Compr Rehabil Sci 2012;3:51-58.

[22] Foley NC, et al. A review of the relationship between dysphagia and malnutrition following stroke. J Rehabil Med 2009;41 (9):707-713.

[23] 吉村芳弘．回復期のリハビリテーション栄養管理．日静脈経腸栄会誌 2016;31 (4):959-966.

> 回復期リハ病棟における疾患別の低栄養・サルコペニアの有症率を示したエビデンス

[24] Burke DT, et al. Effect of body mass index on stroke rehabilitation. Arch Phys Med Rehabil 2014;95（6）:1055-1059.

[25] 西岡心大, 他. 本邦回復期リハビリテーション病棟入棟患者における栄養障害の実態と高齢脳卒中患者における転帰、ADL帰結との関連. 日静脈経腸栄会誌 2015;30（5）:1145-1151.
> 脳卒中患者の低栄養と機能的予後の関連について解析した多施設研究

[26] The Food Trial Collaboration. Poor nutritional status on admission predicts poor outcomes after stroke: observational data from the FOOD trial. Stroke 2003;34:1450-1456.

[27] Nii M, et al. Nutritional Improvement and Energy Intake Are Associated with Functional Recovery in Patients after Cerebrovascular Disorders. J Stroke Cerebrovasc Dis 2016;25（1）:57-62.

[28] Nishioka S, et al. Nutritional Improvement Correlates with Recovery of Activities of Daily Living among Malnourished Elderly Stroke Patients in the Convalescent Stage: A Cross-Sectonal Study. J Acad Nutr Diet 2016;116（5）:837-843.
> 回復期脳卒中患者の栄養状態の改善が予後に好影響を与えることを示したエビデンス

[29] Rebadi MH, et al. Intensive nutritional supplements can improve outcomes in stroke rehabilitation. Neurology 2008;7（123）:1856-1861.

[30] Ha L, et al. Individual, nutritional support prevents undernutrition, increases muscle strength and improves QOL among elderly at nutritional risk hospitalized for acute stroke: a randomized, controlled trial. Clin Nutr 2010;2（95）:567-573.

[31] Cruz-Jentoft AJ, et al. Sarcopenia: European consensus on definition and diagnosis: Report of the European Working Group on Sarcopenia in Older People. Age Ageing 2010;39（4）:412-423.

[32] Beaudart C, et al. Quality of life and physical components linked to sarcopenia: The SarcoPhAge study; Exp Gerontol 2015;69:103-110.

[33] Spira D, et al. Association of low lean mass with frailty and physical performance: a comparison between two operational definitions of sarcopenia-data from the Berlin Ageing Study II（BASE- II）. J Gerontol A Biol Sci Med Sci 2015;70:779-784.

[34] Yu R, et al. Sarcopenia combined with FRAX probabilities improves fracture risk prediction in older Chinese men. J Am Med Dir Assoc 2014;15:918-923.

[35] Yoshimura Y, et al. Sarcopenia is associated with worse recovery of physical function and dysphagia, and a lower rate of home discharge in Japanese hospitalized adults undergoing convalescent rehabilitation. Nutrition 2018;61:111-118.
　● 回復期患者のサルコペニアが予後に負の影響を与えることを示したエビデンス

[36] Gracies JM. Pathophysiology of spastic paresis. II: Emergence of muscle overactivity. Muscle Nerve 2005;31（5）:552-571.

[37] 近藤克則,他.脳卒中早期リハビリテーション患者の下肢筋断面積の継時的変化.リハ医 1997;34（2）:129-133.

[38] 長野文彦,他.脳卒中患者の骨格筋量は歩行獲得の独立した予測因子である.学会誌 JSPEN.2019;1（2）:70-79.
　● 脳卒中患者の骨格筋量と歩行アウトカムの関連について解析した論文

[39] Peterson MD, et al. Influence of resistance exercise on lean body mass in aging adults: a metaanalysis. Med Sci Sports Exerc 2011;43:249-258.

[40] 宮地元彦,他.運動療法介入効果に関するシステマティックレビュー.日老医誌 2011;48:51-54.

[41] Houston DK, et al. Dietary protein intake is associated with lean mass change in older, community dwelling adults: the Health, Aging, and Body Composition (Health ABC) Study. Am J Chi Nutr 2008;87:150-155.

[42] 小林久峰.必須アミノ酸によるサルコペニア予防,治療.日老医誌 2012;49:203-205.

[43] Fitarone MA, et al. Exercise training and nutritional supplementation for physical frailty in very elderly people. N Engl J Med 1994;330:1769-1775.

[44] 葛谷雅文.サルコペニアと栄養管理.外科と代謝・栄養 2016;50（1）:1-6.

[45] サルコペニア診療ガイドライン作成委員会 編.サルコペニア診療ガイドライン 2017 年版.ライフサイエンス出版；2017.
　● 2017 年に本邦で出版された世界初のサルコペニア診療ガイドライン

[46] Lin H, et al. Review of nutritional screening and assessment tools and clinical outcomes in heart failure. Heart Fail Rev 2016;21（5）:549-565.

[47] Nakamura T, et al. Prognostic usefulness of arm circumference and nutritional screening tools in older patients with cardiovascular disease.

Nutr Metab Cardiovasc Dis 2018;28（7）:743-748.
[48] Kamiya K, et al. Complementary Role of Arm Circumference to Body Mass Index in Risk Stratification in Heart Failure. JACC Heart Fail 2016;4（4）:265-273.
[49] Kamiya K, et al. Prognostic Usefulness of Arm and Calf Circumference in Patients ≥65 Years of Age With Cardiovascular Disease. Am J Cardiol 2017;119（2）:186-191.
[50] Evans WJ, et al. Cachexia: a new definition. Clin Nutr 2008;27（6）:793-799.
→ 悪液質の定義が提言された重要なレビュー論文
[51] Fülster S, et al. Muscle wasting in patients with chronic heart failure: results from the studies investigating co-morbidities aggravating heart failure（SICA-HF）. Eur Heart J 2013;34（7）:512-519.
[52] Loncar G, et al. Cardiac cachexia: hic et nunc. J Cachexia Sarcopenia Muscle 2016;7（3）:246-260.
[53] Long L, et al. Exercise-based cardiac rehabilitation for adults with heart failure. Cochrane Database Syst Rev 2019 ;1:CD003331.
[54] Romero-Corral A, et al. Association of bodyweight with total mortality and with cardiovascular events in coronary artery disease: a systematic review of cohort studies. Lancet 2006;368（9536）:666-678.
[55] Romero-Corral A, et al. Association of bodyweight with total mortality and with cardiovascular events in coronary artery disease: a systematic review of cohort studies. Lancet. 2006;368（9536）:666-78.
→ 虚血性心疾患における BMI 別の心血管イベントリスクの系統的レビュー
[56] Maeda K, et al. Predictive Accuracy of Calf Circumference Measurements to Detect Decreased Skeletal Muscle Mass and European Society for Clinical Nutrition and Metabolism-Defined Malnutrition in Hospitalized Older Patients. Ann Nutr Metab 2017;71:10-15.
[57] Nishioka S, et al. Accuracy of non-paralytic anthropometric data for nutritional screening in older patients with stroke and hemiplegia. Eur J Clin Nutr 2017;71:173-179.
[58] Chen LK, et al. Asian Working Group for Sarcopenia: 2019 Consensus Update on Sarcopenia Diagnosis and Treatment. J Am Med Dir Assoc. 2019 In Press.

Case 6 舌がん術後、悪液質の80歳代半ばの男性

【ポイント】
- ▶ 舌がんは悪液質の原因の一つである
- ▶ がん悪液質は周術期からのリハ栄養を行うべきである
- ▶ 舌がんのリハ栄養は医科歯科連携が重要
- ▶ フレイルはかかりつけ医（医科、歯科）をもつことで予防できる
- ▶ フレイルは、3つの柱（身体的、社会的、精神的）からアプローチする

白石

吉村

白石　某タレントが舌がんを公表して話題となりましたね。

吉村　タレントのがん闘病の告白は社会的インパクトがありますね。

白石　この報道から、口腔外科や歯科クリニックに舌がんが気になって受診する人が増加しているみたいです。実際に舌がんと診断された人もあったようです。

吉村　そうですね。それにしても、舌がんは術前から口腔や嚥下のリハ、全身のリハが必要な疾患ですね。

白石　はい、そうなんですが、歯科で密接に関わることの多い症例でもあり、疾患について情報共有を行なって多職種連携、というのは少ないかもしれませんね。

吉村　舌がんをはじめ、口腔、嚥下領域の疾患は低栄養にも気をつけないといけないですね。がんの治療にばかり注意がいって、栄養状態やADLの評価がおろ

そかになってはいけません。
白石　舌がん治療の主なステージは急性期だと思うのですが、これからは術前、術後のリハや口腔管理、患者さんのADLにも気をつけていかないといけないですね。当院も徐々に口腔領域、特に舌がんの患者さんがリハ栄養目的で入院されるようになってきました。
吉村　地域連携としても大事な役割だと思います。
白石　患者さんの生活再建のためにも少しでも私たちがお役に立てればと思っています。舌がんで私が担当した患者さんを2人ご紹介させてください。

症例【入院時評価】

A氏　80歳代半ば　男性
主病名　舌がん（左側口底部扁平上皮がん）

現病歴

歯の痛みがあり近くの歯科を受診し、大学病院入院、精査で左側口底部扁平上皮がんを指摘され、腫瘍摘出術、気管切開を施行。その後、嚥下リハを継続していたが、摂食嚥下障害あり経口摂取のみでの栄養管理は困難、胃瘻造設し胃瘻と経口を併用し栄養摂取している状態。経口摂取は七分粥、刻みあんかけのハーフ食を5割程度摂取可。また糖尿病があるが現在治療は行っていない。胃瘻の管理を指導中であり薬の注入以外はおおむね自己管理可。しかし同居の妻への指導は行えていない。リハ目的にて当院入院となる。

併存疾患

二型糖尿病、高血圧、骨粗鬆症

心身機能
身長151.3cm、体重44.8kg、BMI19.6 握力（右20.2kg、左15.2kg）/ 委縮：左大胸筋術部 / 上肢筋力（右4、左4）構音障害（時々わかる言葉がある）/ 舌尖挙上なし、左右突出不可 /RSST 4回 /FILS 4/ 入院時胃瘻がメインアクセス（1,200kcal、経口は楽しみ程度（100kcal×3)、舌切除後の味覚低下、術後体重減少10kg/ 在宅での栄養管理ができるよう指導

B氏　80歳代半ば、男性
主病名　右舌がん（右側舌扁平上皮がん）

現病歴
数年前から口内炎を繰り返し発症していたが、右側下部分の腫瘤を自覚後、かかりつけ医受診。耳鼻科クリニックへ紹介受診されるが精査目的に大学病院へ紹介され、検査入院となる。手術目的にて再入院、右側下半側切除、右側頸部郭清、左側頸部リンパ節摘出、大胸筋皮弁再建術、気管切開術施行。術後経過良好にてリハビリ開始、気管カニューラ抜去となる。リハ継続目的として当院へ転院となる。

併存疾患
二型糖尿病、頸部LN郭清、高血圧

心身機能
意識レベル：清明（JCS 0）握力 右29.2 左33.2、
痛み：右肩90度屈曲にて疼痛 ROM-T（肩甲骨 NP 肩屈曲 右130 左NP、伸展　右70 左NP、外転 右160　左NP、内転 右0 左NP、外旋　右90 左NP、内旋　右90

左NP、水平外転−30　左NP、肘　前腕　手NP、筋力（三角筋 右4 左5、大胸筋 右4 左5、外旋筋群 右4＋左5、内旋筋群 右4＋右5）
身長 171cm、体重 53kg、BMI18.1。
臨床検査：TP 6.2g/dl、CK 53U/l、BNP 42.2pg/ml、赤血球 414×10^4/ul　総コレステロール 234mg/dl、中性脂肪 167mg/dl、血糖 106mg/dl、BNP 42.2pg/ml、体重変化は−5kg。ソフト食２度炊き、とろみは不要。全粥で開始。最低でも 2,000kcal、体重増加のためには 2,400kcal 以上は必要と推察される。

悪液質とリハ栄養

　がんは、病状の進行に伴い、体重減少、低栄養、消耗状態が徐々に進行していくが、このような状態を「がん悪液質」(cancer cachexia) と呼ぶ[1]。多くの場合、食欲不振を合併しているため、食欲不振悪液質症候群（anorexia cachexia syndrome）と呼ばれる[2-5]。がん悪液質の診断基準は明確ではないが、体重減少、特に除脂肪体重（Lean Body Mass：LBM）の減少が特徴的である。

　その原因としては生体内の代謝異常および食欲不振による摂取量減少が挙げられる。代謝異常の原因の中心は炎症性サイトカインの過剰分泌である。炎症性サイトカインによる代謝異常は、病期が比較的早い段階から認められ、食事摂取量が減少していない段階や体重減少がまだ認められない段階においても、LBM の減少や蛋白分解の亢進が認められることが報告されている[6]。経口摂取量の低下のみが悪液質の原因ではないことは、がん悪液質の患者に単純に静脈栄養投与を施行しても、体重増加、特に LBM の増加は得られないこと

知っておきたい (!)

除脂肪体重（Lean Body Mass：LBM）
通常の飢餓による体重減少の場合 LBM は維持されるが、これががん悪液質と飢餓の異なる点である。また、悪液質はがん患者の 20 〜 80 ％ に合併し、患者自身の QOL や予後とも強く相関するといわれている。そのため悪液質の病態生理に関して様々な研究が行われている。

からも明らかである。がん患者の安静時エネルギー消費量（Resting Energy Expenditure：REE）に関しては一定した傾向はないといわれているが、膵がんや肺がんなどの疾患を個々に見てみると、REEが亢進している症例も報告されており、栄養状態を悪化させる原因となっている可能性は高い[7–9]。

悪液質の原因疾患には、がんだけでなく、慢性感染症や膠原病、慢性心不全、慢性腎不全、慢性呼吸不全、肝不全などがある。

ヨーロッパ緩和ケア共同研究（European Palliative Care Research Collaborative）では、悪液質を「**多くの要因による症候群である**。従来の栄養サポートでは十分な回復が難しい骨格筋減少の進行を認める。脂肪は喪失することもしないこともある。**食欲不振や代謝異常の併発でたんぱく質とエネルギーのバランスが負になることが、病態生理の特徴である**」と定義している[9, 10]。

嚥下筋のサルコペニアで嚥下障害を生じうる。神経筋疾患や廃用症候群による嚥下障害のほか、大腿骨頸部骨折後や慢性閉塞性肺疾患による摂食嚥下障害の原因の一部はサルコペニアである。悪液質では高率にサルコペニアを併発するため、舌がん患者ではがんや外科的治療等による器質的な機能障害だけでなく、サルコペニアによる嚥下障害の可能性も常に頭に入れておきたい。サルコペニアによる嚥下障害の治療は、原因によって異なる。加齢と活動が原因の場合、嚥下筋の筋力トレーニング（頭部挙上訓練、舌筋力増強訓練）と、可能であれば嚥下調整食などを用いた直接訓練を行う。飢餓が原因の場合、適切な栄養管理を行う。**疾患が原因の場合、原疾患の治療、飢餓予防の栄養管理、低強度の運動療法を同時に行う**[11, 12]（表1）。

> **知っておきたい** ⚠
> 疾患の治療やアプローチだけでなく、原疾患の治療、飢餓予防の栄養管理、低強度の運動療法を行うこと、管理していくことはとても重要である。

表1　サルコペニアの嚥下障害に対するリハ

異化期　→　栄養状態の悪化に注意しつつ、機能維持を目標としたリハを行う。

- 口腔衛生や口腔保湿に十分配慮する
- 口腔・舌のマッサージや他動運動、自動運動、構音訓練を行う
- 自己喀出訓練、ハッフィングなどの呼吸リハも行う

同化期　→　適切な栄養管理のもとで、機能改善を目標としたリハを行う。

- 口腔・舌・嚥下筋の自動運動とともに、レジスタンストレーニング（舌筋力増強訓練、頭部挙上訓練、嚥下おでこ体操）を行う
- 四肢体幹筋や呼吸筋のレジスタンストレーニングも行う

[12] 若林秀隆. リハビリテーション栄養ポケットガイド（改定版）：クリニコ；2017.

　がん患者にリハを行うにあたっては、がんの状態や治療戦略、機能障害（Performance Status）、筋力低下（活動制限、日常生活動作〔ADL〕障害）、社会的不利（参加制約）などを評価することが求められる（推奨グレードB；がんのリハビリテーションガイドライン）[12]。

　また頸部郭清術後の副神経麻痺による肩関節機能障害に関しては、一般的な関節可動域や筋力の評価に加えて、肩の疼痛や抑うつ状態、ADLについて評価を行うこともある。また、QOLの測定も同時に評価を行うことも重要であろう。舌がんにおいては歯科が関わることが多いが、理学療法士や作業療法士が行う評価も重要である（図1）[15-17]。

舌がんの疫学

　舌がんとは、舌の前側3分の2の可動部、すなわち鏡で普通に見える範囲のがんのことを指す。舌は主に筋で構成されている。舌の形を変える筋群（内舌筋）と舌を前後左右に動かす筋群（外舌筋）から形成されており、舌下神経支配である。舌根の外舌筋は骨につながっているが、先端はどこに

図1 Dietzの分類

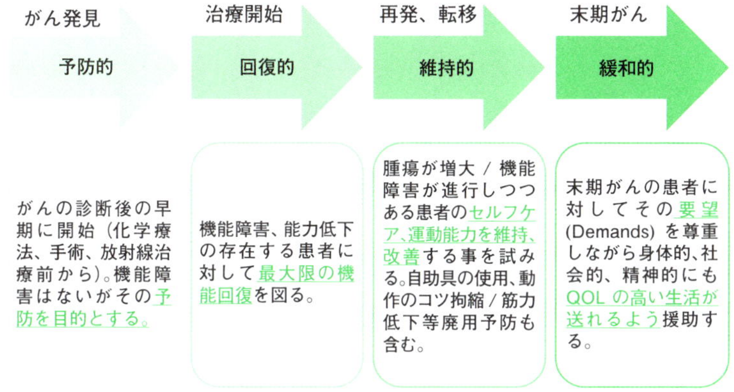

がん発見	治療開始	再発、転移	末期がん
予防的	回復的	維持的	緩和的

がんの診断後の早期に開始（化学療法、手術、放射線治療前から）。機能障害はないがその予防を目的とする。	機能障害、能力低下の存在する患者に対して最大限の機能回復を図る。	腫瘍が増大／機能障害が進行しつつある患者のセルフケア、運動能力を維持、改善する事を試みる。自助具の使用、動作のコツ拘縮／筋力低下等廃用予防も含む。	末期がんの患者に対してその要望(Demands)を尊重しながら身体的、社会的、精神的にもQOLの高い生活が送れるよう援助する。

[13] 辻　哲也. がんのリハビリテーションの動向－臨床・教育・研究－. Jpn J Rehabil Med 2012；49：288. より許諾を得て転載

もつながっていないために自由に動かし、舌自体の形を自由に変えることが可能である。また、舌は咀嚼、嚥下、発声に大きな働きをする。

　舌がんは口腔内に発生するがんの約60％を占める。舌がん患者の男女比は約2：1と男性に好発している。好発年齢は50歳代後半だが、50歳未満が約4分の1を占め、20～30歳代の若年者にも時々みられる。舌がんの原因はまだ明らかとなっていないが、飲酒・喫煙などの化学的な因子や機械的な慢性刺激などが誘因といわれている。

　舌は自分で鏡を用いて見ることができるため[18]（表2）、早期に発見されることが多い。しかし、早期から頸部リンパ節に転移して急速に進行しうるため注意が必要である。舌がんは舌の先端や中央にできることはまれで、側縁に好発する。白斑病変を伴うことが多く、視診で気づくことが多いが、小さいもの、奥に存在するものなどは早期には見落とすこともある。進行すると持続する痛みや出血、強い口臭がみられる。初期のがんでは痛みや出血などはなく、硬いしこり

として触知されることが多い。一部の舌がんは難治性の口内炎として発見されることがある。病理学的にはほとんどが扁平上皮がんである。病期診断を表3に示す。通常第Ⅰ期、

> **表2** 口腔がんセルフチェック表ー毎月1回、口の中をセルフチェックしましょう！

手順1．明るい光の下で、鏡を使って（義歯があれば外してください）
　①唇の内側と下顎の歯ぐきを見て、触ってください
　②頭を後ろに傾けて、上顎の歯ぐきとその間を見て、触ってください。
　③頬の（裏側）の粘膜を見て、触ってください。
　④舌を前に出して、舌の両脇、舌と歯ぐきの間を良く見て、触ってください。
　⑤下あごから首にかけて触って見てください。
手順2．良く観察し、チェックしましょう！
　①白い斑点や赤い斑点はありませんか？
　②治りにくい口内炎や、出血しやすい傷はありませんか？
　③盛り上がったできものや固くなった所はありませんか？
　④顎の下と首の脇に腫れはありませんか？
　⑤食べたり飲み込んだりがスムーズにできますか？

日本口腔外科学会サイトより。

> **表3** 舌がんのTNM分類と病期の分類

TNM分類

T1	最大径が2cm以下
T2	最大径が2cmを越えて4cm以下
T3	最大径が4cmを越えて6cm以下
T4	舌の周囲や顎にまで広がっている
N0	頸部リンパ節転移を認めない
N1	3cm以下の頸部リンパ節転移を1個認める
N2～3	それ以上の広がりを持つリンパ節転移を認める

舌がんの病期

病期Ⅰ期	T1N0
病期Ⅱ期	T2N0
病期Ⅲ期	T3N0、T1～3N1
病期Ⅳ期	T4N0～3, T1～3N2～3,M1（遠隔転移が認められる）

[13] 日本リハビリテーション医学会，他（編）．がんのリハビリテーションガイドライン．金原出版;2013:p10-16.

第Ⅱ期を早期がん、第Ⅲ期、第Ⅳ期を進行がんと呼ぶ。**舌がんの病期は国際的な TNM 分類を用いる。**

白石　口腔ケアだけルーチンとして行うのと、疾患の背景や機能障害をきちんと理解してケアを行うのでは、私たちのアプローチ方法はもちろん、患者さんの予後も変わってきますね。

吉村　悪液質としての舌がんと、機能障害をもたらす舌がんの治療（手術）の両面から患者を診る必要があります。医師からがん宣告を受けた時の患者の精神状態をコメディカルは知っておく必要がありますね。

舌がんの治療

　舌がんの治療は、主に手術療法と放射線治療であり、抗がん剤による化学療法もこれらの治療との組み合わせで行われる。切除する範囲によって、術後の障害・後遺症が異なる。外科的治療は、次の5つに分類される。

1．舌部分切除術

　がんが小さく浅い場合、舌の一部分を切除してがんの摘出を行う。切除範囲が小さければ、局所麻酔で、日帰り手術や数日の入院で可能である。奥舌や咽頭の反射が強い場合は、全身麻酔下に手術を行う。舌の変形が多少残るが、咀嚼嚥下や構音などの機能障害はほとんど見られず、味覚障害もないことがほとんどである。

2．舌半切除術

がんが舌の真ん中に近くまで広がっている場合、がんのある側の舌を半分切除してがんの摘出を行う。多くの場合、切除後の欠損部を種々の方法で再建することにより、術後の機能障害を最小限に抑えることが可能である。手術後は1週間ほど経口摂取を禁止して経鼻経管栄養（流動食）や点滴による栄養管理が行われる。舌の切除範囲が半分までであれば、咀嚼嚥下や構音などの機能障害は日常生活に支障をきたさないといわれており、味覚障害もみられないことが多い。

3．舌亜全摘出術

がんが舌の中心部まで進展してくると、がんのある側の舌を半分以上切除してがんの摘出を行う。切除後の欠損部を種々の方法で再建するが、残った舌の可動性により術後の機能障害は大きく異なる。手術後は1週間ほど経口摂取を禁止して経鼻経管栄養や点滴による栄養管理を行う。その後、咀嚼嚥下訓練を行うが、経口摂取のみで十分な栄養が取れるようになるには時間を要する場合も少なくない。また、味覚障害はないものの、咀嚼や嚥下・構音機能の障害は残存することが多い。

4．舌全摘出術

がんが舌の真ん中を越えて反対側まで進展してくると、安全に残せる部分がなくなってしまい舌を全部摘出せざるを得なくなる。切除後の欠損部を種々の方法で再建するが、大きな機能障害が残る場合が多い。手術後は縫合部が落ち着くまで、経鼻経管栄養や点滴による栄養管理が必要となる。その後の咀嚼嚥下訓練を徐々に開始するが、経口摂取のみで十分な栄養が取れるようになるには1～2ヶ月以上かかる場合

も少なくない。また、咀嚼嚥下・構音機能の障害は避けられない。誤嚥防止のために喉頭摘出や胃瘻造設が行われることもある。

5．頸部郭清術

　進行がんでは、頸部リンパ節転移を伴っていることが多いため、リンパ節と周囲の組織を含めて摘出する頸部郭清術が同時に行われる。リンパ節の腫脹が明らかな場合、舌がんの大きさ、深さによっては腫脹がない場合でも予防的に頸部郭清術を行うこともある[19]。

　放射線治療では口腔内が照射野に入り、口内炎や味覚障害、口腔の痛みが途中から生じ、時には休止を必要とする場合もある。後遺症として唾液の分泌障害による口腔の乾燥が残ることが多い。また、下顎骨にも照射が行われるために、晩発性の障害として下顎骨の壊死、骨髄炎などが起こることがあるので、長期間にわたるアフターケアが必要である。

吉村　舌がんのステージや手術の種類によりどの機能が失われているかを知っておくことはとても重要なことですね。

白石　はい、その後の私たちの関わり方にも大きな情報になります。

吉村　当院でも舌がん術後のリハ栄養目的の患者さんが増えていますね。

白石　うふふ。口腔管理の専門家の腕の見せどころなんです。最近は言語聴覚士さんと一緒に毎日がやりがい

知っておきたい（!）

舌がん術後

舌がん術後の発話明瞭度や音節評価としては100音字明瞭度テスト、単語明瞭度検査、25音節明瞭度検査、スクリーニングとしての一定の会話や文の音読から5段階で発話明瞭度を評価する方法などが使用されており、摂食・嚥下障害の評価としては、スクリーニングとしてのRSSTやMWST、MTFスコア、VF、VEなどが一般的である[13,14]。

マックスで頑張ってます！

吉村　頼もしい限りです（笑）。舌がん術後の患者が増えている背景を少しだけ解説しておきますね。当院では大学病院の口腔外科と医療連携を取っています。当院には常勤歯科医師がいますが、週1回は大学病院から非常勤の歯科医師が診療にきています。ありがたいです。そういう背景もあって、舌がん手術後で栄養管理が必要な場合や、欠損補綴を必要とする場合、また咀嚼嚥下訓練を必要とする場合などに紹介を受ける症例が増えています。

白石　最近、関わった舌がんの患者さんでとても印象に残った方がいました。たまたま知り合った患者さんの家族（奥さん）から相談があったのですが。

吉村　ほう、教えてください。

白石　舌がんの手術後、家に帰って来たが口内炎が多数あり、食事ができていないということでした。奥さんがミキサーを使うなど、手を尽くして食べてもらおうと奮闘したんですが、痛くて食事ができず、どうしていいかわからないというご相談でした。体重がどんどん減って、頬がげっそりこけて、毎日悲しい思いをされていたそうです。自宅は山間部で、夫のほかに親の介護もあり市内の病院までは2時間近くかかり、夫の問題は解決されていないままでした。

吉村　疾患だけでなく、社会的な制限もありましたね。

白石　そうなんです。当時、入院されていた病院から自宅退院をすることになったのですが、このまま自宅に帰るのは問題があると思いました。そこで、その病院の地域連携室にご相談の電話をしちゃいました。

吉村　え？　患者さんが入院されている病院の地域連携室に白石さんが直接電話をしたんですか？
白石　はい、電話しちゃいました。
吉村　私にはできません（苦笑）。
白石　患者さんの口腔内の状況、うまく食べられていないこと、退院後の定期的な口腔管理や栄養管理が必要なことなどについて誠意をもってお伝えしました。先方もさすがでした。まずは、退院後に近所の歯科医院へ通院してくださるようになりました。
吉村　それはよかったです。
白石　義歯を作製して、入院中に比べてとてもスムーズな咀嚼ができるようになりました。また義歯が入ったことで審美的な改善もなされ、それも嬉しそうでした。散歩などの外出の頻度が増えて、仕事に復帰したいと意欲を見せてくれるようにもなったと嬉しい報告を聞くことができました。奥さんもご主人が前向きになったことがとても嬉しいようで、聞いていてこちらまで嬉しい気持ちになりました。
吉村　患者さん、よかったですね。それにしても、白石さん、グッジョブ！
白石　口腔領域のがんは手術後の多職種におけるフォローや連携が必要だということを痛感した患者さんでした。私は遠くからの関わりでしたが、このような例は少なくないと思います。退院後に必要な環境を整えることはとても重要であるとあらためて思いました。

舌がんの症例から
1. 口底扁平上皮がんで胃瘻から3食経口摂取が叶った症例

　患者Aさんは、2016年6月に歯の痛みあり、近所の歯科を受診されるも大学病院に紹介となり、入院、精査にて左側口底部扁平上皮がんを指摘された。8月中旬に腫瘍摘出術、気管切開をされ、その後、摂食嚥下障害あり経口摂取のみでの栄養管理は困難との判断で、10月下旬に胃瘻造設施行し、胃瘻と経口摂取を並行。経口摂取は七分粥、刻みあんかけのハーフ食を5割程度摂取可能な状態で当院転院。胃瘻の管理を指導中であった。

　薬の注入以外はおおむね自分でできるようになってきていたが、同居の妻への指導は全く行えておらず、12月初旬自宅退院に向けて、リハビリ目的での入院であった。

　既往歴に、高血圧（内服加療中）、二型糖尿病（内服加療中）、骨粗鬆症（2014年よりボナロン内服していたが現在中止）、など。嚥下障害のほかにも構音障害、筋力低下、耐久性低下、体重減少などがあり、治療計画として嚥下訓練、言語療法、理学療法、作業療法、栄養サポート、胃瘻管理指導、退院指導などが挙げられた。抗がん剤の内服も継続する予定であったが、嘔気が強く中止していた。入院時は歩行可能であったが、歩行時の酸素飽和度の低下を認めた。そのため、SpO_2 92%をキープするようにnasalで酸素1Lより開始した。皮弁部トラブルなし。嚥下回診では昼食（全粥、ミキサー、とろみなし）場面の観察では、代償的に頸部進展し送り込む状態で、時々水分をむせていた。口腔内残渣は中等量あった。

　右肩に軽度の関節可動域の制限あり。下肢筋力は軽度低下あり。摂食嚥下はFILSでLv.4であった。舌の可動域制限と

萎縮が問題点として挙げられた。口腔内は皮弁移植部に残渣、プラーク停滞しやすい状態であった。入院時の身長は151.3 cm、体重44.8 kg。BMI19.6、1年前より9 kgの体重減少を認めた。

体重増加を目的とした栄養管理として、入院直後に胃瘻を造設し、経腸栄養を用いた栄養強化を行った。同時に、リハスタッフや看護師など多職種による離床促進、歩行訓練や集団起立運動などのリハを行った。

経口摂取を目的として口腔管理と嚥下訓練を積極的に行った。口腔管理として、看護師による1日3回の口腔ケアに加えて歯科衛生士による専門的口腔ケアを適宜行った。嚥下訓練として、嚥下造影検査で口腔期の送り込みの障害の程度を確認し、特に咀嚼訓練を重点的に行った。咀嚼訓練には、Aさんの好物であった「いかフライ」をガーゼに包んで用いられた。食物の送り込みに困難さを認めため、摂食時の姿勢や食物形態の調整を慎重に行った。少量の経口摂取が可能になった段階で熊リハパワーライスの提供を開始した。熊リハパワーライスを提供することで少量の摂取で高エネルギー高たんぱく質の栄養補給が可能となった。

入院2ヶ月後の体重は47.1 kgとなり、入院時より2.3 kg増加した。体重増加とともに四肢筋力や全身耐久性の向上だけでなく嚥下機能の改善を認めた。FILSは2ヶ月後にLv.8へ改善し、嚥下対応食を用いた3食経口摂取が達成でき、胃瘻も不要となった。

吉村　全身状態がよくなると、ADLも上がってきて、気

持ちもどんどん前向きになりますね
白石　がんでも食べたい意欲をもってそれに向かって進んでいく、素晴らしいです。前向きな気持ちでいる姿は元気な私たちでも見習うべきだと思います。
吉村　3食経口摂取を勝ち取ったのは素晴らしいですね
白石　いかフライとパワーライスの威力は大きかったでしょうか。
吉村　そして主治医のあきらめない姿勢です！
白石　ほんとですね。入院時は胃瘻アクセスメインで経口摂取はお楽しみ程度の100kcalだったのに、その頃から一貫して「経口摂取を増やして！　ゴールは常食3食！」の指示が各職種に飛んでいました。また、ずっとそのように医師カルテに記載されていました。すごいです。主治医の先生がそこまでの姿勢だと、患者さんも嬉しいし、私たちも目標高く頑張れますよね！

2．舌がんステージⅣから義歯作製、常食経口摂取を勝ち取った症例

　Bさんは舌がん再建後のリハ目的と、義歯作製も目的の一つであった。再建前使っていた義歯の使用が難しくなり経口摂取の充実を図るべく、義歯作製となった。
　大学病院で10月初旬に右側舌半側切除、右側根治的頸部郭清術、左側顎下リンパ節切除、大胸筋皮弁再建術、気管切開を行っている。大手術である。当院入院時は柔らかく刻んだものを丸飲みしている状態。嚥下には問題ないが、術中にブリッジの脱落があり咀嚼しにくさがある。ADLは自立。右上肢挙上は可能だが、脱力がみられており、家での生活には問題ないが、仕事復帰するにはリハビリが必要な状態で

あった。本人は当院に転院し、リハビリと義歯作製、口腔管理を希望される。既往に高血圧症、二型糖尿病あり。

口腔内の状態は下顎は左の前歯部のみ。部分義歯を持ってはおられるが使用していない状態。上顎は右側大臼歯欠損、左上前歯部コアのみが数ヶ所。臼歯部欠損であった。使用していない下顎義歯を調整されたものの、不適合で、下顎義歯の新規作製と、上顎前歯部のブリッジ作製を希望。歯科治療が開始となり同時に構音障害に対して言語聴覚士の介入も開始となった。

リハに対しては仕事上必要とされる上肢挙上肢位保持にて疲労感や頸部疼痛の訴えあり、動作指導、道具にて自主訓練などを行えるような状況を作りながらの作業療法訓練となった。言語療法ではコミュニケーション訓練、肩、頸部の運動訓練、口腔器官の運動訓練、舌の抵抗運動、発生構音訓練（対照生成ドリル、k、s、tの組み合わせ、短文復唱など）から開始となった。PTでは筋肉増強訓練、歩行訓練、自転車エルゴメーターなどが実施となった。

白石　この患者さんのバイタリティ、本当にすごかったんです。メンタルの強さ、全国のみなさんに伝えたいと思いました。術後、義歯も完成し、あっという間に常食摂取可能となられました。

吉村　担当STとのやりとりがおもしろかったですね。

白石　ほんと、担当STは超まじめで、Bさんは超おおらかだったので、Bさんがちょっとからかったりして。そのやりとりもおもしろかったです。**そして何**

よりステージⅣのがんでも諦めなければ常食摂取で笑顔の日がやってくるということを知り、とても勇気をもらいました。
吉村　あきらめない心とおおらかさ、大事ですね。
白石　がんの治療中でもとてもおおらかで明るかったようですよ。
吉村　素晴らしいですね。
白石　舌がんになった某タレントさんの報道を見て「俺も有名人になったなあ」とおっしゃっていました（笑）。

　舌がんの生存率はステージⅣで45％といわれている。しかし、がんにも負けず「口から食べたい」意欲が強い患者のバイタリティには胸を打たれた。そしてリハに真摯に取り組んでくれる言語聴覚士、口腔の状況、栄養状態、全身状態を鑑みて、オーダーメイドの栄養療法を考案してくれる管理栄養士、そして入院先でも義歯が作れる環境、理学療法士、作業療法士によるリハ、そして、退院してもまた通院したいと思われる病院に、かかりつけ歯科ができたということにおいても、とても大事な要素がたくさん含まれている。当院入院時の食事は嚥下食全粥に補助食品だったのが退院時には常食で退院できた。これは他職種によるサポートがないと実現できなかったであろう。
　舌がんは主に急性期病院での対応であることが多い。そのため、再建後の嚥下障害、構音障害、栄養障害において、長期間のケアも難しく、患者や家族が路頭に迷う例も聞かれる。しかし、急性期から回復期へケアをつなぐ連携があれば、そのような問題は解決できるであろうと思われる。ケアをつなぐことはどの疾患においてもとても重要である。ICF

評価を行い、患者に今、何が必要か、患者の身になり考え評価を行い実践していくことは一医療人としてとても大事なことではないだろうか。

白石　二人とも吉村先生が主治医でした。先生のおかげで充実したリハ栄養が実践できたと思います。
吉村　凄腕 ST と、凄腕歯科医、そして凄腕管理栄養士のおかげですね。そしてもちろん凄腕主治医も…
全員　「御意！」
吉村　失敗しませんから。
白石　スゴ腕歯科衛生士も忘れずに…

　がんと宣告された時の患者の心の変化は計り知れないものであろう。大きな衝撃を受けることで不安や落ち込み、ストレスも増大するといわれている。適応障害やうつ状態、不眠、せん妄を誘発することもあるといわれており、がんと上手に付き合うための工夫として心のケアを行うことはとても重要である。WHO とニューヨークのがん専門病院であるメモリアル・スローン・ケタリング・キャンサー・センター（Memorial Sloan-Kettering Cancer Center）のホランド医師が初代会長である国際サイコオンコロジー学会（International Psycho Oncology Society：IPOS）が 1980 年代に設立され、その後日本サイコオンコロジー学会も設立。患者、家族ががんと自分らしく向きあえるよう支援している[20]。日本緩和医療学会もがん患者の QOL の向上を目指す緩和医療の発展、社会貢献を目的とする学会である。このような学びも患

者のための学びとして重要である。専門家による心のケアを受けることも非常に有用な手段であることを心に留めておきたい。そして私たち医療者も患者の様々なサインに気づき、時には走り、時には寄り添う事も必要である。患者のために最善を尽くす。熊リハのテーマであると思っている。

> **ひと言メモ**
>
> ### 舌がん
>
> がんは、病状の進行に伴い、体重減少、低栄養、消耗状態が徐々に進行していくが、このような状態を**「がん悪液質」**（cancer cachexia）と呼ぶ。多くの場合、食欲不振を合併しているため、**食欲不振悪液質症候群**（anorexia cachexia syndrome）と呼ばれることも多い体重減少、**特に筋肉量（lean body mass：LBM）の減少が特徴的である。**舌がん患者では癌や外科的治療等による器質的な機能障害だけでなく、サルコペニアによる嚥下障害の可能性も常に頭に入れておきたい。サルコペニアによる嚥下障害の治療は、原因によって異なる。加齢と活動が原因の場合、嚥下筋の筋力トレーニング（頭部挙上訓練、舌筋力増強訓練）と、可能であれば嚥下調整食などを用いた直接訓練を行う。飢餓が原因の場合、適切な栄養管理を行う。**疾患が原因の場合、原疾患の治療、飢餓予防の栄養管理、低強度の運動療法を同時に行う。**
>
> 疾患の治療やアプローチだけでなく、原疾患の治療、飢餓予防の栄養管理、低強度の運動療法を行うこと、管理していくことはとても重要である。

【文献】

[1] Graul AI, et al. Cachexia. Drugs Today (Barc) 2016;52 (9):519-529.
　⊃ 悪液質とは
[2] Fearon K, et al. Definition and classification of cancer cachexia: an international consensus. Lancet Oncol 2011;12 (5):489-95.
　⊃ がん悪液質の定義について
[3] Muliawati Y, et al. Cancer anorexia - cachexia syndrome. Acta Med Indones 2012;44 (2):154-62.
[4] Tuca A, et al. Clinical evaluation and optimal management of cancer cachexia. Crit Rev Oncol Hematol 2013;88 (3):625-636.
[5] Muscaritoli M, et al. Consensus definition of sarcopenia, cachexia and pre-cachexia: joint document elaborated by Special Interest Groups (SIG) "cachexia-anorexia in chronic wasting diseases" and "nutrition in geriatrics". Clin Nutr 2010;29 (2):154-159.
　⊃ サルコペニア、悪液質および悪液質前症のコンセンサス定義：「慢性消耗性疾患における悪液質―食欲不振」および「老年医学における栄養」によって詳述された共同文書。
[6] Zimmers TA, et al. STAT3 in the systemic inflammation of cancer cachexia. Semin Cell Dev Biol 2016;54:28-41.
[7] Ter Beek L, et al. Unsatisfactory knowledge and use of terminology regarding malnutrition, starvation, cachexia and sarcopenia among dietitians. Clin Nutr 2016;35 (6):1450-1456.
[8] 東口髙志，他．全身症状に対する緩和ケア（特集 知っておきたい癌緩和ケアの進歩）．外科治療 2007;96:931-41
[9] Dudrick SJ, et al. Parenteral nutrition techniques in cancer patients. Cancer Res 1977;37 (7 Pt 2):2440-2450.
　⊃ Dudrick 先生の 1977 年の論文！　がん患者における非経口栄養法
[10] がん悪液質の概念と最近の動向．In; 日本緩和医療学会（編）．終末期がん患者の輸液療法に関するガイドライン 2013 年版．金原出版：2013．p46．
[11] 若林秀隆．リハビリテーションと栄養管理（総論）．静脈経腸栄養 2011;26 (6):1339-1344．
[12] 若林秀隆．リハビリテーション栄養ポケットガイド（改定版）．クリニコ；2017:25．
[13] 日本リハビリテーション医学会，他（編）．がんのリハビリテーションガイドライン．金原出版；2013:p10-16．

> がんにおけるリハのガイドライン。必読です

[14] 小村健. 舌癌切除後の機能的再建. 日口腔腫瘍会誌 2015;27（4）:103-112.
[15] 横尾聡. 口腔癌広範切除症例に対する嚥下機能再建の意義. 日口腔腫瘍会誌 2008;57:1-18.
[16] Jehn P, et al. Physical and Psychological Impairments Associated with Mucositis after Oral Cancer Treatment and Their Impact on Quality of Life. Oncol Res Treat 2019;42（10）:342-349.
> 口腔がん治療後の粘膜炎に関連した身体的および心理的障害とそれらが生活の質に及ぼす影響

[17] Hahn TR,et al. On quality of life after surgical therapy of oral cancer - a retrospective multi-center study: the connection between dedentition, denture, quality of life, and dysphagia, and the resulting rehabilitation schemes. Mund Kiefer Gesichtschir 2007;11（1）:27-32.
> 口腔がんの外科治療後の生活の質について―後向き多施設共同研究

[18] 辻哲也. がんのリハビリテーションの動向―臨床・教育・研究. Jpn J Rehabil Med 2012;49:287-312.
[19] 口腔がんのセルフチェックをしましょう. In: 日本口腔外科学会. 口腔外科相談室.（jsoms.or.jp/public/soudan/selfcheck/）
[20] 小山敦子. サイコオンコロジー総論. 心身医 2014;54:12-19.
> サイコオンコロジーとは、がん患者さんとご家族の心理・社会・行動的側面など幅広い領域での研究・臨場実践・教育を行う場である。

Case 7 誤嚥性肺炎で慢性閉塞性肺疾患を合併した70歳代前半男性

【ポイント】
- 慢性閉塞性肺疾患（COPD）は全身炎症性疾患であり、悪液質の原因疾患の一つである
- GLIM基準の栄養障害は疾患や炎症を考慮した新しい栄養障害の診断基準である
- COPDの20〜30％以上が摂食嚥下障害を合併する
- COPDにおける栄養障害は呼吸機能障害と独立した予後因子である
- COPD患者では運動療法と栄養療法と併用が効果的である

嶋津　吉村

嶋津　さっき入院された経管栄養の患者さんですが、もうハンパなく細いの一言ですよ。男性でBMI 13kg/m² ですよ。足を触らせてもらいましたが、私の二の腕よりひとまわり細いという感じです。

吉村　科長の二の腕より細いって？？？（一瞬、考え込む。科長の腕は細かったか？）

嶋津　え、どういう意味ですか。

吉村　い、いえ、本当に細いんだなぁって（汗）。

嶋津　これほどわかりやすいたとえはほかにないと思いますが。

吉村　も、もちろんです。それではさっそく患者さんを診てみましょう（大汗）

症例 【入院時評価】

70歳代前半　男性
主病名：誤嚥性肺炎
主訴：呼吸困難　痰が出る

現病歴

1月初旬呼吸困難、体動困難を主訴に救急病院へ搬送される。来院時、全身状態不良、著明な努力用呼吸・ショックバイタルであり、オープンフェイスマスク7L投与でSpO₂ 92％、CT上左肺膿胸、肺気腫、呼吸性アシドーシス著明となり挿管・呼吸器管理となる。レントゲンとCTを撮像し、誤嚥性肺炎の診断。抗菌薬治療が開始された。血圧低下あり昇圧剤投与開始。入院4日目より経管栄養開始。徐々に昇圧剤中止、呼吸状態安定あり、抜管検討したが、喀痰多く自力での喀出困難であり気管切開術施行。その後ベッドサイドリハ開始、1月下旬人工呼吸器離脱、その3日後より嚥下リハを開始したが誤嚥のリスク高く経管栄養管理、嚥下訓練のみ実施された。継続したリハ必要あり2月下旬に当院へ転院された。

併存疾患

①COPD　②左肺膿胸

身体所見

身長167cm、体重34kg、BMI 12.7kg/m²、体重減少率7％（6週間）、BEE 1,246kcal
呼吸機能：肺活量（VC）2.50L（69％）、一秒率（FEV1.0）2.01L（73％）、SpO₂ 94％（room air）
ADL：FIM 67（運動45、認知22）

用語

ショックバイタル
ショックまたは循環性ショックとは、主に血圧が下がって、瀕死の状態になる急性の症候群のこと。日本語では末梢循環不全あるいは末梢循環障害といい、重要臓器の血流（特に微小循環）が障害されて起こる急性の疾患群のことを指す。

知っておきたい

COPD
40歳以上の人口8.6％、約530万人の患者数と推定されているが、大多数が未診断、未治療の状態であると想定される。全体では死亡原因の9位、男性では7位を占めている。

嶋津　併存疾患にCOPDがあります。タバコは65歳でやめたらしいのですが、45年間、1日20本を続けたようです。COPDに特徴的な痩せ方ですよね。

吉村　禁煙すればよかったのに。タバコで病気になったようなものですからね。さてどうしますか？

嶋津　短期目標として経管栄養しながらでも3食経口摂取。経口ができたら栄養改善、体重増加を目標、最終的には退院後の栄養指導まで考えています。

吉村　そうですね。栄養改善と嚥下機能改善がまずは一つの山ですね。栄養指標のモニタリングには何がいいでしょうか。

嶋津　摂食嚥下レベルと体重変化がいいかなと思っています。

吉村　COPDではなかなか体重は増えないかもしれませんが、期待しています。

嶋津　はい、頑張ります。

吉村　ところでCOPDってどんな病気ですか？

嶋津　えっと、閉塞性の…（ウンタラカンタラ）

吉村　COPDは高齢者の呼吸器疾患として超重要です。おさらいしておきましょう。

> 知っておきたい (!)
> タバコ
> COPD発症最大原因は喫煙であり、喫煙者の15～20％がCOPDを発症する。

慢性閉塞性肺疾患（COPD）は全身炎症性疾患

　慢性閉塞性肺疾患（Chronic Obstructive Pulmonary Disease：COPD）は、タバコ煙を主とする有害物質を長期に吸入暴露することなどにより生じる肺の炎症性疾患である[1]。喫煙者の高齢化と人口の高齢化によってその頻度は増加しており、高齢者の呼吸器疾患では最も多い疾患である。また、COPD自体が肺以外に全身性に影響をもたらし、栄養障害や骨格筋機能障害だけでなく、様々な合併症や併存症を誘発すると考

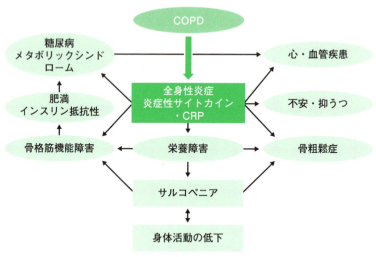

図1 COPDの全身炎症と併存症

[1] 国枝顕二郎，他．摂食嚥下障害を合併したCOPD患者のリハビリテーション医療．Jpn J Rehabil Med 2018；55(10)：846．より許諾を得て転載

えられており、この点でCOPDは全身性炎症疾患としてとらえられている（図1）[2]。

　COPDが誘発する合併症には心血管障害や代謝性疾患などがあるが、栄養障害も重要な合併症の一つである。COPDでは高率に栄養障害を認め、病期の進行に伴い栄養障害が重度となる[2]。さらに、栄養障害は呼吸機能とは独立した予後不良因子である[3]。

　COPDでは骨格筋の質的・量的変化を認める。軽度の体重減少は脂肪量の減少が主体であるが、中等度以上の体重減少は筋蛋白質の減少を伴う。骨格筋量の減少は主に全身炎症による筋蛋白分解の異常亢進が原因である。筋線維では、一型筋線維（遅筋）が減少し、二型筋線維（速筋）が相対的に増加する。筋線維シフトは、好気性代謝能力の低下をもたらし、労作時の乳酸アシドーシスや炭酸ガスの産生により、息

図2 COPDの骨格筋機能障害と負のスパイラル[1]

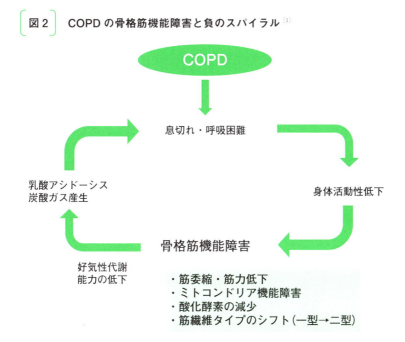

切れや呼吸困難感の増悪、身体活動性の低下につながる負の
スパイラルがもたらされる（図2）[4]。

嶋津　COPD≒<u>全身炎症</u>なんですね。COPDは単に呼吸
　　　器の疾患だと思っていましたが、栄養管理の視点か
　　　らも、あらためてCOPDの病態はしっかり把握し
　　　ておかないといけないですね。
吉村　そうですね。炎症と栄養障害の関係は悪液質のとこ
　　　ろ（Chapter2 p.220参照）でも出てきましたね。
　　　COPDももちろん悪液質の主要な原因疾患です。

用語

<u>全身炎症</u>
全身性炎症反応症候群（Systemic Inflammatory Response Syndrome：SIRS）は、各種の侵襲によって誘引された全身性の急性炎症反応による症候。致命的な多臓器不全状態の前段階として、非常に重要な概念である。

Chapter.2

体重減少があるから栄養を強化する、という単純なアプローチだけでは悪液質の管理は不可能と言っても過言ではありません。何度も言いますが、ここはとても大事なところなんです。二次性サルコペニアの原因としても悪液質は外せません。極論すると、病気があるだけで低栄養になってしまうんです。

病気があるだけで低栄養？ ― 悪液質とは

　基礎疾患に関連して生ずる複合的代謝異常の症候群で、脂肪組織の減少の有無にかかわらず、筋肉量の減少を特徴とする。臨床症状として、成人では体重減少、小児では成長障害が認められる[5]。飢餓、加齢による筋肉減少症、うつ、吸収障害や甲状腺機能低下症とは異なる病態であり、食欲不振、炎症反応の亢進、インスリン抵抗性、蛋白異化の亢進などの代謝異常がみられる。診断基準としては、12ヶ月以内に5％の体重減少に加え、①筋力低下、②疲労感、③食欲低下、④除脂肪体重低値、⑤ CRP、Hb、Alb などの生化学データの異常の5項目中3項目以上該当で診断するとされている[5]。

　悪液質の病期として、代謝異常が軽度で、明らかな悪液質の症状を呈さない悪液質の前段階の状態を「pre-cachexia」、高度代謝障害により栄養サポートなどの集学的治療を行っても改善が困難な状態を「refractory cachexia」とすると提唱されている[6, 7]。

吉村　どうですか？　こう考えると、悪液質を知らずに栄養管理なんてできるわけないでしょう？

用語

インスリン抵抗性

インスリンは標的臓器（骨格筋・脂肪組織・肝臓）に作用し、糖の吸収を促す働きを有するホルモン。インスリン抵抗性とは、簡単にいうと「インスリンの効き具合」を意味する。膵臓からインスリンが血中に分泌されているにもかかわらず、標的臓器のインスリンに対する感受性が低下し、その作用が鈍くなっている状態を意味する。

用語

蛋白異化の亢進

多発外傷、重症熱傷、敗血症など大きな生体侵襲が加わった際の急性期生体反応では副腎皮質ホルモンや炎症性サイトカイン等の過剰分泌が起こり、激しい代謝亢進状態となる。その結果、酸素消費量の増大、糖新生増大と耐糖能の低下、脂肪分解促進と遊離脂肪酸の増加、蛋白分解の亢進といった異化亢進状態となる。

嶋津　うー…主病名だけでなく、併存疾患も把握しないとだめだめですね。疾患については管理栄養士が最も弱いところかも。

吉村　管理栄養士がすべての疾患を把握する必要はありません。ただ、ある程度の疾患の把握はできた方がよいです。これからの栄養管理は管理栄養士だけで行うものではなく、多職種のチームで行う必要がありますね。併存疾患についてもチームでしっかり情報共有しないといけません。

嶋津　病気も低栄養の診断の一部になりそうですね。

吉村　すでになっていますよ。

嶋津　え !?

新しく提言された疾患関連栄養障害
（Disease-related Malnutrition：DRM）

　高齢者の低栄養の診断や分類には疾患や炎症の合併を常に考慮する必要性がある。栄養障害は飢餓（栄養摂取不足）と炎症の複合によって生じ、かつ炎症の程度によって分類されるべきである。

　短期飢餓、長期飢餓、侵襲でのエネルギー代謝の相違を図3に示す[8]。飢餓および侵襲における糖質、脂質、たんぱく質のエネルギー代謝や主要臓器の相違は多岐にわたり、「栄養障害＝栄養不足」という前世紀の単純な栄養診断がいかに危険であるかは一目瞭然である。すなわち、入院高齢者の栄養評価においては、BMI、体重減少、摂食量、体組成、浮腫、握力に加えて、主病名の治療経過や、併存疾患の管理状態についても確認すべきである。

　2016年にコペンハーゲンで開催された欧州臨床栄養代謝学会（ESPEN）学術集会において注目すべき会議が行われ

Chapter.2

[図3] 短期飢餓、長期飢餓、侵襲でのエネルギー代謝の相違

	短期飢餓	長期飢餓	侵襲
糖新生	↓		↑↑↑
解糖	↑		↑↑↑
グルコース酸化	↑↑↑		↓
グルコース代謝			↑
たんぱく分解	↓		↑↑↑
たんぱく合成	↑		↑↑↑
アミノ酸酸化	↑		↑↑
脂肪分解	↓↓	↑↑↑	
ケトン体生成	↓↓	↑↑↑	
主なエネルギー源	グリコーゲン	脂肪	タンパク
主な代謝臓器	肝	脂肪組織	骨格筋、内蔵

[8] Long CL, et al. Metabolic response to injury and illness: estimation of energy and protein needs from indirect calorimetry and nitrogen balance. JPEN J Parenter Enteral Nutr 1979;3 (6):452 - 456.

た。この会議では、日本を含む世界各国の臨床栄養の指導者（Global Leadership Initiative on Malnutrition：GLIM）が一同に介して新しい栄養診断について検討を行い、図4の栄養障害診断のアルゴリズムを提言した[9]（Chapter1 p.29参照）。疾患に関連した栄養障害を疾患関連栄養障害（DRM）と称し、高齢者を含む成人栄養障害の栄養診断において疾患や炎症を考慮すべきであると提言した。

2018年には、世界規模での低栄養の診断基準「GLIM基準」が提言された（図5／Chapter1 p.31参照）[10]。GLIM基準の特徴は、低栄養の診断にはスクリーニングとアセスメントの2段階であること、アセスメントに病因が含まれること、重症度判定を行うこと、の3つである。病因には疾患や外傷に関連する炎症が明記されており、高齢者を含む成人

> 図4 Global Leadership Initiative on Malnutrition (GLIM) 会議による栄養障害診断アルゴリズム

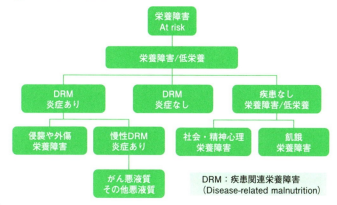

[9] Cederholm T, Jensen GL. To create a consensus on malnutrition diagnostic criteria: A report from the Global Leadership Initiative on Malnutrition (GLIM) meeting at the ESPEN Congress 2016. Clin Nutr 2017;36 (1):7-10.

> 図5 GLIM 基準における低栄養の診断の流れ

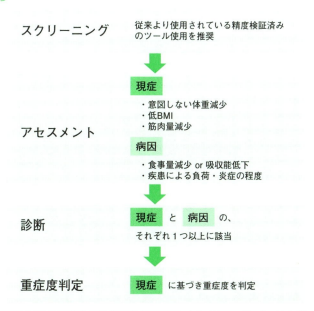

[10] Cederholm T, et al. GLIM criteria for the diagnosis of malnutrition - A consensus report from the global clinical nutrition community. Clin Nutr 2019;38 (1):1-9.

栄養障害の栄養診断では疾患や炎症を考慮すべきであると提言した。既存の栄養スクリーニングでは疾患や炎症が十分に考慮されておらず、今後の入院高齢者の栄養スクリーニングの手法に一石を投じる重要な提言である。

嶋津　ふえぇ。管理栄養士といえども日々是勉強ですな。
吉村　医療者は一生勉強です（笑）。これからの日本を含む世界規模での栄養診断にはGLIM基準の低栄養が採用されていくと思いますよ。まだ当院では採用していませんが、そのうちGLIM基準で低栄養を診断していきたいですね。
嶋津　そ、そうですね（汗）。がんばりまーす。
吉村　さて、忘れてはいけないのがGさんの入院の原因となったのは誤嚥性肺炎です。この方は嚥下障害がベースにあったんでしょうか？
嶋津　カルテを見ても脳卒中の既往はなさそうです。
吉村　脳卒中の後遺症としての嚥下障害ではなさそうですね。COPDと嚥下障害の関係を知ってますか？
嶋津　先生、教えてください。
吉村　了解です。

慢性閉塞性肺疾患（COPD）と嚥下障害

　COPD患者では嚥下障害を合併することが多い。COPD患者の65％において主観的な嚥下困難感を訴えるとともに、49％で有意な摂食嚥下障害を認めたとする報告がある[11]。COPD患者の多くが夜間に不顕性誤嚥を生じてい

可能性も指摘されている[12]。

　気道防御の観点からも、嚥下と呼吸の関連は重要である。健常者では、嚥下時に呼気-嚥下-呼気という嚥下呼吸パターンが最も多く観察されるが、嚥下後の呼吸が呼気から始まることで咽頭残留物の高等侵入や誤嚥から気道を防御している。一方で、COPD 患者ではこのパターンの乱れが誤嚥リスクとなり、COPD の重症化と関連していることが推察される[13]。

　COPD 患者では脳卒中の合併にも注意が必要である。COPD 急性増悪の急性期に脳卒中の発症率が高くなるという報告があり[14]、脳卒中が関与した嚥下障害が疑われる場合は遅滞なく画像評価を検討すべきである。

　さらに、サルコペニアによる嚥下障害は COPD 患者において近年、注目されている重要なテーマの一つである。Case 4（p.159）で解説しているが、サルコペニアによる摂食嚥下障害は従来見逃されていた新しい概念であり、特に骨格筋の消耗が著しい重症 COPD 患者ではサルコペニアの嚥下障害を念頭においた多職種チームでの対応が必須である。

> 知っておきたい(!)
> **サルコペニアによる嚥下障害**
> 日本摂食嚥下リハビリテーション学会、日本サルコペニア・フレイル学会、日本リハビリテーション栄養学会、日本嚥下医学会の4学会が共同でサルコペニアと摂食嚥下障害に関するエビデンスの構築を目的としてポジションペーパーが作成された。
> Fujishima I, et al. Sarcopenia and dysphagia: Position paper by four professional organizations. Geriatr Gerontol Int 2019;19:91-97.

嶋津　足が私の二の腕より細いGさん、嚥下障害があっても全然おかしくない状態なんですね。

吉村　悪液質やサルコペニアを認める患者さんは初診時に嚥下評価を丁寧に行うべきです。COPD があれば嚥下をみよ、です。Gさんの嚥下訓練は進んでいますか？

嶋津　ST さんの評価では、咀嚼や嚥下機能は保持されて

いるようです。ただし、痰が多くて、気管切開部からかなりの回数で痰が吸引されます。また、食べる気持ちはあるのですが、疲労感も強いようです。
吉村　栄養治療としては経口摂取をしつつ、経腸栄養での十分な補給が必要だと思います。
嶋津　はい。私も同じ考えです。エネルギーとたんぱく質の確保と脂質の含有割合なども考えながら栄養剤を選択しています。
吉村　そうしてください。
嶋津　食べ物を口の中に入れていても、嚥下前に途中で咳込んだりするから飲み込むタイミングがずれるんですよね。
吉村　健常者が意識せずにしている嚥下も、呼吸に問題があるCOPD患者には大変なことです。食事のたびにかなりのエネルギーを消耗しているかもしれません。
嶋津　COPD患者は食べるだけでも多くのエネルギーが必要なんですね。嚥下訓練や経口摂取の支援は、嚥下機能だけみてもうまくいかないことはいつも実感しています。そこでKTバランスチャートです。

KTバランスチャート

　食べるための援助は、嚥下機能のみに着目するのではなく、包括的な視点での評価とアプローチが必要である。そのため、対象者の状態を一定の部分だけで評価するのではなく、包括的視点をもって、良好な機能（強み）を生かすことで、経口摂取につながることを勘案したアプローチが求められる。要介護高齢者の「口から食べること」を支援する立場の人も経験や力量など様々であることから、多職種で行う包

括的評価に支援スキルをあわせたチャート（口から食べるバランスチャート、以下 KT バランスチャート）が開発された（図6、表1）[15]。

　KT バランスチャートの特徴は、対象者の機能の不足部分を補いながら、可能性や強みを引き出し、包括的支援スキルとケアリングを内包することである。その程度を多職種で総合的に評価しながら、治療・ケア・リハを展開し、その成果が可視化できるツールである。KT バランスチャートの評価内容は、心身の医学的視点項目、摂食嚥下の機能的視点、姿勢活動的視点、摂食状況・食物形態・栄養に大別され、下位項目が計 13 項目ある。各項目1〜5段階で評価した項目をスコア化し、レーダーチャートを作成する。前回評価からの変化と各項目における強みと弱みが一目瞭然で把握でき、次のアプローチへの計画立案も可能となる。また可視化してお

> **知っておきたい** ❗
>
> **KT バランスチャート**
> NPO 法人口から食べる幸せをまもる会（代表・小山珠美）は、口から食べることの幸福感や重要性について普及・啓発活動を行い、口から食べることが困難な人への支援も行っている。

図6　KT バランスチャート

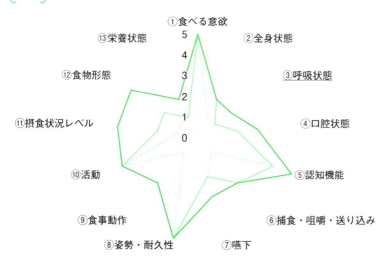

[15] 小山珠美. 口から食べる幸せをサポートする包括的スキル KT バランスチャートの活用と支援（第2版）: 医学書院; 2017. p16. より許諾を得て作成

り、理解しやすい点からも入退院時の情報提供や本人・家族への説明などの情報共有もしやすい。

COPDに関連する呼吸状態はKTバランスチャートの3番目の項目にある。経口摂取を実践する時に肺炎などの呼吸器合併症を予防することは重要であるが、過剰に心配して食べる機会を減らすことも問題である。誤嚥を防ぐだけでなく、呼吸状態を安定させ、誤嚥したものは喀出できるようにすることでより安全に経口摂取ができるようになる。呼吸状態を単に酸素化の問題として捉えるのでなく、離床や咳嗽力、体幹の筋力など全身的視点でアプローチする必要がある。

表1　KTバランスチャート調査表

項目	初回評価時点数	1週間後	2週間後
①食べる意欲	5	5	5
②全身状態	1	2	2
③呼吸状態	1	1	2
④口腔状態	2	2	3
⑤認知機能	4	4	5
⑥捕食・咀嚼・送り込み	1	3	3
⑦嚥下	2	2	3
⑧姿勢・耐久性	5	5	5
⑨食事動作	1	3	3
⑩活動	4	4	4
⑪摂食状況レベル	1	2	4
⑫食物形態	1	2	4
⑬栄養状態	1	1	2

[15] 小山珠美. 口から食べる幸せをサポートする包括的スキルKTバランスチャートの活用と支援（第2版）：医学書院；2017. p16. より許諾を得て作成

吉村　KTバランスチャートは患者さんの長所や短所が包括的に可視化されてとてもいいですね。当院でのKTバランスチャートの導入状況はいかがですか。

嶋津　脳卒中後の嚥下障害の一部の患者にKTバランスチャートを使用しています。まだまだ、嚥下障害がある患者さん全員にはKTバランスチャートは使用できているわけではないです。KTバランスチャートを用いると自動的に多職種が参加することになるので、楽しいです。

吉村　嚥下障害の全患者にKTバランスチャートを導入していくかどうかはこれからの検討事項ですね。

嶋津　私は入院患者さん全員に使用したいなぁ。

吉村　応援しています（笑）。

嶋津　KTバランスチャートは経口摂取の支援にたくさんの職種が関わっているのかがよくわかる13項目なんです。ちなみに12項目の食物形態担当は私なんですよ。へへへ。

吉村　それは大事なお仕事ですね。

嶋津　多くのスタッフを巻き込んでKTバランスチャートをもっと啓蒙したいと思います。

吉村　さて、COPDは疾患治療だけでなく、嚥下や栄養、リハを含めた包括的な対応が必要です。ガイドラインを含めたCOPDの最新エビデンスをおさえておきましょう。

慢性閉塞性肺疾患ガイドライン 2018

　COPD の管理目標は、(1) 現状の改善と、(2) 将来のリスクの軽減、に大別される（表2）[16]。この管理目標の達成は、COPD の増悪の抑制や生命予後の改善につながる。COPD の治療は、禁煙教育、薬物療法、酸素療法、呼吸器リハなど多岐にわたる。栄養管理、運動療法、教育、心理サポートなどを含む呼吸リハは、COPD 患者の運動能力と健康関連 QOL を改善するのに有効である[16, 17]。

運動療法のエビデンス（呼吸リハを含む）

　呼吸リハは、COPD の非薬物療法の中でも最も重要である。COPD 患者は労作時の呼吸苦のため日常生活動作(ADL)が慢性的に制限されている。呼吸苦のため運動が制限されると運動耐容能が低下し、さら症状が増悪するという悪循環へ陥る。そのため、呼吸苦などの症状が顕在化あるいは重症化する前に、早期から呼吸リハを開始する必要がある[16, 17]。

　呼吸リハはコンディショニングと運動療法で構成される。コンディショニングには呼吸訓練、排痰法、胸郭可動域訓練などがある。運動療法には運動の頻度、強度、期間および種類を処方することが重要である。2 日に 1 回以上の頻度、最大運動能力の 40 〜 80 ％負荷、運動総時間 1 日 20 分以上、運動の種類としては下肢トレーニングが推奨されている。下

表2　COPD の管理目標

I. 現状の改善 　①症状および QOL の改善 　②運動耐容能と身体活動性の向上および維持
II. 将来のリスクの低減 　③増悪の予防 　④全身併存症およびはい合併症の予防・診断・治療

肢の持久力運動としては歩行やエルゴメーターを使った運動が中心となる。下肢トレーニングを実施することで運動耐容量やQOLの改善、息切れ、うつや不安など心理社会的スコアの改善などエビデンスが報告されている。しかし運動をやめてしまうとまた廃用へ逆戻りするので、入院中だけでなく在宅においても、継続可能な方法を指導する必要がある。これらの点からみても当院の集団起立運動は理にかなっている[16,17]（Chapter2 p.106参照）。

COPDの重症度やステージによって運動療法の内容やゴールは異なる。安定期は、全身持久力およびレジスタンス運動が中心となり、必要に応じてコンディショニングを行う。運動療法には抗炎症作用や抗酸化作用が示されており、悪液質の場合でも運動療法を実施する。ステージの進行に応じて、低負荷、短時間、頻回に行うなどの工夫が必要である。増悪期は、合併症を予防し身体機能低下を最小限に抑え、急性期から離脱することが主な目標となる。人工呼吸器管理や高酸素投与の状態でも循環動態が安定していれば、早期からコンディショニングとしてのポジショニングや排痰、離床訓練などを行う[16,17]。

吉村　COPDでのリハは治療の一部です。呼吸管理だけで寝かせっぱなしにする医療はもはや時代遅れといえます。実際の訓練としては、下肢のトレーニングを意識して積極的に行うことが重要です。「COPDなのにどうして下肢のトレーニング？」なんて言わないでくださいね。ヒトの筋肉の7割は下半身に

集中しています。そのため、しっかり下肢のトレーニングを行って筋量増加と筋力増強することで、全身の運動耐容能が改善し、COPDの症状が改善し、増悪リスクが軽減されます。栄養療法のエビデンスについてもみてみましょう。

栄養療法のエビデンス

栄養療法はCOPDの呼吸リハ（教育・運動・栄養）に含まれる。ここでは理解を助けるため、栄養療法を独立した介入法として解説する。最新のコクランレビューによると、COPDに対する栄養療法は、総エネルギーやたんぱく質の摂取量を増加させ、体重増加を促進した[18]。栄養療法により脂肪量、除脂肪体重が増加した。呼吸機能や動脈血ガス所見は改善しなかったものの、6分間歩行距離や握力が改善した。また、栄養障害を認める患者は栄養障害を認めない患者に比べて、栄養療法でより体重が増加し、健康関連QOLがより改善した。一方で、COPD患者に対する長期予後の改善効果は現時点で明らかではない。

米国静脈経腸栄養学会（ASPEN）のガイドラインでは、他の臨床的な病態や合併症がない限り、経口補給あるいは経腸栄養によってCOPDの栄養状態を改善することが可能である[19]。一方で、栄養の過剰投与による炭酸ガスの増加は換気系の負荷となることを警告しているが、投与総カロリーが適切であれば、主栄養素間の比率を調整しても炭酸ガス産生量には影響がない（ひと言メモ p.257 参照）[19]。

欧州静脈経腸栄養学会（ESPEN）のガイドラインでは、(1)経腸栄養のみでの有効性は限定的であり根拠に乏しい、(2)運動療法や蛋白同化因子との併用が栄養状態や機能を改善する可能性がある、(3)食後の呼吸困難や腹満感の回

知っておきたい !

コクランレビュー
医学論文のシステマティック・レビューを行う国際的団体のコクランが作成している、質の高いシステマティック・レビューとして定評のあるもので、年4回発行されるコクラン・ライブラリ（英語サイト）に収載されている。「コクラン・レビュー・アブストラクト」は、このコクラン・レビューの抄録。また、最近では、コクランレビューを平易な言葉でまとめた一般語訳（Plain Language Summary）も同時に作成され、コクランのサイト（英語サイト）に掲載されている。

避およびコンプライアンスの向上に少量・頻回の栄養剤摂取が望ましい、(4) 安定期 COPD において低炭水化物・高脂肪の栄養剤が通常の高たんぱく・高エネルギーの栄養剤よりも有用であるとはいえない、と推奨している[20]。

日本静脈経腸栄養学会（JSPEN）のガイドラインでは栄養療法単独の効果については限られたエビデンスであるが、運動療法との併用により栄養状態と身体機能改善が期待できる、との記載にとどまっている[21]。

その他の COPD 患者の栄養療法で特記すべきこととして、COPD 患者が呼吸に要するエネルギーは、健常者の約 10 倍（430〜720kcal）とされる[22]。COPD 患者では、安静時エネルギー消費量（REE）が健常同年代の 1.2〜1.4 倍に亢進し、身体活動レベルにあわせた摂取エネルギー追加が必要である[16]。摂取エネルギーは実測 REE の 1.5 倍または予測 REE の 1.7 倍を目標とする。REE は間接メトリー法による測定が望ましい。また、呼吸筋の収縮力を維持するためには、リンやカリウム、カルシウム、マグネシウムなどの電解質異常は補正する必要がある[16]。

> **ひと言メモ**
>
> **呼吸商**
>
> 体内で栄養素が燃焼するときに消費された酸素量と産生された二酸化炭素の体積比を呼吸商（RQ）といい、各栄養素の呼吸商は、たんぱく質 0.8　脂質 0.7　炭水化物（糖質）1.0 である。糖質は二酸化炭素を増加させ、換気受容を高め、動脈血液中に二酸化炭素が蓄積しやすいことから、COPD には脂質割合を高くした栄養素配分が選択される。

吉村　COPDに対する栄養療法は一定のエビデンスがあるものの、質・量ともにまだまだ乏しい印象です。COPDに対する治療的介入としては、やはり栄養療法と運動療法を組み合わせるべきです。

運動療法と栄養療法の併用のエビデンス

　国内外のガイドラインを眺めても、COPDに対する栄養療法単独での効果は限定的であり、運動療法との併用が推奨されている[23]。比較的栄養状態が保たれているCOPD患者に対して運動療法と栄養療法を併用すると、体重増加とともに運動耐容能を向上させる効果があった[24]。一方で、栄養障害のあるCOPD患者においては、運動によりエネルギーの需要と供給のインバランスを生じ、さらに全身性炎症が増悪を伴うことで、栄養障害がさらに進行する可能性が指摘されている[24]。

　また、n3系多価不飽和脂肪酸のサプリメントの併用することで、運動療法の効果が高まることが報告されている[25]。しかし、運動療法や栄養療法の併用に関する具体的な処方プログラムについては確立しておらず、引き続き検証が必要である。

吉村　さて、Gさんのリハ栄養は進んでいますか？
嶋津　運動するのはしんどいようです。それでも頑張って

吉村　動いておられます。
吉村　呼吸リハは重要な治療ですからね。担当するセラピストも責任重大ですね。
嶋津　運動に耐えられるように栄養補給も常に見直しをしています。
吉村　体重は順調に増えていますか？
嶋津　はい。完全経口摂取になるまでは、とにかく体重を落とさないように心がけながら観察していました。経口摂取になってからの方が体重は右肩上がりに増えていています。
吉村　それはよかった。
嶋津　「量が多いのはねー」とおっしゃるので、できるだけ少量高エネルギーとなるように工夫しています。入院時は、経腸栄養のみで1,500kcalでしたが、現在は2,200kcalを安定して経口摂取されています。
吉村　筋肉もついてきてるでしょうね。
嶋津　マッチ棒のような細い足もふっくらと筋肉がついてきました。歩行器で毎日廊下を歩いてますよ。
吉村　Gさんの足が科長の二の腕より太くなることはないと思いますが、それ…（途中で遮られる）
嶋津　え、先生、聞こえませんが！
吉村　い、いえ。何でもございません。
嶋津　顔色もよくなりましたよ。抹消循環もいいみたいです。心肺機能の改善というんでしょうか。頬がしっかり赤みをおびています。
吉村　Gさんの元気な姿を早く確認したいですね。次回のNST回診が楽しみです。

症例【入院後3ヶ月 評価：退院時】
（※［　］の数値は入院時のデータ）

身体所見

身長167cm、体重41.6kg［34］、BMI 15.27［12.7］
BEE 1,246kcal［1,246］
最終食事形態：常食、摂取エネルギー 2,400kcal。
呼吸機能：肺活量（VC）2.70L（75 %）、一秒率（FEV1.0）
2.52L［2.01］（91 %［73］）、SpO_2 96 %［94］（room air）
ADL：FIM95［67］（運動 68［45］、認知 27［22］）

吉村　Gさん、みちがえるように元気になられましたね。入院して3ヶ月で、7.6kgの体重増加ですか。

嶋津　私たちもびっくりしています。単に体重が増えているのではなく筋肉が付いており、リハ栄養の効果がしっかり現れていて嬉しいです。

吉村　もちろん体重増加が全てではありませんが、低体重のCOPD患者の体重増加はADLやQOLの改善に直結するようですね。

嶋津　嬉しいです。

吉村　これからは在宅に戻る準備もすすめていかないといけません。入院と違って在宅では様々な制限が出てきます。

嶋津　そうですね。栄養面としては、できるだけ入院中に体重を増やして帰っていただきたいと思っていま

表3 COPDの栄養指導の予備調査

調査内容	確認事項
経済状況	本人・妻・家族・年金・生活保護
家族構成	独居・夫婦のみ・2世帯等・親戚
調理担当者	本人・妻・家族・ヘルパー・宅配食
調理をすることへの抵抗	なし、あまりしたくない、嫌い
通常調理にかける時間	10分　30分　45分　60分以上
食事回数と時間	1・2・3・4回、定期的、不定期
食事を一緒に食べる人	本人のみ、配偶者、家族
アレルギー、偏食の有無	アレルギー食品と偏食の有無確認
運動習慣	なし、あり（種目・時間・頻度）

　　　　す。奥様と娘さんにもCOPDの栄養の重要性をお
　　　　話する予定です。
　吉村　退院後の生活の方がはるかに長いですからね。
　嶋津　Gさんは、なかなか人のいうことを素直にきかない
　　　　そうです。奥さんがおっしゃってました。
　吉村　科長の腕の見せどころですね。退院前栄養指導、
　　　　しっかり頑張ってください！

慢性閉塞性肺疾患（COPD）患者への栄養指導

　入院患者は退院の話が出てくる時期から退院時の栄養指導計画をすすめていく必要がある。在宅での栄養食事面を継続してもらうべく、個人の生活に応じた栄養指導をするための事前準備の内容を表3に示す。入院日には、主たる介護者が96％の確率で患者に付き添って来院される。この情報収集できる日をできるだけ見逃さずに家族と面会し、栄養に関する情報を収集する。全項目を一度に確認するのでなく、入院中の面会時や多職種からの情報を少しずつ収集していくよ

Chapter.2

うにしよう。特に看護師や社会福祉士の情報は、栄養指導を計画していくうえで患者背景の貴重な情報を得ることが多い。栄養食事指導は、個々の状況に応じた、確実に実施可能な内容を考慮して、相手が理解し即実践できることが重要である。

 総括します。

　私の経験からの主観的なものですが、愛煙家のCOPDの男性患者はわが道を行くタイプであり、管理栄養士の話を聞こうとしない人が多い印象です。ですから、栄養指導には毎回かなりの忍耐力が必要です。それでも、食事は誰にとっても当たり前のものであり、それゆえに自己都合的な不適切な食事である場合も少なくないため、管理栄養士のちょっとした食事指導で患者の行動変容が期待できることもあるんです。薬に万能薬はありませんが、栄養は万病に効果があります。栄養なくしてCOPD治療なし、です。そうと思うと管理栄養士として身が引き締まる思いです。

【文献】
[1] 国枝顕二郎, 他. 摂食嚥下障害を合併した COPD 患者のリハビリテーション医療. Jpn J Rehabil Med 2018;55 (10):845-851.
[2] 日本呼吸器学会 COPD ガイドライン第5版委員会. COPD 診断と治療のためのガイドライン2018 第5版. メディカルレビュー社:2018.
[3] Cao C, et al. Body mass index and mortality in chronic obstructive pulmonary disease: a meta-analysis. PLoS One 2012;7 (8):e43892.
[4] Donaldson AV, et al. Muscle function in COPD: a complex interplay. Int J Chron Obstruct Pulmon Dis 2012;7:523-535.
[5] Evans WJ, et al. Cachexia: a new definition. Clin Nutr 2008;27 (6):793-799.
[6] Muscaritoli M, et al. Consensus definition of sarcopenia, cachexia and pre-cachexia: joint document elaborated by Special Interest Groups (SIG) "cachexia-anorexia in chronic wasting diseases" and "nutrition in geriatrics". Clin Nutr 2010;29 (2):154-159.
[7] Fearon K, et al. Definition and classification of cancer cachexia: an international consensus. Lancet Oncol 2011;12 (5):489-495.
[8] Long CL, et al. Metabolic response to injury and illness: estimation of energy and protein needs from indirect calorimetry and nitrogen balance. JPEN J Parenter Enteral Nutr 1979;3 (6):452-456.
[9] Cederholm T, Jensen GL. To create a consensus on malnutrition diagnostic criteria: A report from the Global Leadership Initiative on Malnutrition (GLIM) meeting at the ESPEN Congress 2016. Clin Nutr 2017;36 (1):7-10.
[10] Cederholm T, et al. GLIM criteria for the diagnosis of malnutrition - A consensus report from the global clinical nutrition community. Clin Nutr 2019;38 (1):1-9.
[11] Good-Fratturelli MD, et al. Prevalence and nature of dysphagia in VA patients with COPD referred for videofluoroscopic swallow examination. J Commun Disord 2000;33 (2):93-110.
[12] Teramoto S, et al. Altered Swallowing Physiology and Aspiration in COPD. Chest 2002;122 (3):1104-1105.
[13] Nagami S, et al. Breathing-swallowing discoordination is associated with frequent exacerbations of COPD. BMJ Open Respir Res 2017;4 (1):e000202.
[14] Morgan AD, et al. Chronic Obstructive Pulmonary Disease and the Risk of Stroke. Ann Am Thorac Soc 2017;14 (5):754-765.

[15] 小山珠美編．口から食べる幸せをサポートする包括的スキル KT バランスチャートの活用と支援第 2 版．医学書院：2017．

[16] 日本呼吸器学会 COPD ガイドライン第 5 版委員会．COPD 診断と治療のためのガイドライン．南江堂：2018．

[17] 三浦絵理子．慢性閉塞性肺疾患．In: 日本リハビリテーション栄養学会（監修）．若林秀隆（編著）．リハビリテーション栄養ポケットマニュアル．医歯薬出版：2018．

[18] Ferreira IM, et al. Nutritional supplementation for stable chronic obstructive pulmonary disease. Cochrane Database Syst Rev 2012;12:CD000998.

[19] Druyan ME, et al. Clinical Guidelines For the Use of Parenteral and Enteral Nutrition in Adult and Pediatric Patients: applying the GRADE system to development of A.S.P.E.N. clinical guidelines. JPEN J Parenter Enteral Nutr 2012;36 (1):77-80.

[20] Anker SD, et al. ESPEN Guidelines on Enteral Nutrition: Cardiology and pulmonology. Clin Nutr 2006;25 (2):311-318.

[21] 日本静脈脈経腸栄養学会（編）．慢性呼吸不全 栄養ガイドライン第 3 版：照林社：2013．p274-281．

[22] 石坂彰敏．《安定期の非薬物療法》栄養指導の実際．内科 2004;93 (1):82-87．

[23] 藤田幸男，他．COPD　In: 吉村芳弘，他（編）．低栄養対策パーフェクトガイド．医歯薬出版：2017．

[24] Steiner MC, et al. Nutritional enhancement of exercise performance in chronic obstructive pulmonary disease: a randomised controlled trial. Thorax 2003;58 (9):745-751.

[25] Broekhuizen R, et al. Polyunsaturated fatty acids improve exercise capacity in chronic obstructive pulmonary disease. Thorax 2005;60 (5):376-382.

Chapter.3

リハ栄養の実践を
エビデンスへ：対談編

※本章では、次の書籍の内容・構成を参考に作成しています「原正彦．実践対談編 臨床研究立ち上げから英語論文発表まで最速最短で行うための極意．金芳堂，2018」

　リハ栄養の実践をエビデンスへ。この作業には熱意と労力を要する。阿蘇山麓に位置する熊リハは地方の、一民間病院である。大学病院や研究機関ではない。しかし、質の高いリハ栄養のエビデンスを少なからず発信し続けている。そこには工夫や仕掛けがある。
　クリニカルクエスチョンのブレスト、リサーチクエスチョンの作成、データベースの蓄積と共有、データ解析、学会発表、論文執筆という、すべてのステージを一人で行うのは、臨床家にとってあまりにも辛い作業である。しかし、仲間がいれば別である。
　エビデンスを創出するにはどのような工夫が必要なのか、モチベーションを維持する仕掛けとは、実際の苦労とは、挫折とは…。この章の目的は、リハ栄養の"リアル"を各執筆者との対談を通して探ることである。

　ある日の昼下がり、熊リハの小会議室に4人が集結した。さあ、始まりである。

Chapter.3

Case 1 第一線の管理栄養士に臨床研究は必要？
～ずっと避けてきた論文執筆

嶋津 さゆり
（しまづ・さゆり）

職　種	管理栄養士、NST 専門療法士
経験年数	20（+α）年目
経　歴	1986 年 尚絅短期大学 家政科食物栄養専攻 卒業
	2010 年 九州保健福祉大学 通信教育部医療福祉学部 卒業
	1990 年 熊本リハビリテーション病院 事務部給食課 勤務
	2003 年 NST 専門療法士 認定
臨床業務	病棟管理栄養士業務
趣　味	煮込み料理、映画鑑賞、新日本プロレス観戦、スポーツ観戦（ソフトバンクホークス、テニス、バレーボール、体操、スケート）
性　格	動物占いでは強い意志をもったコジカ

論文紹介

熊リハパワーライスの効果検証

[1] 嶋津さゆり，吉村芳弘，上野いずみ，工藤舞，白石愛，備瀬隆広，長野文彦，濱田雄仁．熊リハパワーライスは脳卒中回復期の栄養状態や機能的予後を改善する．日静脈経腸栄養会誌 2019;1 (3):149-156．（初回投稿日：2018 年 1 月 26 日、アクセプト日：2019 年 4 月 2 日）

吉村　嶋津さんの初めての原著論文が公開されてほっとしました。
嶋津　たいへんお待たせしました。
吉村　全国のみなさんが首を長〜くして待っていたと思いますよ（笑）。
嶋津　どこの誰が首を長〜くして待ってるんですか（笑）。誰も待ってません。
吉村　いえいえ、みなさん、心から待っていたと思います。嶋津さんはこれまで全国の管理栄養士の指導者的な立場で、臨床の第一線で活躍してきました。全国で講演し、依頼原稿もたくさんあります。普段の業務も間近で見ていますが、私は間違いなく嶋津さんは日本一の管理栄養士だと思っています。
嶋津　先生、熱っぽくないですか？
吉村　実は今朝起きたら熱っぽくて、解熱剤を飲んで出勤したんです…なんていうのは冗談です。本音です。
嶋津　冗談でもありがとうございます。
吉村　日本一の管理栄養士が、普段実践していることをエビデンスとして論文を書いたら最強だと常々思っていました。
嶋津　いやはや、恐縮です。
吉村　それでは、今回の論文について簡単に説明してください。
嶋津　はい。回復期の高齢者は低栄養が多く、リハが十分に実施できない場合が少なくありません。すでに知られているように、低栄養の患者はADLの改善が乏しく、自宅退院が難しくなります。
吉村　そうですね。回復期の低栄養はリハの機能的予後に悪影響を与えるというエビデンスも徐々に報告されています。
嶋津　熊リハパワーライスが低栄養の改善に効果があることについて私たちは経験的にわかっていました。これを検証するために、脳卒中の患者を対象にして熊リハパワーライスの臨床効果を後ろ向きに観察、評価する研究を行いました。

Chapter.3

吉村　どのような結果が得られたのですか？

嶋津　熊リハパワーライスを摂取することで、患者の栄養状態だけでなく、退院時のADLもより改善することが判明しました。

吉村　なるほど。今では全国的に有名になった熊リハパワーライスですが、嶋津さんを中心に熊リハの管理栄養士が試行錯誤を重ねて考案したものですよね。このような現場の新しい取り組みを臨床研究で実証したのは素晴らしいことだと思います。

嶋津　先生のおかげです。

吉村　私はお尻を叩き続けただけです（笑）。解析で工夫した点はありますか？

嶋津　はい。傾向スコアを用いて、熊リハパワーライスを提供したグループと、提供していないグループ、2群間のマッチングをしました。

吉村　傾向スコアを用いたペアマッチングの研究ですね。治療群と非治療群において、傾向スコアが近い患者同士でペアを作り、治療群と非治療群を比較する分析ができることから、交絡因子の影響を除去し、より正確な調整オッズ比やハザード比を算出することができます。擬似的なランダム化介入研究ですね。これは日常臨床における観察研究では非常に有用な手法だと思います。

嶋津　傾向スコアマッチングは先生に教えていただきました。

吉村　熊リハパワーライスと傾向スコアマッチングは相性が良いみたいですね。とはいえ、この研究結果の臨床的な意義は高く、熊リハパワーライスは高齢者の栄養サポートの貴重な武器になりうると思っています。

多職種に知ってもらうため

吉村　この対談では臨床研究についていろいろと聞きますが、嶋津さんはなぜ臨床研究に取り組もうと思ったのですか？

嶋津　そうですね…。熊リハはリハばかり頑張っているのではないということを証明したかったんです（笑）。

吉村　へぇ（笑）。そんなふうに思っていたんですか。私は、熊リハの栄養管理は非常に質が高いと思っていますよ。おそらく、世間でもそう思っている人は少なくないと思います。

嶋津　ありがとうございます。もしそうであればたいへん光栄です。私は、栄養科の全てのスタッフに感謝しています。栄養科は、入院患者や老健入所者に1日3食、365日欠かさず食事を提供しています。嚥下対応食の提供数も増えています。熊リハパワーライスも好評です。そんな栄養科スタッフへの日頃の頑張りへの感謝として、熊リハの栄養サポートの工夫を論文として形にしたかったんです。栄養管理、栄養サポートは重要な役割であるという自信をスタッフに持ってもらいたかった。弱小栄養科を有名にするには論文を発表するしかない、と思いました（笑）。

吉村　弱小ではないですよ（笑）。査読付きの論文として形にすることはたいへんな作業ですが、説得力はハンパないです。栄養科のスタッフも喜んでくれていると思います。

嶋津　栄養管理の大事さを多職種へ周知するためには結果を示すしかないと思い、それで一念発起しました。ここだけの話、論文執筆にはずっと二の足を踏んでいました。

吉村　多職種へ知ってもらうため、これは大事ですね。もっとも、学術論文は嶋津さんが思っている以上に多くの人に読んでもらえると思っています。きっと講演に呼ばれる回数が増えるでしょう（笑）。私は基本的に、学会発表だけしてその後に論文化していない人の言うことは信用していません。どんな偉い医師でも。そういう意味でも、この研究の論文化は嬉しいです。嶋津さんにとっては最初の論文執筆でした。とてもたいへんだったと思います。2回目以降は少しずつ楽になる

Chapter.3

と思いますので、引き続き執筆していきましょうね。

> ずっと避けてきた臨床研究

吉村　今回の臨床研究と論文執筆の全体を通して、どのように感じましたか。

嶋津　専門職に従事する者として、臨床研究、論文執筆を行うことは当然のことであり、その実績の積み重ねが自分の臨床経験の大きな力となり、患者貢献へとつながるものであると認識していました。

吉村　はい。

嶋津　私の場合、臨床研究、学会発表までは行っても論文にまとめるというところはずっと避けてきました。避けてきた理由は多々ありますが…

吉村　実際にやってみたらどうでした？

嶋津　実際に行ってみて、自分の勉強不足やボキャブラリーが乏しいことなどがよくわかりました。何度もやり直す作業に対しても、苦しい、面倒くさい、逃げ出したいというマイナス感情しか出てきませんでした。しかし、指導していただける環境と吉村先生への感謝、別の論文ではありますが同じ状況で頑張っている仲間がいるので自分だけ脱落するわけにはいかない、最後まで完成させないといけないという思いでした。

> データベース構築の難しさ

吉村　研究について思っていた通りだったことには、どのようなものがありましたか？

嶋津　研究の進め方や内容について具体的に想像できていなかったこともあり、思っていた通りだったことはなかったです。むしろ、研究をしなきゃと思っていた割には、具体的には全然わかっていなかったんだと気づきました。

吉村　嶋津さんは、栄養科のデータをかなり前から収集していましたよね。データ管理についてはどうですか？

嶋津　私は2005年より前から栄養に関連したデータの集積をシステム課や病歴の担当者へお願いしていました。しかし、栄養科だけではなく、看護部やリハ科など各部が持っている大事な患者データをそれぞれで持っているのでなく、一つに集約することで、あらゆる分野からの研究ができるのではと思い、データベースの構築を提案しました。その当時、私には何の力もなかったため、残念ながらデータベースの構築は却下されました。結局、栄養科独自で経管栄養の入院患者からのデータ取りを始めました。回復期リハ病棟ができてからは、その栄養のデータも取り続けました。それはそれで意味はあったのですが。

吉村　院内データベースの構築について却下された経緯があったんですね。それは知りませんでした。

嶋津　しかし、吉村先生が来られてからは、先生の音頭で各部署からデータが持ち寄られるようになり、念願だったデータベースができるようになりました。嬉しかったです。そして、そのデータベースをもとにいくつもの臨床研究が多方面の学会で発表され、数々の学会賞を総なめにし、次々と論文化されていくのをみて、わからないなりにも考えていたことは間違いではなかったと思いました。

吉村　嶋津さんのお役に立ててよかったです。

嶋津　臨床研究もチームで取り組む方がより相乗効果が発揮できると思いました。

吉村　同感です。私も一人では何もできません。嶋津さんをはじめ、チームみんなのおかげで臨床研究ができています。

客観的にみると冷静に判断できる

吉村　逆に、研究について思っていたことと違っていたことはありますか？

嶋津　個別の独特な方法だけでは、その患者にだけたまたま効果があったのかもしれません。一人の患者が救われるだけでなく、より多くの患者が救われることも大事です。データを丁寧に解析して、その結果を統計処理して、形にすることが臨床研究の重要性ではないかと思うようになりました。

吉村　なるほど。データはうそをつきませんからね。私も解析の結果に驚くことがあります。でも、結果と真摯に向き合うことで、今までとは違ったアイディアやアプローチがみえてくることがあるんです。

嶋津　これは、私には今までなかった視点でした。データを客観的にみることで、冷静な判断ができる。臨床家としてハッとさせられることがあります。

吉村　データを通して新しい気づきを少なからず経験しますよね。

嶋津　そうなんです。データを解析することで私もそのことを強く感じました。

吉村　客観的な視点をもつこと、これも臨床研究の大きな成果です。これで嶋津さんも立派な臨床研究者です（笑）。

臨床研究の前に大事なこと

吉村　最後に、これから臨床研究を始めたいという人へのメッセージをお願いします。

嶋津　まずは、自分の専門職の仕事にしっかり取り組んでください。時に、仕事も覚えていないのに研究がしたいとデータばかりとろうとする若い人がいます。通常業務を一生懸命行うことで臨床上の疑問、「なぜ？」「どうして？」が浮かびます。通常業務の中に研究のネタは転がっています。そして、

仕事ができるようになったら、院内だけでなく院外の人脈作りも重要です。相談する人をみつけましょう。私たちが若いころは、専門職についた以上は給料の1割は専門の勉強に使うように、と教えられました。外に出て、すごいといわれている人の本を買ったり講演を聴いたりするのもおすすめです。それも自腹で行きましょう。自分のお金を出すと聴講する意欲がさらに高まります。質問もしたくなりますよ。

吉村　生半可に研究に手を付けるのではなく、まずは臨床を極めること。そうすることで、臨床上の疑問も自然に浮かんでくる、ということですね。人脈作りや自己投資も大事だと私も思います。嶋津さん、ありがとうございました。

Chapter.3

Case 2 臨床をしながら論文を書くということ
〜歯科衛生士でも、一般病院でも、専門学校卒でも、何歳からでも、誰でも、英語論文は執筆できる

白石 愛
（しらいし・あい）

職　種	歯科衛生士、NST 専門療法士、日本摂食嚥下リハビリテーション学会認定士
経験年数	20（＋α）年
経　歴	1994 年　熊本県歯科医師会立熊本歯科衛生士専門学院卒業 　　　　　歯科衛生士免許 取得 　　　　　歯科クリニック、療養型病院、訪問歯科、老健内の歯科クリニックなどに勤務 2013 年　熊本リハビリテーション病院 勤務 2014 年　NST 専門療法士 取得 2017 年　日本静脈経腸栄養学会フェローシップ賞 受賞 2019 年　日本摂食嚥下リハビリテーション学会認定士取得
臨床業務	病棟、歯科口腔外科外来、老健、訪問などでの歯科衛生士業務
趣　味	映画鑑賞、ゆっくりラン、おいしい料理を作ること。あと、最近誰かさん達に勧誘されて新日本プロレスをたまにみるようになりました
性　格	O 型ですが、半分マイペースな B 型が入っています

論文紹介
①高齢入院患者の口腔機能障害とサルコペニア、低栄養との関連を検証した
[1] 白石愛,吉村芳弘,嶋津さゆり,鄭丞媛,若林秀隆,辻友里.高齢入院患者における口腔機能障害は、低栄養やサルコペニアと関連する.日静脈経腸栄会誌 2016;31（2）1-7.
（初回投稿日 2015 年 2 月 6 日、アクセプト日 2015 年 8 月 20 日）

②口腔の問題とリハのアウトカムとの関連を検証した
[2] Shiraishi A, Yoshimura Y, Wakabayashi H, and Tsuji Y. Poor oral status is associated with rehabilitation outcome in older people. Geriatr Gerontol Int 2017;17:598-604.
（初回投稿日 2015 年 11 月 6 日、アクセプト日 2016 年 1 月 29 日）

③口腔の問題とサルコペニアの関連を示し、オーラルサルコペニアを提言した
[3] Shiraishi A, Yoshimura Y. et al. Prevalence of stroke-related sarcopenia and its association with poor oral status in post-acute stroke patients: Implications for oral sarcopenia. Clin Nutr 2018;37(1):204-207.
（初回投稿日 2016 年 5 月 2 日、アクセプト日 2016 年 12 月 6 日）
※ 2017 年に第 32 回 日本静脈経腸栄養学会 フェローシップ賞（学会賞）を受賞

④口腔の問題があると退院時 ADL や自宅退院、院内死亡、入院期間などが悪化
[5] Shiraishi A, Yoshimura Y. et al. Impaired oral health status on

admission is associated with poor clinical outcomes in post-acute inpatients: A prospective cohort study. Clin Nutr 2018;pii: S0261-5614（18）32553-32556.
（初回投稿日 2018 年 2 月 25 日、アクセプト日 2018 年 11 月 27 日）

⑤病棟歯科衛生士の介入で口腔状態だけでなく ADL、自宅退院率、院内死亡が改善

[4] Shiraishi A, Yoshimura Y, et al. Hospital dental hygienist intervention improves activities of daily living, home discharge and mortality in post-acute rehabilitation. Geriatr Gerontol Int 2019;19(3):189-196.
（初回投稿日 2018 年 9 月 27 日、アクセプト日 2018 年 11 月 6 日）

吉村　白石さんはここ数年、毎年のように英語論文を発表していますね。それも質の高いジャーナルに次々と。驚愕の業績だと思います。

白石　いやあ、それほどでも（笑）。

吉村　民間病院に勤務する歯科衛生士でも、こうして質の高い臨床研究をすることができるというのは、全国の医療者にとって、ものすごーく励みになると思います。

白石　ものすごーく、ですね（笑）。全国の医療者、特に歯科衛生士の励みになると嬉しいなと思います。ですが、強調しておきたいのは、私が臨床しながら研究活動ができているのは、職場の上司の理解はもちろん、吉村先生はじめ研究チームのサポートがあったからこそです。私も勉強は頑張っていますが、一人では絶対にできなかったことです。

吉村　それは私も同じです。私個人では熊リハで臨床研究を実施するのは難しいです。折にふれ一緒に頑張っている仲間の姿を

Case2：臨床をしながら論文を書くということ

目のあたりにすることが、私にとって励みになっています。
白石　研究の進め方や論文の書き方の支援もありがたいのですが、精神的な支援が非常にありがたいなぁと私も思います。
吉村　それでは、白石さんの論文について簡単に説明してください。といっても、複数ありますので、白石さんが最も印象に残っている論文を紹介してください。
白石　はい。今年 publish された論文で、病棟で歯科衛生士が専属で口腔管理を行った方が患者のアウトカムが良好である、という研究を紹介させてください（⑤）。以前の研究で、口腔状態が不良な患者はリハに関連するアウトカムだけでなく、院内死亡リスクが悪化することを示しました（④など）。つまり、口腔とアウトカムの因果関係を示したわけです。次にどうしても検証すべきことが、実施の治療的介入でした。
吉村　まさにそうですね。
白石　歯科衛生士が行う口腔ケアや口腔リハ、口腔教育を RCT で検証することは現実的に困難です。そこで、過去のデータベースを眺めて、歯科衛生士が病棟専従として介入したグループと非介入のグループを、傾向スコアを用いたペアマッチングの2群間の比較として検証することにしました。結果として、病棟歯科衛生士が介入したグループは、口腔状態や栄養状態の改善だけでなく、ADL 改善、自宅退院、院内死亡率まで良好であったことが判明しました。
吉村　この研究は傾向スコアを用いた解析で、私はこれ自体が興味深いものだと思っていますが、それ以上にこの研究の臨床的意義は極めて高いものだと思います。特に、歯科業界に与えるいい意味でのインパクトは大きいです。

見知らぬ患者を良くするため

吉村　白石さんはなぜ臨床研究に興味を持って取り組もうと思った

のですか？

白石 はい。まず、臨床研究はずっとやりたかったんです。

吉村 そうなんですね。

白石 以前の職場では一人でデータを取り、学会発表していました。たまに理解ある人が、データ収集や発表の協力をしてくれました。でも、熊リハでは多くのスタッフが臨床研究を応援してくれ、アドバイスをもらえて、とてもありがたいと思いました。また、スタッフの思いに応えるためにも結果を残したかった。口腔スクリーニングで口腔状態を数値化することも、臨床だけでなく将来の研究を見据えた新しい取り組みの一つでした。

吉村 白石さんが2013年に熊リハに入職してから、全患者対象の口腔スクリーニングも始まりましたね。

白石 入職後にROAGを用いた口腔スクリーニングが病院全体で稼働し、ナースにも口腔の意識が高まったと実感できました。イケる、と思いましたね。病棟専属の歯科衛生士として勤務配置を配慮してもらい、上司にも感謝しています。

吉村 全患者の口腔スクリーニングがルーチンになったのは臨床的にも意義深いですね。栄養スクリーニングはほぼ全ての病院でされていると思いますが、口腔スクリーニングはそこまで普及していないのではないかと。

白石 これからの未来に、口腔管理がどこの病院や施設でも遜色ないレベルで提供できること、さらに、口腔管理をすることで患者アウトカムが改善するというエビデンスができたら、とずっと思っていました。口腔スクリーニングツールの活用はその一助になると思います。熊リハではROAGを用いていますが、妥当性のあるツールであれば何を使用してもよいと思います。リハと口腔管理のエビデンスを英語論文として世界に発信することで、世界の裏側の、たとえば南米の、患者

のアウトカムが改善すること、これこそが臨床研究の使命だと思っています。あと、英語論文を書くのは大学の研究者や医師、という固定観念を変えたい、歯科衛生士でもできるということを示したい！　なんて少しは思っています（笑）。

吉村　少しと言わず、大志を抱いてください（笑）。

何のために臨床研究を行うのかが明確になった

吉村　これまでの臨床研究と論文執筆の全体を通して、どのように感じましたか。

白石　臨床の疑問に思ったことをすぐ聞ける吉村先生をはじめ、研究チームの存在のおかげでデータ取りをしている時点からずっとワクワクしています（笑）。

吉村　楽しんで研究をできているようですね（笑）。安心しました。

白石　（笑）。研究チームのみんなが本心でそう感じていると思います。私もまったく同じで、データが形になっていく過程がいつもとても楽しみで仕方ありません。論文の書き方も、SPSSを用いた統計解析も、叱咤激励を受けながら指導していただいていますが、M気質なのか、この工程も毎回ワクワクで、どんな結果になるんだろうと楽しみです。すごいなぁと感じているのは、吉村先生が臨床重視で、患者さんのためにどうすればよい臨床が提供できるかということを念頭において研究をなさっているところです。

吉村　なるほど。「患者のため」に研究することが白石さんの大きなモチベーションになっているんですね。

白石　また、先行研究をリサーチして行く中でおもしろい論文を見つけると、目移りしてしまう時間が楽しかったりします。いつの間にか膨大な時間が過ぎていたりして…。その後に研究が論文として形になってくると、大事なわが子が成長し、旅立っていく感覚を感じました。文章力や英語はまだまだです。

吉村　楽しいと感じることは強みですね。きっと白石さんはこれからも質の高いエビデンスを発信していくと思います。

白石　そうできるように英語も文章力も鍛えていきます。その辺が弱いので（苦笑）。

▶ タイトルは論文の顔

吉村　感心したのが興味を引くタイトルです。Hospital dental hygienist intervention…（⑤）のタイトルもそうですが、白石さんの論文はタイトルが素晴らしい。Clin Nutr に 2018 年に掲載された論文 "Prevalence of stroke-related sarcopenia and its association with poor oral status in post-acute stroke patients: Implications for oral sarcopenia." は秀逸ですね。"Stroke-related sarcopenia" も、"oral sarcopenia" も新規性が高く、読んでみたいと思わせるタイトルです。しかも、"oral sarcopenia" は PubMed で初出の医学ワードです。その道を拓いた記念碑的な論文になりそうです。

白石　タイトルで Clin Nutr に採択されたと言ってもいいですね（笑）。

吉村　そうですね（笑）。いや、冗談です。タイトルは論文の顔ですので、命がけで付ける必要があります。もちろん、研究自体も質が高く、この領域のトップジャーナルに採択される価値があるものです。遅れましたが、この臨床研究で第 32 回日本静脈経腸栄養学会の学会賞であるフェローシップ賞を受賞されましたね。おめでとうございます！　しかも歯科衛生士で初受賞です。

白石　ありがとうございます。フェローシップ賞の受賞はいまだに信じられませんが、ひとえに吉村先生や研究チームのみなさんのおかげです。

> 医療者としての成長につながる

▶ 学術的ロジックが身につくと世界が広がる

吉村　研究について思っていた通りだったことには、どのようなものがありましたか？

白石　全くの研究初心者だったので「たいへんそうだな」くらいしか思っていませんでしたが、やっぱりたいへんでした（笑）。それでも臨床研究を通して自分の成長を確実に感じています。関連文献で重点的に目を通すべきところもズバリわかってきたように思います。

吉村　臨床研究を行いながら自分も成長しているのですね。

白石　そうです。結果はこんなふうになるのかなと思い描いていたことが、その通りになることもならないこともあります。結果の解釈の仕方や、研究の限界についてもわかってきました。研究の限界なんて自分で論文を書いてみないと本当に腑に落ちないものですよね。

吉村　全く同意します。研究の限界を肌で感じることも臨床研究の恩恵ですよね。

白石　そうですね。学会でも発表の内容に対してすごく見当はずれのコメントをする座長もいらっしゃるじゃないですか。

吉村　でもそういった人が学会の重鎮になっていることも多いですよ（苦笑）。

白石　毒舌ですね（苦笑）。

吉村　論文を執筆することで身に付く学術的なロジックは、医療者が成長していくうえでの必須のスキルだと考えています。ですから、医師であれ歯科衛生士であれ、一流の臨床家を目指すのであれば、臨床研究をぜひみんなにしてほしいと思っています。

Chapter.3

データはうそをつかない

吉村　臨床研究について、思っていたことと違っていたことは何がありますか。

白石　先ほどの話と少し重なりますが、当初考えていた結果と違う結果になることも少なくなく、「あれ？　どうして？」と思うことがありました。それでも、指導を受けて、違う結果の方が臨床意義が高く、臨床的な疑問に対して真っ当な結果であることが理解できた時は、そこまで先を読んでいる吉村先生をすごいと思いました。

吉村　仮説が常に正しいとは限らないのです。患者のデータはうそをつきません。仮説と結果が異なった場合は、①仮説が違っていた、②解釈が異なるだけで本当は同じものを眺めている、③データのエラーなどが考えられます。特に、仮説が違っていたことをデータで証明できたときは興奮しますね（笑）。教科書に載っていないことを自分たちで発見すること、これも臨床研究を行うことの大きな価値だと思います。

白石　データを多面的にみるくせがついたことで、病態の見方の幅が広がった気がします。

情熱のある患者ファーストの仲間とともに

吉村　最後に、これから臨床研究を始めたいという人へのメッセージをお願いします。

白石　私が言うのもたいへんおこがましいですが、患者さんの未来のためには臨床だけでなく研究も取り組んでほしいと思います。患者さんにしっかり向き合って、何が患者さんのためにベストな関わりかを考え、患者さんの立場になって行動できることが、当たり前ですが医療人として臨床研究を行う第一歩だと思います。その姿勢が仲間を作り、みんなで何かを作り上げていくことにつながっていくと思います。熊リハの研

究チームはみんな、尊敬するくらい情熱的な患者ファーストのスタッフばかりです。その情熱が、いい臨床研究を作っていくのではないかなと思っています。一人で研究したいと思っている人もいるかもしれません。私もその一人でした。今は外をみてみれば、いろんな研究会があります。フットワーク軽く参加して、一歩踏み出してみるのもおすすめです。

Chapter.3

Case 3 質が高い臨床研究を一般病院で効率よく実践していくためには
〜研究を実践する仕掛けを多職種で作ろう（PECO会議、データベース運用）

長野 文彦
（ながの・ふみひこ）

職　　種	理学療法士、NST専門療法士
経験年数	8年目
経　　歴	2004年　鹿児島大学 理学部 数理情報科学科 卒業
	2008年　熊本総合医療リハビリテーション学院 理学療法学科 卒業
	2012年　熊本リハビリテーション病院 リハビリテーション部 勤務
	2018年　NST専門療法士 認定
臨床業務	回復期病棟でのリハビリテーション
趣　　味	読書（in スタバ）、スポーツ観戦（主にソフトバンクホークス、新日本プロレス）、ドラマ・映画鑑賞、料理、晩酌（ビールオンリー）
性　　格	マイペース

論文紹介

①脳卒中の骨格筋量、下肢骨格筋量は歩行アウトカムに関連

[1] 長野文彦，吉村芳弘，嶋津さゆり，工藤 舞，備瀬隆広，濵田雄仁，白石愛．脳卒中患者の骨格筋量は歩行獲得の独立した予測因子である．日静脈経腸栄会誌 2019;1（2):70-79.

(初回投稿日：2018 年 1 月 30 日、アクセプト日：2019 年 2 月 20 日）

②脳卒中患者において積極的な起立着席運動の実施は ADL 改善に有効
[2] 長野文彦，吉村芳弘，備瀬隆広，嶋津さゆり，白石愛，河﨑靖範，槌田義美，田中智香，山鹿眞紀夫，古閑博明．起立着席運動は脳卒中の回復期患者の機能的予後を改善する．日本サルコペニア・フレイル会誌 2019;3（1):92-98.
（初回投稿日：2019 年 2 月 17 日，アクセプト日：2019 年 3 月 12 日）

吉村　長野くんは、2019 年に日本語の査読付き原著論文を 2 編立て続けに発表しましたね。原著論文の執筆は初めてだったんですか？

長野　はい。臨床に出て 8 年になりますが、学会発表は数多く経験がありました。県内の理学療法士学会の口述発表で新人賞をいただいたこともあります。でも、これまで原著論文を書いたことはありませんでした。

吉村　そうなんですね。SPSS も使えるし、長野くんはすでに論文の執筆経験もあるものと思っていました。それでは、初めての原著論文ですね。査読対応で苦労しましたが、何とか受理までいきました。おめでとうございます！

長野　ありがとうございます。

吉村　論文の内容を簡単に説明してください。

長野　日本サルコペニア・フレイル会誌に掲載された起立着席運動の論文（②）を紹介します。今回の論文では、回復期における起立着席運動がリハのアウトカムに与える効果を検証しました。回復期リハ病棟は、高齢患者の ADL や QOL を改善

し、自宅退院へつなげることが目標の一つです。熊リハでは個別化された回復期リハに加えて、集団起立着席運動を行っているのですが、この起立着席運動がリハのアウトカムによい結果があるのかということを検証しました。結果として、脳卒中患者に対する起立着席運動は退院時 ADL を有意に改善させると結論付けました。

臨床の疑問を解決する手段

吉村　長野くんはなぜ臨床研究に興味を持ったのですか？

長野　大学時代に数学、特に統計学を専攻していたこともあり、データ解析や研究に対しては以前から興味がありました。大学卒業後、理学療法士を志し専門学校へと入学しましたが、そこでリハビリを学び、その奥深さに感銘を受けました。

吉村　長野くんは大学で数学を専攻していましたね。

長野　はい。いざ臨床に出て働き始めると、わからないことや知らないことが溢れていて、このままでよいのか、患者さんのためにしっかり役に立てているのかと不安な日々を送っていました。臨床経験 3 年目の時、全国学会で初めて研究発表を行いました。その時に得られた充足感といったら…。そして何より無知なままではいけないという想いを強く抱きました。

吉村　なるほど。卒後 3 年目の全国学会での発表が一つの契機だったのですね。発表はしたけど、自分の無知も自覚した、と。

長野　そうです。いつも学会発表で終わっていたことも何となく後ろめたい感じがありました。せっかく頑張ってデータを集めて、解析して、抄録を投稿して、スライドを作って、学会発表しても、研究結果が形として残らなかった。やはり、論文が必要だと実感しました。

吉村　私もいつもスタッフに言っていますが、学会発表を 100 回

するよりも、査読付き原著論文を1編発表した方が、エビデンスとして世の中に貢献することができます。もちろん研究者としての業績も1編の論文の方が重要です。

長野　熊リハにはよき指導者のサポートがあり、絶えず研究を支援してくれる仲間が大勢います。いつも感謝の想いでいっぱいです。もっと早く論文執筆をしていればよかったと思います。私にとって臨床研究とは、疑問を解決し、誰かの役に立つための知見を発信し、そして多くの人々と考えを共有し合うための手段です。臨床で働く多くの人々が臨床研究について興味を持ち、患者さんに今よりさらに良質な医療が提供される社会となるよう、私自身もできることからコツコツと取り組んでいきたいと考えています。

自分の研究アイディアに自信がなかった

吉村　臨床研究を始めてから論文執筆まで、全体を通してどのような感想がありますか？

長野　学会発表はそれなりに場数を踏んでいたので自信があったのですが、論文に対する自信は全くありませんでした。そんな中、臨床経験6年目に転機が訪れました。

吉村　それは何だったのですか？

長野　2018年に開催された日本静脈経腸栄養学会学術集会のシンポジウムで研究発表を行う機会をいただいたのです。人生初、しかもメイン級の会場（笑）。私以外のシンポジストがとても質の高い研究発表をされていたことや、座長の先生からの前向きなコメント、フロアの方からの質疑応答を通して、「やはり論文を書かなきゃ」と決心したんです。それから、研究内容をより深く理解し、まとめるために、吉村先生にサポートしていただきながら研究の論文化に挑戦することとなりました。

Chapter.3

吉村　長野くんにとっての大きな転機でしたね。

長野　ただ、学会発表と比べて論文の執筆には莫大な時間を要しましたし、考えを文章にまとめることの難しさを身をもって経験しました。それでも論文にまとめてから発表に臨むことができたことで、より理解を深めて自身の研究を発表することができました。執筆中には多くの方々から貴重なアドバイスをいただくことができ、投稿した論文に対しての査読内容も踏まえて、論文の修正を重ねていきました。時間はかかりましたが自身の研究が論文という一つの形として完成された時、そこには形容し難いよろこびがありました。

▶ メンターのポジティブワード

長野　現在執筆した論文はまだ2本ですが、学会発表で満足することなく今後も論文にどんどん挑戦していきたいと思います。研究によって得られた知見は、論文化することでより価値が高められるものだと感じています。臨床研究は発表することが目的ではありません、実際の臨床の場で活用されることが真の目的です。研究のクオリティ、そして実用性を高めるために、論文化は最良の手段であると考えます。

吉村　その意気で頑張ってください。私も全力でサポートします。長野くんは、必ず回復期病棟を代表するようなPTの第一人者になれます。

長野　吉村先生のそんなポジティブワードに励まされます。「否定されない」ことにとても勇気付けられます。

吉村　私自身が否定されると伸びないタイプなので（笑）。

データ収集の前にやるべきことがある

吉村　臨床研究について思っていた通りだったことはありますか？

長野　変数の設定が研究を決定付けるということです。

吉村　お、意外な答えですね。どういうことですか。
長野　研究開始段階で十分にリサーチクエスチョンを検討したうえで、変数を設定することがいかに重要かということを実感しました。PECO の P（患者）、E/C（暴露因子）、O（アウトカム）の全てですね。データが手元にあるだけでは何の意味もなさない。もちろん研究対象を数値化することが比較の前提になりますが。データの性格を知ること、たとえば、名義変数、順序変数、量的変数をしっかり定義付けていないとデータを扱うことができません。
吉村　データがあれば研究は何とかなるわけではないですね。
長野　その通りです。
吉村　データ収取の前にきちんとリサーチクエスチョンを設定することが超重要だと思います。

▶ データを通して患者をみる

長野　もう一つあります。研究ではデータを用いて検討しますが、データを通して患者を診る視点ができたことです。
吉村　データを通して客観的に患者を診る、ということですね。
長野　そうです。データを通して客観的に患者の状態を把握することは、研究前から何となくですが重要だと感じていました。臨床研究を丁寧に行うことで、多面的で客観的に臨床を診る力が養えたと思います。主観的に患者さんを診ることも大切ですが、広い視野で臨床力を磨くことも重要だと思います。実際に臨床研究を行うと、効果があるものとないもの、その効果が短期的なものか長期的なものなのか、明らかになっているものとそうでないものを知ることができます。特に効果の有無を判定することはとても難しく、狭い視野で固執した方法のみで患者さんに介入することはハイリスクであると感じています。臨床研究で多くのことを学び、目の前の患者さ

んの個別性は尊重しつつ、一歩引いて広い視野で診ることで柔軟にアプローチが考案できるようになってきたように感じています。

吉村　これは研究を行うことの素晴らしい効果だと思います。研究は医療者の臨床の幅を確実に広げますね。

長野　そう思います。臨床研究は医療者人生を豊かにするものだと思います。臨床研究を続ける中で学ぶことができた多くのことは必ず患者さんの役に立ち、自らのやり甲斐も高めてくれるものとなっています。

PECO会議と院内データベース構築のススメ

吉村　臨床研究について長野くんが思っていたことと違ったことは何でしょうか？

長野　臨床研究は一人でもできる、と思っていましたが、そうではありませんでした。臨床研究を始めた当初、ほとんど独学で進めていたこともあり、内容は希薄で、作業効率も悪く、無駄な作業に多くの時間を費していました。勉強は個人で能動的に取り組むもの、そう勝手に思い込んでいたこともその原因だったと思います。当院のNSTで研究チームを組み、全員で取り組むようになってからその悩みは少しずつ解消されました。特に、PECO会議は今では臨床研究になくてはならない存在です。PECO会議のブレストはとても勉強になりました。

吉村　PECO会議は3年ほど前からNSTの研究メンバーを中心に始めましたね。みんなで集まってわいわいクリニカルクエスチョンを出し合い、リサーチクエスチョンを作っていく会議です。JSPENの演題締め切りが例年7月末ですので、そこを見据えて春先にPECO会議を毎週行うことが多いですね。

長野　他のメンバーもPECO会議がとても勉強になっている、と

よく言っています。

吉村　私がいちばん勉強になっているかもしれません（笑）。他の専門職のアイディアはとても新鮮で、いつも刺激になっています。

長野　PECO会議を定期的に始めたころから、しっかりしたデータベースを構築しようということになりました。集めるデータの選定や担当する職種、データの精度、データベースの取り扱いなど、たいへんな作業だと思いますが、とてもいい経験になりました。

吉村　熊リハのNSTデータベースは貴重な研究リソースです。ここからいくつもの研究論文がトップジャーナルに採択されています。

長野　研究企画、データベース作り、解析、発表予行演習、論文執筆にいたるまでチーム全員で取り組むようになり、研究のクオリティや作業効率は本当に大きく向上しました。質が高い研究を効率よく実践していくためには、一人ではなく、多職種のチームで取り組むことがとても重要だと感じています。

とりあえずやってみる

吉村　長野くん、最後にこれから臨床研究をやってみたい人にメッセージをお願いします。

長野　臨床研究と聞くと、「難しそう」「たいへんそう」とハードルが高そうでやる前から諦めてしまう人が多いかもしれません。確かに難しくてたいへんな面はありますが、それ以上にリターンは大きく、間違いなく自身の成長につながるものだと思います。医療者は患者さんに対峙する仕事である以上、常に学び、成長しようとする姿勢を欠いてはいけません。私自身は、何もしないでいることは「維持」ではなく「後退」だと思って日々取り組んでいます。臨床研究の取っ掛かり

は、疑問を持つこと、そして詳しい人に相談をすることだと思います。普段、医療に携わっている中で、疑問がまったくない、ということはないと思います。なぜこの患者さんはよくならないのだろう、いまやっていることは本当に意味があるのか、そんな疑問から研究テーマを膨らませていくのがスタートだと思います。また、疑問ができたらその道に詳しい人に相談することが重要です。そしてその疑問に対しての考えを聞いたり、同じ疑問に対してこれまでどんな報告がすでに行われているのか、そういったことを調べていくうちに研究デザインが少しずつ構築されていくものだと思います。臨床研究は一人で進めていくことは難しいです。いろんな人たちと意見を出し合いながら、チームで進めていくことをおすすめします。患者さん、そして自らの人生を豊かなものにするために、ぜひ多くの人に臨床研究にチャレンジして欲しいと願っています。

吉村　長野くん、貴重なコメントをありがとうございました。

【引用文献】
原正彦．実践対談編　臨床研究立ち上げから英語論文発表まで最速最短で行うための極意．金芳堂：2018．

Epilogue

熊リハ発!
臨床研究のススメ

Epilogue

熊リハ発！　臨床研究のススメ

　Chapter1 でリハ栄養の最新の知見を、Chapter2 で症例を通したリハ栄養の実践をそれぞれ解説した。Chapter3 では対談を通して臨床の疑問からエビデンスを創る実践的な内容を読者と共有した。エピローグでは、これまでに言葉足らずであった内容を補足することとする。テーマは一貫して「臨床研究のススメ」である。

新規の学術領域の推進にはエビデンスが必要

　日本リハビリテーション栄養学会が 2017 年 5 月に設立され、2 年以上が経過した。前身の日本リハ栄養研究会は 2011 年に設立されているため、会の設立からすでに 8 年になる。この間に「リハ栄養」という言葉はリハ領域や栄養領域だけでなく、一般診療においても広く用いられつつある。リハ領域や栄養領域の学術集会でもリハ栄養関連の演題数が増加している。リハ栄養をコンセプトとした栄養剤も開発、販売されている。「リハ栄養」の定義が更新され、リハ栄養ケアプロセスという質の高いリハ栄養ケアを行うための体系的な問題解決手法も開発された。リハと栄養の距離は以前より格段に近付いたと考える。以上のことから、リハ栄養はビジネスモデルでいうところの「成長期」のステージをすでに越え、現在は「安定期」のステージに移行しつつあると考える。

　一方で、この領域の存在意義ともいえるエビデンスは十分とは言えない。海外ではリハ栄養の英訳 "rehabilitation nutrition" という用語は学術的にごく一部で使用されていない。実際に PubMed で検索してみても、現時点のリハ栄養の学術論文はほとんどが日本から発信されたものである。「リハ栄養のコンセプトを輸出産業に」、「まずはアジアにリハ栄養を」というスローガンは耳に心地よいが、リハ栄養が日本の一部でしか盛り上がっていないローカルな学問であることの証

左でもある。新規の学術領域の推進のためには、エビデンスを質、量ともに充実させることが必須であり、そのためには基礎研究だけでなく、患者目線の臨床研究の推進が重要である。リハ栄養も同様である。

日本の臨床研究の現状と課題

それでは日本における臨床研究の現状はどうだろう。図1[1]は、平成30年版科学技術白書のデータにもとづく、日本と主要国の学術論文数の年次推移である。世界的に学術論文数は増加のトレンドである。特に中国から発表される学術論文数は異次元レベルである（中国はハゲタカジャーナルに多数の学術論文を発表している可能性は無視できないが）。しかし、日本の学術論文数は2004年ごろより減少に転じている。つまり、「日本は学術研究での国際的競争力を失いつつある」といえる。

学術論文の「量」だけでなく、「質」も低下している。図2[1]は引

図1 あまりにも異常な日本の論文数のカーブ

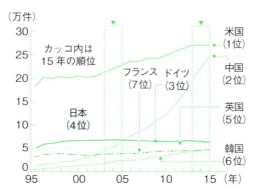

2004年頃より論文数は減少
世界的にみて唯一日本のみに生じた異常な現象

[1] 平成30年版科学技術白書

Epilogue

[図2] 引用数が上位10％に入る論文数の国別順位

2003～05年の平均			2013～15年の平均	
1	米国		1	米国
2	英国		2	中国
3	ドイツ		3	英国
4位	日本		4	ドイツ
5	フランス		5	フランス
6	中国		6	イタリア
7	カナダ		7	カナダ
8	イタリア		8	豪州
9	オランダ		9位	日本
10	豪州		10	スペイン

[1] 平成30年版科学技術白書

用数が上位10％に入る論文数の国別順位の推移である。引用数は学術論文の新規性や研究の質の高さ、その領域における重要性を反映している。論文数の低下が引用数の低下に直接的に影響している可能性もあるが、日本から発信される学術論文の質が徐々に低下している可能性は否定できない。日本の科学力の衰退に関しては、2017年3月と8月の2度にわたってNatureで取り上げられ、警告が発せられている。

なぜ臨床研究が伸び悩んでいるのか

　日本の学術論文数が減少している背景としては、社会産業構造の変化、研究予算の削減、人々の志向の変化、ゆとり教育などが原因として考えられている。私はこれらに加えて、指導者が十分にいない、臨床研究の始め方がわからない、論文の書き方がわからない、臨床業務が忙しいなどが臨床研究が伸び悩んでいる要因であろうと考えている。特に、日本では臨床研究を教えることのできる指導者が圧倒的に

足りていない。上司や指導者の臨床研究に対する理解が不十分であったり、十分な指導が得られなかったりで、せっかくの研究がお蔵入りしたという人も少なくないのではないだろうか。

日本の医療界では、年功序列制度やアカデミックヒエラルキー、医師中心の封建社会などにより、若手臨床家が能力を十分に発揮できないという事例をよく見聞きする。出る杭は打たれる、である。このような抵抗勢力の乗り越え方については原正彦先生の著書『臨床研究立ち上げから英語論文発表まで最速最短で行うための極意』（金芳堂）に具体的に書かれているので、ぜひ手に取ってほしい[2]。

適切な指導者がいないことや仕事が忙しいことで臨床研究に二の足を踏んでいるという人も少なくない。しかし、「仕事が忙しい」ことは医療者にとって臨床研究をしないこと、あるいは勉強しないことの理由にはならない。

医療者は死ぬまで勉強、働きながら勉強

医療者は忙しい。これを真正面から否定する人はいないだろう。医師だけでなくあらゆる医療者は、潤沢であるとは決して言えない人的配置や予算配分の中で、「患者のため」という崇高な目的のために日々働いている。

しかし、医療者は働きながら絶えず自己研鑽をしなければならない。なぜか。医療者の不勉強は患者の健康・生活・財産を直撃するだけでなく、国家・社会の医療体制を直撃するからである。実際に、あなたやあなたの家族が患者であったなら、不勉強な医療者に診療やケアをしてほしいとは思うだろうか。不勉強で怠惰な医療者は淘汰されるべきであると、私は心から思っている。

医療者の自己研鑽の延長の一つに臨床研究がある。すなわち、臨床研究は自己研鑽なくして成立しない。われわれは医療者である限り働きながら自己研鑽を続けなければならない。

Epilogue

臨床研究は On the Job Training が理想的

　臨床研究を行ううえで、OJT（On the Job Training）が最も時間効率のいい方法である。教科書を読むだけ、あるいは研修会に参加するだけでは臨床研究を実践するのは難しいだけでなく、モチベーションが上がりにくい。OJT とは、実際の職場で実務を通して学ぶ訓練のことをいう。OJT の反対は Off-the-Job Training（Off-JT）であり、職場外での教育や学習を指す。OJT と Off-JT のメリットとデメリットを表 1 に示す。

　OJT のメリットをさらに追記すると、
　①臨床を通して臨床研究が学べる（実践できる）ため効率がいい
　②指導者と研究者の人間関係が構築できる
　③研究者（時には指導者）のペースに合わせることができる
　④日々の臨床で継続的に実行できる
　⑤外部講師や研修会などの（時には高額な）費用がかからない
　などが挙げられる。

　したがって、臨床研究を実施するには、可能な限り OJT での指導をしてくれるメンターを見つける努力をすべきである。メンターは身近にいるのが理想的である。しかし、最近では SNS を通した OJT も増えており、私も院外の研究者と SNS を通して研究指導を行う機会が増加している。ただし、実際に院外の指導者に指導してもらう場合には、あらかじめ職場の上司に相談して許可をもらっておくことが望

表 1　OJT と Off-JT のメリット・デメリット

	メリット	デメリット
OJT	・実践的 ・フィードバックの機会が多い ・自分たちのペースでできる	・体系的ではない ・指導者や環境によってばらつきがある
Off-JT	・体系的に学べる ・ばらつきが少ない	・そのまま実践できない ・コストがかかる

ましい。

リハ栄養学会ではFacebookを用いて複数の臨床研究グループを運営し、多くの研究実績をあげている。まさにSNSを用いたバーチャルなOJTである。

研究のきっかけは臨床上の疑問から

臨床研究を実践するためにはきっかけが必要である。自分がわからないことや自分が知りたい事柄に対して、教科書や文献を読んだりするのは基本的に「楽しい」作業である。そして、楽しいことを勉強の対象とすると、忙しさを忘れるほど熱中する。そう、臨床上の疑問を自分で解決する過程こそが「生涯勉強」であり、楽しみながら自己研鑽を続けるコツである。臨床上の疑問を書き出してみるのもおすすめである（表2）。

診療ガイドラインを熟読するのはおすすめである。ガイドラインを読んでも知りたいことの記載がないことも多いだろう。ガイドラインでエビデンスが不明な領域こそ研究する意義がある。

原著論文や系統的レビューを参考にするのもおすすめである。最新論文では診療ガイドラインにまだ記載されていないエビデンスを扱っている場合も多く、研究の限界や将来への展望としてディスカッションされている新しいテーマこそ臨床研究のネタの宝庫である。この際は、英語論文を読むべきだ。英語が苦手な人、不得意な人も大丈夫。この機会に英語を勉強しよう。

[表2] **臨床上の疑問を書き出してみる**
なるべく多く、ブレインストーミングとして

例）
・下肢筋量が少ないと退院時ADLに影響する？
・パワーライスを摂取すると栄養やADLが良くなる？
・脳卒中患者は高カロリーのほうが退院ADLがよい？
・口腔状態が悪いと院内死亡率が高くなる？

Epilogue

英語をマスターしよう

　英語をマスターするためには最低2,000時間の学習が必要だといわれている。これから勉強する人は、特に音読とリスニングに時間を割くとよい。私はNHKラジオのビジネス英会話を10年ほど通勤時に聴いている。毎朝20分程度。慣れたらシャドウイングをしている。知らない単語は後で意味と例文を英英辞典で確認して、何度も声に出して頭に叩き込んでいる。1日たったの20分でも10年続けると1,000時間に到達する。

　また、英語論文に慣れていない人は、気が向いた時に読むのではなく、時間を確保して集中して読むのがおすすめである。同じ領域であれば同じ英単語や似た言い回しが繰り返し出てくるため、ボキャブラリーが一気に増える。この方法で英検1級を取得した私が言うのだから間違いない。英語は何歳からでも、誰でも、どこにいても、スキマ時間を活用してマスターできる。「忙しい」を言い訳にしてはならない。

臨床上の疑問をPECOへ

　臨床上の疑問がいくつか絞られてきたら、その疑問をリサーチクエスチョンとして定式化する。よく用いられるのがPECOやPICOである（表3）。われわれはペコ、ピコと呼んでいる。要するに、次のことを研究を始める前に決めておこう、ということである。

　たとえば、「熊リハパワーライスを提供すると栄養状態がより改善するか？」という臨床上の疑問があるとすると、PICOは次のようになる。

　　P：回復期病棟に入院した高齢患者に（脳卒中などの疾患に限定するとベター）
　　I：熊リハパワーライスを提供すると

C：熊リハパワーライスを提供しない患者に比べて
O：介入後の体重（または、BMI、エネルギー摂取量など）がより改善する

参考までに、まずい PECO を表4に示す。どこがまずいかわかるだろうか。この PECO では臨床研究を立案して実施することは難しい。P や E（I）、C、O を具体的に設定することが臨床研究の第一歩である。また対象群を設定しない PECO も（それが意図されたものでなければ）まずい研究となる。

ありがちな臨床研究として、カルテからデータを集めて何か言えないかあれこれ考えるという流れがあるが、データ収集の前に臨床研究の質の9割が決まる。利用可能なデータベースがすでにある場合は別だが、これからデータを収集する場合は「データ収集の前に」PECO（PICO）を十分に検討すべきである。

表3　リサーチクエスチョンの定式化
臨床上の疑問を PECO へ

P	(Patients)	どんな患者で
E	(Exposure)	どのような暴露（状態）があると
C	(Comparison)	何と比べて
O	(Outcome)	アウトカムがどう異なるか
D	(Design)	研究デザイン

※介入研究では E（Exposure）を I（Intervention）にする

表4　まずい PECO
疑問「熊リハパワーライスは栄養状態を改善するか」

P	高齢患者に
E	熊リハパワーライスを提供すると
C	
O	栄養状態がより改善する

PECO会議のススメ

　リサーチクエスチョンの検討は一人よりも仲間と行う方がよい。その理由は、
　　①仲間や指導者から適切なアドバイスをその場でもらえる
　　②モチベーションが上がる
　　③他職種のコメントは新しい研究アイディアにつながる
　　④タイムマネジメントが容易となる
　　⑤継続して行うことで次の世代の指導が容易になる（自分が指導者になる）
　　⑥研究仲間が増える
　　⑦研究が途切れなくなる
などが挙げられる。逆に、一人でやった方がいいという理由はあまり思いつかない。臨床研究をやってみたいという仲間が職場に一人でもいれば、ぜひ一緒にPECOを楽しく話し合ってほしい。

　熊リハでは、リサーチクエスチョンを検討する場として「PECO会議」を定期的に行っている。4年前から始めたもので、当初は日本静脈経腸栄養学会（JSPEN）の発表演題を検討するために毎年3月から5月にかけて週1回のペースで始めた会議であった。参加人数は10名前後で、医師（吉村）や管理栄養士（嶋津）をはじめ、多職種で構成される。PECO会議を行うことで、臨床研究に興味をもってくれた仲間が増えたことが最大の喜びである。

　一般病院で臨床研究のミーティングを行っているところはそう多くないと思われる。本書を手に取って読んでいただいたあなた、ぜひPECO会議を職場で企画してはどうか。学術集会の演題提出前がタイミング的におすすめである。PECO会議は、あなたに予想外の素晴らしい効果をもたらしてくれることを約束する。

優れた臨床研究の条件とは

優れたリサーチクエスチョンの要件として FINER という用語が広く用いられている。FINER は次の5つの項目の頭文字をとったものである（表5）。

　　Feasible ＝実行可能である
　　Interesting ＝おもしろい／興味深い
　　Novel ＝新しく独創的である
　　Ethical ＝倫理的である
　　Relevant ＝切実である

FINER は臨床研究をデザインするうえで非常に有用である。自分の施設で実行可能で（Feasible）、おもしろく（Interesting）、独創的で（Novel）、倫理的に問題がなく（Ethical）、患者にとって切実な（Relevant）問題は臨床研究の格好のネタである。

Chapter 3 の対談で紹介した、「熊リハパワーライスの効果検証（p.266）」、「病棟歯科衛生士の介入で口腔状態だけでなく ADL、自宅退院率、院内死亡が改善（p.276）」、「脳卒中患者において積極的な起立運動の実施は ADL 改善に有効（p.285）」の研究はいずれも現場のプラクティスをより良い方向に変えうるリハ栄養研究である。

論文を効率的に書くために

私のメンターの一人である京都大学の海道利実先生は著書の中で「学会発表数＝論文作成数」が理想であると述べている[3]。私もまったく同感である。シンポジウムやパネルディスカッションのような上級演題では、既報のまとめ的な発表が多くなるため、この理想は当てはまらないことが多い。しかし、一般演題のような新規テーマの際にはぜひ実行してほしい。

また、論文を書くタイミングは、「学会後」よりも「学会前」、ある

Epilogue

いは「演題登録時」がおすすめである。学会発表が終わるとホッとしてしまうことが多く、論文作成というしんどい作業にとりかかることが辛くなる。

しかし、研究結果をまとめて抄録を書いた瞬間は、その研究について最も知識が豊富で熱意が高く維持されているはずである。したがって、抄録を書いてホッとするのではなく、演題登録のボタンをクリックしたら、すぐに日本語抄録と解析結果をもとに、原著論文の執筆にとりかかるべきである。

私見であるが「論文をたくさん書いている人」と「論文をたくさん書いていない人」の違いを図3に示す。あるPECOでデータを集め

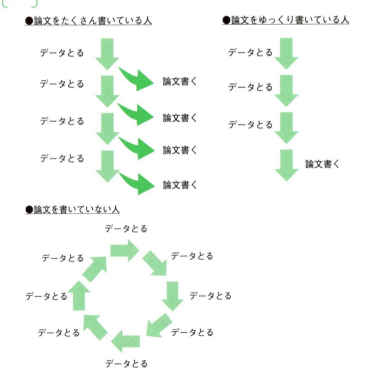

図3 論文をたくさん書いている人と書いていない人の違い

たら、すぐに論文として発表すべきである。「ある程度の症例数がそろってから」論文を書こうと考えている人もいるかもしれない。しかし、設定した PECO の O（アウトカム）から研究に必要な最低症例数（サンプルサイズ）をあらかじめ計算しておくべきであり、必要な症例数がそろっていれば原著論文として発表することは可能である。サンプルサイズ計算についての解説は他の書籍を参考にされたい。医学統計学の書籍には必ずサンプルサイズ計算が解説されている（はずである）。

研究は最高の贅沢

　エビデンスとは健康について社会を映す鏡である（図4）。したがって、エビデンスのない臨床プラクティスは、鏡を見ずにお化粧をしていることと同じである。エビデンスのない臨床はいかに危ないことをしているかということがわかるだろう。

　そして、エビデンスを作り上げるのが臨床研究である（図5）。エビデンスの総体はピラミッドに例えられる。小さな臨床研究がたくさん積みあがって、その領域の科学性、専門性が高まる。一つ一つの研究が小さいものであっても、研究が多く集まることで全体のエビデンスレベルが高まる。

　日常の臨床業務の中で信頼性や妥当性のある評価を行い、データを記録することは何も研究が目的であるばかりではない。むしろよりよい臨床プラクティスのためである。また、データをきちんと蓄積していけば、それが患者の声を反映する貴重なデータベースとなる。研究のためのデータ収集ではなく、日常の臨床プラクティスの検証作業の延長線上に臨床研究がある。

　さらに、臨床研究は医療者の人生を豊かにする。研究は目の前の患者およびまだ見ぬ世界中の患者のために行うものであるが、研究者自身の臨床の視点も広がる。患者に密に接していれば研究のアイディア

Epilogue

図4 エビデンスとは

エビデンスとは健康について社会を映す鏡です

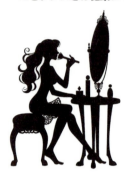

エビデンスのないリハの実践や教育は鏡を見ずにお化粧をしているのと同じ

図5 臨床研究とは

科学として確かめられたブロックの上に、科学のブロックを積む作業
小さな研究がたくさん積みあがって、その領域の科学性、専門性が高まる
科学でないブロックを積んでしまうと、全体の信頼性が失墜する

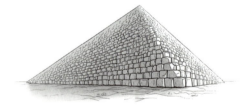

志は大きく
研究は小さく

ブロックは
下から積む

がさらに増える。研究をすれば臨床がおろそかになると言う人もいるが正反対である。研究は臨床への意欲をかきたてる。

最後に、私のメンターの一人である若林秀隆先生（横浜市立大学）の言葉を紹介する。若林先生の初期の講演では最後のスライドに必ず登場した言葉であり、私がリハ栄養を大好きになったきっかけの言葉である。

栄養なくしてリハなし
栄養はリハのバイタルサイン

私はこの言葉を少しいじって本書の締めの言葉としたい。

臨床研究なくしてリハ栄養なし
臨床研究はリハ栄養のバイタルサイン

本書の一人でも多くの読者が臨床研究に興味をもち、臨床研究を実践しようと思っていただければ、著者らにとって望外の喜びである。

【文献】
[1] 平成30年版科学技術白書．http://www.mext.go.jp/b_menu/hakusho/html/hpaa201801/detail/1405921.htm（アクセス日：2019年11月22日）
[2] 原正彦．臨床研究立ち上げから英語論文発表まで最速最短で行うための極意．金芳堂：2017．
[3] 海道利美．外科医の外科医による外科医以外にもためになる学会発表12ヶ条．へるす出版：2014．

索引

和文索引
あ・い・う
悪液質 …… 9、74、76、216、217、237、244
安静時エネルギー消費量 ………… 221、257
インスリン抵抗性 ………………… 168、244
医原性サルコペニア ……… 8、9、14、151
医原性低栄養 ……………………………… 151
医原性肺炎 ……………………………… 156
一次性サルコペニア ………………… 26、38
うつ ………………… 124、131、132、133、134
運動療法 ………………… 84、144、202、254

え・お
栄養管理 ………………… 2、80、82、208
栄養サポートチーム（NST）…… 4、57、62、86、88、116
栄養剤 ……………………………… 54、257
栄養指導 ……………………………… 54、58
栄養障害 ……………………… 6、30、246
栄養摂取 ……………………………… 38、202
栄養治療 ……………………………………… 34
栄養評価スクリーニング ………… 30、57
嚥下筋力トレーニング運動 ………… 178
嚥下グレード ……………………… 185、186
嚥下障害 ……………………………… 32、93
オーラルフレイル ………………………… 50

か
がん ……………………………… 53、58
がん悪液質 ………………… 59、220、236
加齢 ……………………………………… 166
　　──によるフレイル ……………… 12
　　──変化 …………………………… 200
過栄養 ………………………………………… 6
回復期リハ ……… 71、94、214、271
改訂口腔アセスメントガイド ……… 164
改訂長谷川式簡易知能評価スケール … 97
活動制限 ………………………………………… 6
活動性低下 …………………………………… 46

合併症 ………………… 70、77、87、167
管理栄養士 ………………… 2、89、245、267
看護師 ……………………………… 41、89
簡易栄養状態評価表 ……………………… 102
簡易フレイル・インデックス ………… 45

き
飢餓 ……………………………… 9、34、245
基本チェックリスト ……………………… 45
基本的日常生活活動 ………………………… 8
機能的自立度 ………………………………… 8
機能的自立度評価評価表 ………………… 201
急性疾患 ……………………………… 53、59
強化型栄養療法 …………………… 56、59
虚血性心疾患 ………………… 82、92、216
禁食治療 ……………………………… 38、39
筋萎縮 ……………………………………… 111
筋たんぱく質 ……………………… 85、207
筋抵抗運動 ………………………… 193、205
筋肉量 … 32、81、192、193、202、236
筋力 …………………………………………… 24
　　──低下 ………………… 22、46、96
　　──トレーニング … 3、108、123、213

く・け
クワシオルコル ………………… 30、73
熊リハパワーライス …… 30、139、140、141、266
ケアマネジャー …………………………… 210
経口摂取 ……………………………… 68、162
経腸栄養 ……………………………… 87、256
経鼻経管栄養（流動食）………… 68、226
痙縮 ………………………………………… 199
血中コレステロール値 … 128、129、193
言語聴覚士 ………… 89、116、227、233

こ
ゴール設定 …………………………………… 62
呼吸リハ ……………………………………… 254

誤嚥性肺炎 ……… 38、151、155、157、
　161、171、239、240
口腔管理 ……………………………… 164
口腔機能の脆弱性 ……………………… 50
口腔スクリーニング ………… 163、164
口腔チェック …………………………… 86
口腔ケア ………………………… 158、171
高齢者総合機能評価 …………………… 46
高齢者肥満症 ………………………… 212
高齢糖尿病 …………………………… 144
高齢者モデル ………………………… 153
国際生活機能分類 …………………… 5、6
骨格筋指数（SMI） …………………… 98
骨格筋疾患 ……………………… 20、22
骨格筋量 ………………………………… 24
　──低下 ………………… 22、38、96
　──の評価 …………………… 22、30
骨粗鬆症 …………… 9、94、101、102、125
骨折 ……………………………… 48、95
　──椎体骨折 ………………………… 125
　──脆弱性骨折 ……………………… 102
　──脊椎圧迫骨折 …………………… 125
　──大腿骨近位部骨折 … 53、56、
　　93、123

さ

サルコペニア ……… 9、20、26、76、84、
　93、95、199、202、221
　──診療ガイドライン2017 …… 21、
　　203
　──の摂食嚥下障害 ………… 37、40、
　　97、159、249
　──の定義 …………………………… 22
　──の分類 …………………………… 26
　──のリスク ………………………… 192
　──肥満 …………… 10、26、76、188、190
　──痩せ ……………………………… 10
作業療法士 ……………… 41、90、116

し

シャキアエクササイズ ……………… 177
四肢骨格筋指数 ………………………… 21
四肢周囲長 …………………………… 195
四肢除脂肪量 …………………………… 20
脂質異常症 …………………………… 167
歯科衛生士 ……… 86、89、165、274
自覚的運動強度（RPE） ……………… 98
自宅退院 ……………… 13、14、201、202
疾患関連栄養障害 …………… 30、246
社会的フレイル ………………… 45、108
集団起立運動 ……………… 3、105、190
重症度判定 ……………………… 30、31
術後合併症 ……………………… 48、102
上腕周囲長 ……………………… 32、206
静脈栄養 ………………………………… 87
食事制限療法 …………………………… 80
食事療法 ……………………………… 145
食欲不振悪液質症候群 ……… 220、236
褥瘡 ……………………… 9、77、102
心血管疾患 ……………………… 48、49
心血管リスク ………………………… 188
心臓悪液質 …………………………… 207
心臓リハビリテーション ……………… 84
心不全 ………………… 33、184、206
身体活動量 …………………………… 106
身体機能 ………………………………… 25
身体的フレイル ………………… 45、108
腎硬化症 ……………………………… 167
腎臓リハビリテーション ……… 84、169

せ・そ

セラバイタルティーゴ ……………… 194
せん妄 ………………………………… 101
生活習慣病 ………………… 48、49、82
生体電気インピーダンス解析 …… 24、
　195、197
精神・心理的フレイル ………… 45、108
舌圧 …………………………… 39、176
舌がん …………………………… 217、236

309

索引

摂食嚥下障害 ······················· 9
摂食嚥下リハビリテーション ········ 37
絶食 ···················· 6、70、151
全身性炎症反応症候群 ············ 242
漸増負荷筋力強化運動 ············ 197
咀嚼・嚥下 ······················ 159
双極性障害（躁うつ病） ·········· 133
早期リハビリテーション ·········· 39

た

たんぱく質 ··············· 169、193
　　──制限 ··········· 81、82、84
　　──摂取量 ················ 203
多病 ················ 13、72、79、86
代謝異常 ························ 188
代謝亢進 ························· 96
代謝性アシドーシス ········ 168、170
体重減少 ············· 2、33、46、79
退院後フォローアップ ············ 210
短期目標 ························· 61
蛋白異化亢進 ············· 168、244
蛋白異化抑制 ···················· 169
蛋白同化因子 ···················· 255

ち・つ

地中海式食事 ···················· 132
長期目標 ························· 61
通所リハ ························ 116

て・と

低栄養 ········· 6、26、38、199、245
　　──症候群 ················· 76
　　──診断のアルゴリズム ····· 31
　　──に関連したサルコペニア ·· 26
　　──の新しい診断基準 ······· 29
　　──の原因 ················· 74
　　──の臨床的合併症 ········· 77
　　──分類 ··················· 33
低活動 ·························· 96
低血糖 ························· 128

転倒 ················· 48、94、126
　　──の危険因子 ······ 101、121
　　──の原因 ··············· 109
糖尿病 ············ 48、49、92、129
　　──の栄養管理 ············ 80
　　──の食事療法 ··········· 146

に・ね

二型糖尿病 ·········· 68、71、79、124
二次性サルコペニア ····· 26、38、243
二次性肥満 ····················· 189
二重エネルギーX線吸収測定法 ···· 20、
　197
日本版CHS基準（J-CHS） ····· 45、46、
　108
入院高齢者 ············ 68、84、90
認知症 ················ 48、49、134
認知的フレイル ················· 45
ネフローゼ症候群 ·············· 144
寝たきり ················ 101、255

の

脳血管疾患 ················ 53、54
脳梗塞 ························· 68
脳出血 ························ 184
脳卒中 ························ 198
　　──嚥下障害 ············· 139

は

バランストレーニング ··········· 145
パラダイムシフト ······· 11、12、73、
　130、153
肺炎 ··························· 70
敗血症 ························ 103
廃用症候群 ················ 8、100

ひ

ビタミンD ········· 48、126、167、168
　　──欠乏 ············ 102、122
肥満 ·········· 6、48、167、184、188、212

――診療ガイドライン 2018 ……… 193
　――治療 ……………………………… 195
　――に対する運動療法 …………… 193
　――に対する栄養療法 …………… 192
　――の脳卒中患者のリハビリテーション ……………………………… 197
病院のガイコツ ……………… 69、90

ふ
フレイル ………………… 9、94、108
　――高齢者 ………………… 6、193
　――診療ガイド 2018 …………… 43
　――のアウトカム ………… 48、49
　――の予防 ………………………… 114
プレフレイル ……………… 46、49
不応性悪液質 ……………………… 58
不顕性誤嚥 ……………………… 155
腹囲 ………………………………… 195

ほ
ポリファーマシー …… 38、48、49、167
歩行速度低下 ……………………… 46
補助栄養療法 ……………………… 56
補助化学療法 ……………………… 58
訪問リハスタッフ ……………… 210
骨障害 …………………………… 167

ま・め
マラスムス ………………… 30、73
慢性腎臓病（CKD）…… 33、48、68、71、151
　――とサルコペニア …………… 168
　――に対するリハと運動療法 … 168
慢性腎不全 ………………… 82、172
慢性疼痛 …………………………… 48

慢性閉塞性肺疾患（COPD）……… 33、221、240、242
　――患者への栄養指導 ………… 261
　――と嚥下障害 ………………… 248
　――ガイドライン 2018 ………… 254
メタボリックシンドローム（メタボ）……………… 9、10、80、167、190

や・ゆ・よ
痩せ …………………… 2、79、80、82
痩せる栄養 ……………………… 208
薬物療法 ………………………… 126
有酸素運動 ……………… 145、193
抑うつ ……………………………… 9

り・れ・ろ
リハ栄養 ………………… 3、5、85、87
　――アセスメント ………… 7、60
　――ガイドライン 2018 ………… 53
　――介入 …………………… 7、62
　――ケアプロセス ……… 5、6、60
　――ゴール設定 ………………… 7
　――診断 ………………………… 7
　――モニタリング ………… 7、63
理学療法 …… 4、41、89、116、191、283
臨床研究 ……………… 15、281、293
臨床検査技師 …………………… 89
レジスタンストレーニング …… 85、99、145、193、213
　――低負荷レジスタンストレーニング ……………………………… 213
　――多関節レジスタンス運動 … 193
ロコモティブシンドローム（ロコモ）……………………… 9、10、100
老嚥 ……………………………… 158

311

数字・欧文索引

数字
6 minute walk tes（6MWT）……54、256

A
ADL ……10、13、72、101、102、106、201
　―― 低下 ……156、189、199
Alb ……33、76
Asian Working Group for Sarcopenia（AWGS）……21
anorexia cachexia syndrome ……220、236

B
Basic Activities of Daily Living（BADL）……8、11
Basal Energy Expenditure（BEE）……71
Bioelectrical Impedance Analysis（BIA）……25、197
BMI ……68、185、192
Borg スケール ……99
Brunnstrom Stage ……71

C
Cachexia ……76
　―― cancer cachexia ……220、236
　―― pre-cachexia ……244
　―― refractory cachexia ……244
Cardiovascular Health Study（CHS）……45、109
　―― mineral and bone disorder ……168
　―― における栄養療法とそのエビデンス ……169
　―― の栄養管理 ……81
Chronic Obstructive Pulmonary Disease（COPD）……2、241
　―― の管理目標 ……254

D
Dietz の分類 ……223
Disease-related Malnutrition（DRM）……30、244
DXA ……20、23、24

E
Edmonton Frail Scale（EFS）……45、46
ESPEN ……29、80、90
European Working Group on Sarcopenia in Older People（EWGSOP）……21、38
EWGSOP2 アルゴリズム ……23

F
Functional Assessment of Cancer Therapy-General（FACT-G）……58
Functional Independence Measure（FIM）……8、201
FINER ……303
FRAIL scale ……45
Frailty Index ……45

G・H
Global Leadership Initiative on Malnutrition（GLIM）……29、98、246
　―― による栄養障害診断のアルゴリズム ……29
　―― 基準 ……29、74、90
HbA1c ……83、128
HIV 感染 ……48

I
Instrumental Activities of Daily Living（IADL）……11
ICD-10 ……21、38
ICU ……60
ICU-AW（ICU-acquired weakness）……60
IGF-1 ……169
International Classification of Functioning, Disability and Health（ICF）……5、6

J・K・L

Japan Disaster Rehabilitation Assistance Team（JRAT） 117
KT バランスチャート ...... 250、251
Lean Body Mass（LBM） ...... 220、236
Long Chain Triglyceride（LCT） ...... 137、138

M

malnutrition-associated sarcopenia 26
MCT ...... 81、136、137、138
Manual Muscle Test（MMT） 98
Mini Nutritional Assessment-Short Form（MNA-SF） ...... 31、74、103
MRSA 感染症 87
MUST 31

N・O

NRS-2002 31
Nutritional Support Team（NST） ...... 4、57、62、86、88、92、116、151、155
obesity paradox ...... 82、208
Off-the-Job Training（Off-JT） 298
Oral Health Assessment Tool（OHAT） 164

P・Q

PECO ...... 3、300、301、302
PICO 300

Protein-energy wasting（PEW） ...... 76、169
Protein-energy malnutrition 76
QOL ...... 6、11、14、95

R

Rate of Perceived Exertion 99
Randomized controlled trial（RCT） ...... 54、201
Resting Energy Expenditure（REE） ...... 221、256
Rivised Oral Assessment Guide（ROAG） ...... 164、179、278
Range of motion（ROM） 97

S

SARC-F 23
Short Physical Performance Battery（SPPB） 25
sarcopenic dysphagia 37
Sarcopenic obesity 76
Skeletal Muscle Mass Index 98
SMART なゴール ...... 7、8、62、63
SPSS ...... 279、286
Systematic review（SR） 54

T

Tilburg Frailty Indicator（TFI） ...... 45、46
Timed-Up and Go（TUG） 25

編著者プロフィール

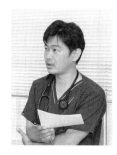

吉村　芳弘（よしむら・よしひろ）
2001 年　熊本大学医学部医学科卒業
熊本リハビリテーション病院リハビリテーション科
副部長／栄養管理部部長／NST チェアマン

●所属学会
日本リハビリテーション医学会（専門医、認定臨床医）、日本サルコペニア・フレイル学会（理事、学会誌編集委員長、サルコペニア診療ガイドライン作成委員）、日本臨床栄養代謝学会（代議員、学術評議員、国際委員、指導医など）、日本リハビリテーション栄養学会（理事、代議員、学術評議員、診療ガイドライン作成委員会統括委員長、リハ栄養指導士、など）、ESPEN 欧州臨床栄養代謝学会（LLL teacher, European LLL diploma）

●受賞歴
日本リハビリテーション医学会国際誌最優秀論文賞（2019 年）、日本リハビリテーション栄養学会論文賞（2019 年）、JAMDA Outstanding Reviewer Award 2018、日本リハビリテーション医学会 トラベリングフェロー（ISPRM2018 フランス）、第 32 回 日本静脈経腸栄養学会 フェローシップ賞（2017 年、共同演者）、第 28 回 日本静脈経腸栄養学会 フェローシップ賞（2013 年、筆頭演者）

熊リハ発！エビデンスがわかる！つくれる！　超実践リハ栄養ケースファイル

2019年12月31日　　第1版第1刷　©

編 著 者	吉村芳弘　YOSHIMURA, Yoshihiro
著　　者	嶋津さゆり　SHIMAZU, Sayuri
	白石　愛　SHIRAISHI, Ai
	長野文彦　NAGANO, Fumihiko
発 行 者	宇山閑文
発 行 所	株式会社金芳堂
	〒606-8425 京都市左京区鹿ケ谷西寺ノ前町34番地
	振替　01030-1-15605
	電話　075-751-1111（代）
	http://www.kinpodo-pub.co.jp/
制　　作	清塚あきこ
組版デザイン・装丁	佐野佳菜（SANOWATARU DESIGN OFFICE INC.）
組版・印刷・製本	亜細亜印刷株式会社

落丁・乱丁本は直接小社へお送りください．お取替え致します．

Printed in Japan
ISBN978-4-7653-1798-6

JCOPY ＜(社)出版者著作権管理機構　委託出版物＞

本書の無断複写は著作権法上での例外を除き禁じられています．複写される場合は，そのつど事前に，(社)出版者著作権管理機構（電話 03-5244-5088, FAX 03-5244-5089, e-mail：info@jcopy.or.jp）の許諾を得てください．

●本書のコピー，スキャン，デジタル化等の無断複製は著作権法上での例外を除き禁じられています．本書を代行業者等の第三者に依頼してスキャンやデジタル化することは，たとえ個人や家庭内の利用でも著作権法違反です．